謙門存真

——刘頌謙脈案醫論精選

楼宇烈

乙巳春

楼宇烈先生题字

谦门存真

刘延龄脉案医论精选

主　编　王文江

副主编　刘周兰夫

學苑出版社

图书在版编目（CIP）数据

谦门存真：刘延龄脉案医论精选/王文江主编；
刘周兰夫副主编．--北京：学苑出版社，2025.5（2025.9 重印）.
ISBN 978－7－5077－7213－5

Ⅰ. R249. 7

中国国家版本馆 CIP 数据核字第 20254QW001 号

出 版 人：洪文雄
责任编辑：黄小龙
书籍设计：郭建新
出版发行：学苑出版社
社　　址：北京市丰台区南方庄 2 号院 1 号楼
邮政编码：100079
网　　址：www. book001. com
电子邮箱：xueyuanpress@ 163. com
联系电话：010－67601101（营销部）、010－67603091（总编室）
印 刷 厂：北京建宏印刷有限公司
开本尺寸：710 mm×1000 mm　1/16
印　　张：18. 5
字　　数：293 千字
版　　次：2025 年 5 月第 1 版
印　　次：2025 年 9 月第 2 次印刷
定　　价：128. 00 元

编委会

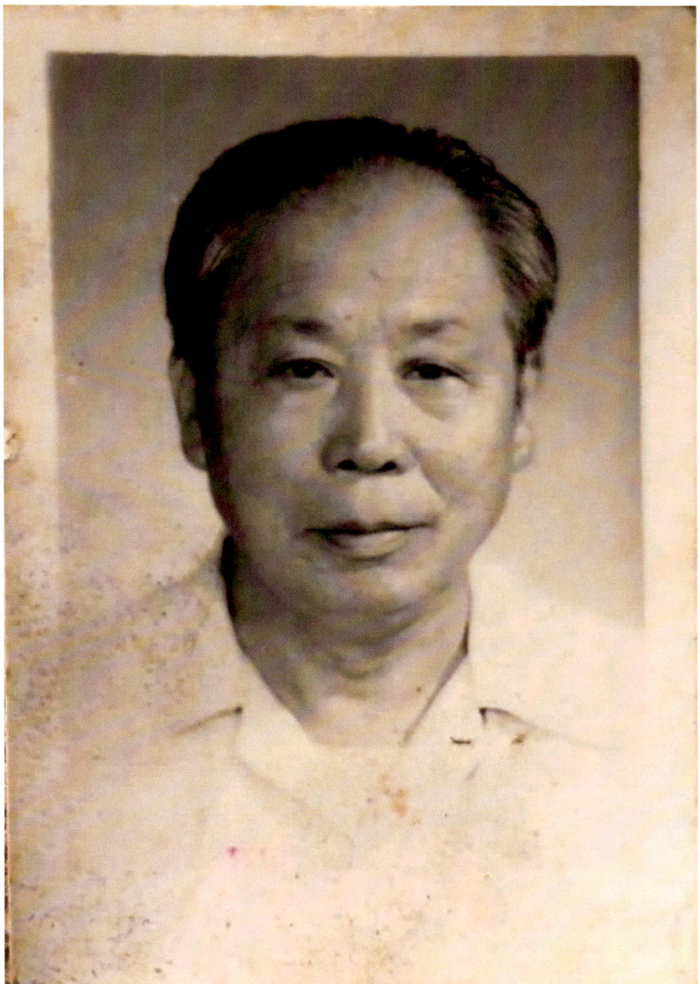

吴克谦先生（刘颂谦之师）

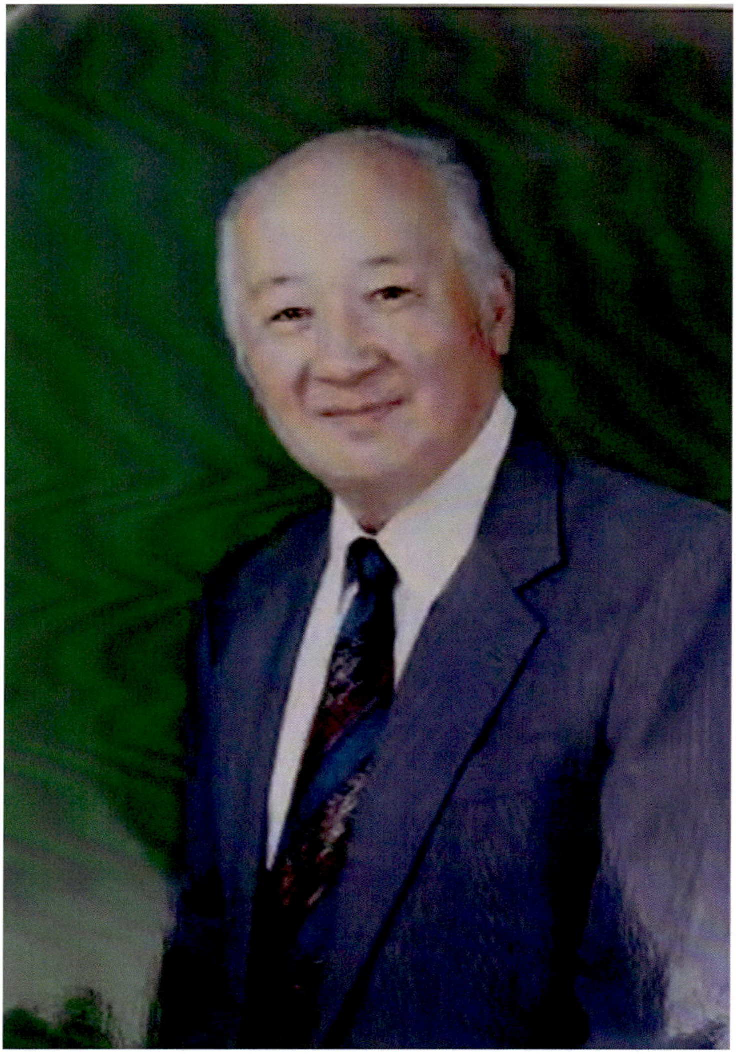

刘延龄先生（即刘颂谦）

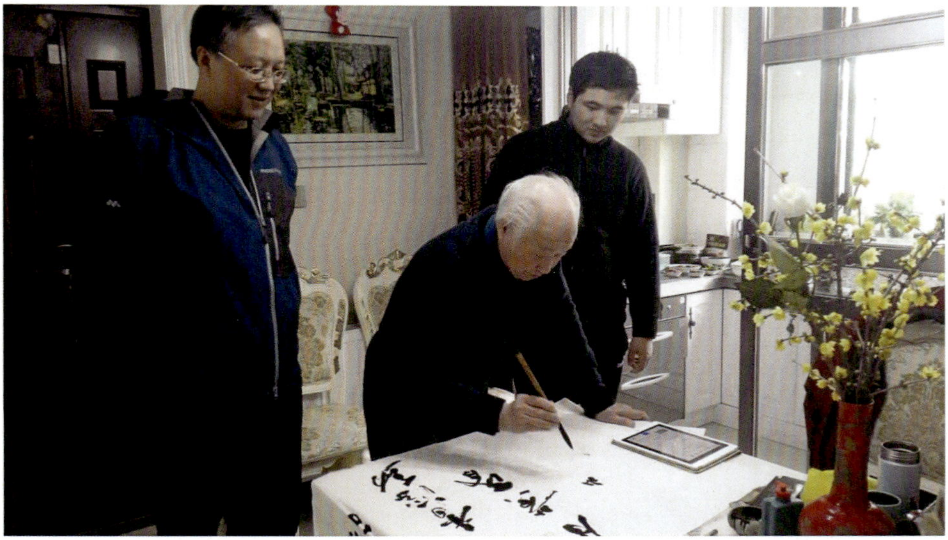

刘延龄先生（中）和子刘周兰夫（左）、孙刘哲仁（右）

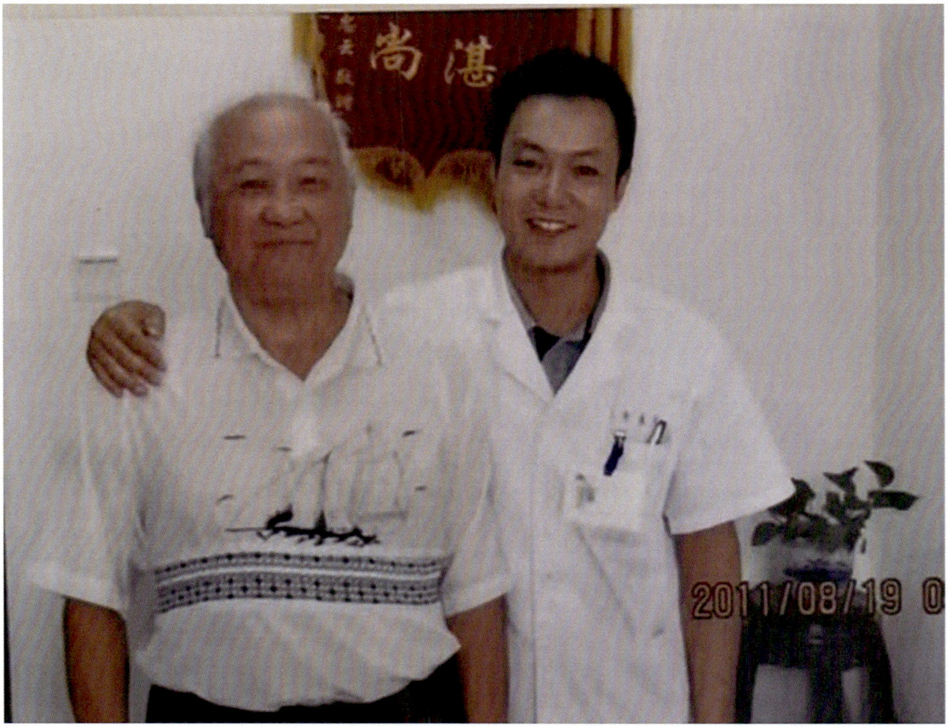

刘延龄先生（左）与弟子王文江（右）

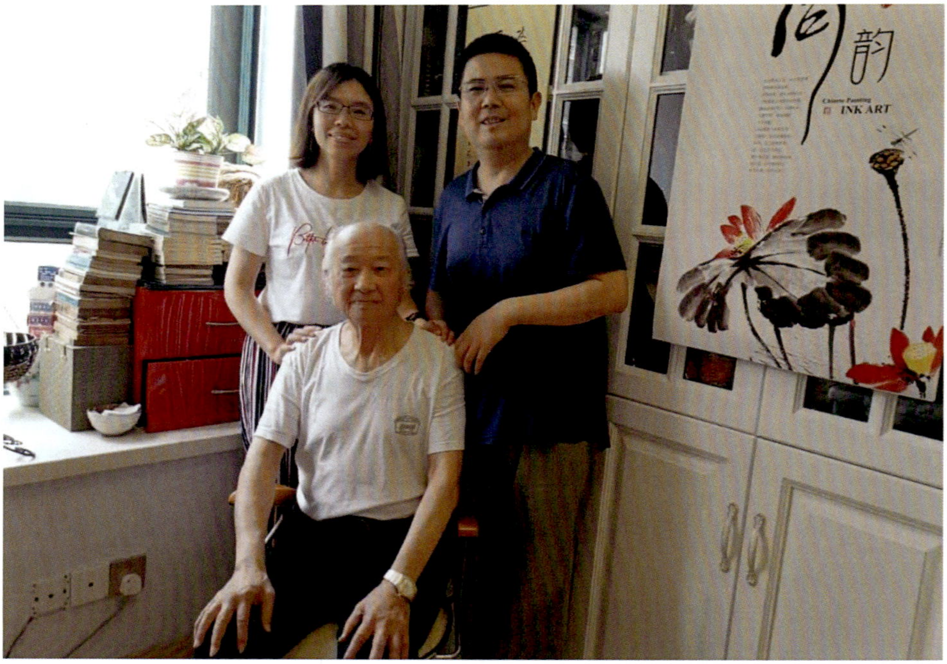

刘延龄先生（前）和邱浩教授（后右）、弟子荆丽娟（后左）

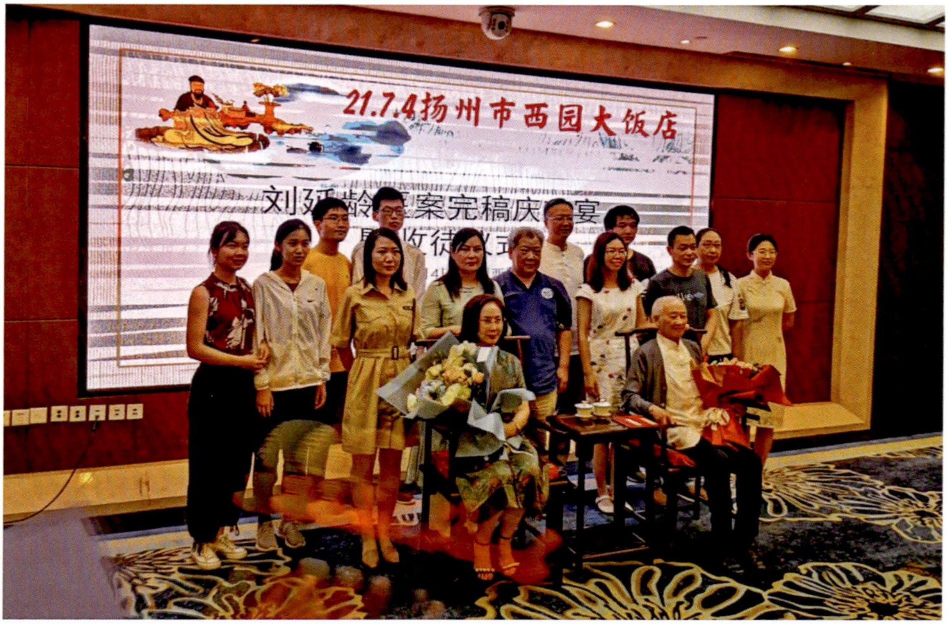

刘延龄先生（前右）和夫人周新华女士（前左）、诸弟子、门人

序

我扬州刘氏原籍陕西富平，自祖父辈始迁居扬州，以盐业为生。先父不喜经商，而对古琴情有独钟，入扬州广陵琴派，毕生致力于此，有所成就。我青年时代先入泰州师范，先师吴克谦先生为扬州医派谦字门传人，幼科名医，雅好古琴、书法、诗词，与先父相熟，常来听琴，由此吾与恩师结缘，后因家庭经济困难，遂弃师范学业，决心从先师习医。自学医始，摒弃业余一切爱好，心无旁骛，专心岐黄，焚膏继晷；恩师倾囊相授，如是者凡七年之久。其间又随蒋颂南先生研读《黄帝内经》、跟诊中医内科，王效曾先生跟诊中医妇科，扎实基础，拓展临床。

先师辞世后，我开始独立应诊。日间忙于诊务，晚间批阅医典，于诸名家著作，广泛涉猎；用之临床，得失参半，遂悟临证读书，还当慎思明辨。如是持之以恒，体会渐渐积累。因受时代影响，先后调转数个单位工作；为生活计，1976年后常于休息日出诊，奔波于扬州市区与邻近邵伯镇等地之间。虽历经颠簸，而矢志岐黄之心未曾稍改，临诊处方亦未敢有一丝懈怠。回首往事，服务桑梓已六十余年矣，临证虽有小效，然祖国医学博大精深，仅仅稍窥堂奥而已。

从医花甲有余，如白驹过隙，弹指一挥，而今垂垂老矣。2018年，北京中医药大学邱浩登门看望，言其1985年由祖父携领我处就诊，疗后病愈。近访得顾一平先生，经其介绍回乡拜见我云云。相见甚亲，邱提出欲协助整理余之医案出版，以为报恩。经邱带领与介绍，北京中医药大学古籍保护协会学子将余手头近年所有医案录入、初步整理，北京学苑出版社黄小龙主任、上海中医药大学荆丽娟老师先后来扬晤面。2021年《刘延龄医案》正式出版，贺书付梓暨拜师赐“谦”字医名会，收徒荆丽娟（孜谦）主编、李卓阳（锦谦）琴人，正式认可旧门人张永蛟（尚谦）、王倩（吉谦）、王文江（承谦）暨吾子兰夫（效谦）“谦”字医名，扬州谦字门数百年传承得以正名赓续，幸甚乐哉！

贺书付梓暨收徒会期间，邱浩来电提议将吾家中能找到吾早年医案、文章、笔记、稿件等，悉数收集，深入整理，以窥吾壮岁至老医学全貌。

吾妻周新华遂遍找搜寻，家中剩余20世纪60年代至80年代医案、医论、手稿等片纸不落，悉数翻出；吾子刘周兰夫指导学生一一拍照，并将历年与我跟诊所记脉案，一并转发与邱；学苑出版社黄小龙主任亦将2019年自费登门、采访我之录音转交与邱。邱浩筹划并统领北京中医药大学学子再次参与了资料录入与初步整理。然余年老体衰，精力不逮，遂嘱托入室弟子王文江主持完成医案、文章、笔记、采访录音等细化整理。王文江跟随我学习多年，该生基础扎实，谦恭好学，悟性较高，跟诊期间经常问难于我，对余之学术思想较为了解。

《谦门存真》一书，门人王文江主持精选、排序、校订，门人张永蛟、王倩暨吾子兰夫协助校正，精诚团结，前途无量。外甥陶艺口述吾富平刘氏家世，先父母家风家教，萦绕心头，如在昨日；邀请北京大学中国哲学泰斗楼宇烈教授题写书名，在此由衷感谢楼教授！邱浩报恩桑梓，两次发起、联络统筹、协助校订我医著出版，促成北京市通州区妇幼保健院与江苏省扬州市妇女儿童医院成立“南医北上传承工作室”暨扬州方面“谦字门儿科传承工作室”挂牌，兑现发愿！为本书撰《跋》，明述扬州中医与中华文化传承水乳交融关系，此举极有利扬州谦字门和谐光大、赓续久远！“慎终追远，民德归厚矣！”（《论语·学而》）孝悌忠信，旌表谢忱！

医学无止境，惜当年医案、笔记、手稿等资料因多次搬家遗失大部，存世此编内容，因个人水平有限，仅供方家参考。

乐见后来居上，而为之序，中医学子其勉之！

刘延龄（颂谦）

乙巳年桃月

前 言

中医学源远流长，历代医家孜孜不倦，上下求索，百花齐放，百家争鸣，促进了中医学术的繁荣发展。在此过程中，因我国幅员辽阔，各地气候和生活习惯不同，各地医家在当地的医疗实践中，或尚温热，或宗寒凉，或用药轻灵，或剂大药猛，异彩纷呈，各擅其长，形成了诸多特色鲜明的中医流派。

古城扬州，是一座有着悠久历史的文化名城，东有个园，南有高旻寺，中有瘦西湖，北有平山堂，均为名胜古迹。扬州人杰地灵，才俊辈出。扬州医派作为祖国医学发展中的一个重要分支，历朝名家众多，如邗江的许崇本，兴化之赵海仙等。近代以来，扬州诸多医家在长期行医中，形成了自己的学术特色，各有擅长，出现了谦字门、臣字门、庭字门、然字门等诸多流派，或精于内科，或长于儿科，或擅长妇科等，涌现出一批造诣较高、影响较广的医家。如臣字门的刘弼臣先生，为仪征臣字门传人，精于儿科，被称为“京城小儿王”；又如庭字门的耿鉴庭先生，世业喉科，传承数代，在中医喉科的治疗方面享有盛誉。然而由于时代的变迁，扬州中医流派传承至今的已为数不多，谦字门是现存影响较大的一支。

恩师刘延龄先生，医名刘颂谦，弱冠从扬州谦字门名医吴克谦先生游，随师学习儿科。其间又随蒋颂南先生临证。七年间先生以中医经典为基础，刻苦攻读，博闻强识，勤于临床，尽得师传。“文革”时先生被下放至农村，其时农村地区缺医少药，为解除广大农民之疾苦，他不得不成为一名全科医生，内、妇、儿科均需应诊。农村群众大多经济困难，治疗必须药简、效良、价廉，这就对他提出了很高的要求。为解决临证中的难题，先生白天看病，晚间读书，焚膏继晷，博览群书，勤求古训。数年间，先生各科临床水平不断提高，深得当地老百姓的认可。“文革”后，先生又至扬州市传染病医院工作，面对新的工作局面，以及未曾经历的治疗难题，先生迎难而上，积极攻关，积累了治疗肝炎、肝硬化和肝腹水等疑难疾病的丰富经验。先生古文学功底深厚，思维敏捷，患者诉完病史，四诊完毕，凝思片刻，少顷诊断、处方即随口而出。先生诊断用语洗练、理法方药完备，我们整理医案时，几乎无一字可加。

经过数十年临床浸淫，先生对内、儿、妇科的治疗，均有相当造诣，成为享誉扬州的名医。其用药以轻灵见长，方简药少，融合寒温两派，灵活多变。因求诊者众多，影响日益扩大，扬州市电视台曾专门为此拍摄纪录片，称先生为“扬州民医”。为何不称其为名医，而是民医呢？因先生为谦谦君子，医德高尚，医术高明，平易近人，在群众中享有较高的声誉，而从不以名医自居。因此恩师刘延龄先生既是名医，又是民医，他生于兹，长于兹，也为造福桑梓付出了毕生的心血和精力，是“大医精诚”精神的真正践行者。

是编主要收集整理了先生留存下来的部分医案和手稿，尽量选取其中治疗完整者，虽不能反映其学术水平和临床经验之全貌，然一叶知秋，通过文中的医案和文章，基本展示了扬州中医流派谦字门的一些临证思路和治疗特点，对丰富祖国医学，启迪后学者的治疗思路，或许有一些裨益，作为编者和先生的学术继承人，深感荣幸。

本书整理过程中，得到大师兄张永蛟、师姐王倩的大力协助，在此专致谢忱！北京大学楼宇烈教授为本书题写书名，特致谢忱！

弟子王文江谨识

2025年3月

编写说明

1. 是编所录医案、医话和医论，均源自原始资料，文中仅对部分标点符号和别字（如“山枝”改为“山栀”）进行了修改。

2. 因诸多历史原因，部分年代的医案散佚，是编所记录者主要为颂谦先生早年和晚年治案，部分为自存，部分为门人弟子跟诊所记，但能够反映颂谦先生临证学术思想之本貌与梗概。

3. 是编所收录医案，入选标准，一是治疗过程较为完整的医案，一是治疗过程虽不完整，但所治疾病具有一定典型性且理法方药完备的医案。

4. 是编所记录医案，剂量单位部分为旧制，部分为新制，部分无剂量，为尊重原貌，未加以统一（注：旧制一钱≈新制3克，旧制一分≈新制0.3克）或补充剂量。

5. 是编部分医案，未记录具体年份，因详细日期已不可考，仍按原始文本照录。

6. 为保护患者隐私，是编医案隐去患者真实姓名，均以“某男”或“某女”代替。

7. 是编医案分类，按儿科、内科、妇科、外科顺序，疾病类目名，统一用中医病名或传统证候名。

目 录

医案选录

医论选萃

医话选录

附　录

医案选录

儿科医案

麻　疹

案一

某男，2 岁

初诊：6 月 12 日。T（体温）：38.0℃。痧回热不退，夜间头汗，热甚，舌苔花，喜饮溺少。治以清化。

青蒿　沙参　桑叶　银、翘　赤芍　山栀　麦冬　生地　荷叶　干杷叶

二诊：6 月 14 日。恙情同前，入暮则发热，至夜则热甚。原方去麦冬、生地、杷叶，加地骨皮、六一散。

三诊：6 月 15 日。药后热退，仍咳，易方进治。

桑叶　地骨皮　杏仁　六一散　银花　川贝母　干杷叶

2 帖安。

案二

某男，1 岁

初诊：3 月 4 日。T：41.0℃。麻疹见点 2 日，粒大稀疏，色泽淡红，目眵羞明，咳嗽声呛，便溏纳呆，烦躁不安。热毒极重，切虑早收以防生变，拟方透托。

荆芥　防风　薄荷　桑叶　蝉衣　牛蒡子　赤芍　杏仁　桔梗　生山楂

二诊：3 月 5 日。T：38.0℃。痧透发，未及腹足，气促不平。循原法，去荆、防，加银花、连翘、玄参。

另，紫背浮萍四钱，煎水外洗助透发。

三诊：3 月 6 日。痧见四日，未达腿足，已有回意，身热虽降，仍虑变化。

银、翘　桑叶　桔梗　牛蒡子　杏仁　玄参　生山楂　生甘草

四诊：3 月 7 日。痧回热清，拟方善后。

桑叶　川贝母　杏仁　枇杷叶　玄参　六一散

案三

某男，1 岁

初诊：1959 年 1 月 22 日。T：39.2℃。病 3 日，身热夜甚，微咳气促，舌苔白厚。防酿痧，拟方透托。

防风　薄荷　杏仁　桔梗　荆芥　陈皮　枳壳　牛蒡子　荷叶　生山楂

二诊：1 月 23 日。T：39.8℃。麻疹已布，热甚，大便解溏。续予清托。

桑叶　薄荷　连翘　杏仁　桔梗　赤芍　蝉衣　牛蒡子　茯苓　荷叶　生山楂

三诊：1 月 24 日。T：39.9℃。痧大见，苔黄，便稀，气促。

银花　桑皮　连翘　赤芍　山栀　桔梗　枳壳　神曲　荷叶

四诊：1 月 25 日。T：40.0℃。痧渐透齐，高热不降，气促不平。拟方肃肺清金，解毒清热。

桑皮　射干　沙参　川郁金　丹皮　赤芍　银花　连翘　杏仁　枳壳　鲜石斛

五诊：1 月 26 日。身热挫降，气促渐平。

桑皮　射干　川郁金　沙参　银花　连翘　丹皮　赤芍　麦冬　石斛　神曲

六诊：2 月 2 日。痧回，热退，气平，拟方善后。

金银花　连翘　山栀　杏仁　大贝母　石斛　陈皮　粉甘草　枇杷叶

案四

某女，5 岁

初诊：1963 年 3 月 3 日。T：39.8℃。痧回热不退，饮乳即咳，舌尖起膜，双目浑浊无光，势欲结膜。毒火伤阴，急宜大剂甘寒以救涸竭之阴，势不可缓，轻则无济。

玄参　大生地　麦冬　鲜石斛　甘草

二诊：3 月 5 日。T：38.0℃。连服 2 帖，热降津回，目糊渐清，项强亦和，不能前俯。此缘阴伤，筋失濡养，木燥风动之象，续以养阴平肝继之。

生地　麦冬　大白芍　桑叶　菊花　钩藤　鲜石斛　石决明　炙鳖甲

3 帖，诸症悉平。

案五

某女，1 岁半

初诊：1964 年 6 月 10 日。T：39.8℃。身热 10 余日，见痧 3 日已回，身热不降，咳嗽声呛，口渴喜饮，鼻塞不通。表邪外束，痧毒未能透泄。拟方松肌达表，清泄痧毒。

青蒿　炒黄芩　薄荷　桑叶　桔梗　银花　六一散

二诊：6 月 12 日。T：37.1℃。热退症平，肺热未清，仍有声咳。拟方肃肺止咳。

桑叶　川贝母　桔梗　瓜蒌皮　天冬　生甘草　杏仁　干杷叶

案六

某男，2 岁

初诊：2 月 26 日。上午 T：37.6℃，下午 T：39.8℃。痧早回，身热剧增，舌赤，口破气臭。防喘陷生变。

玄参　生地　麦冬　桑叶　丹皮　炙桑皮　连翘心　贝母　鲜芦根　干杷叶

二诊：2 月 27 日。T：36.6℃。热降气平，舌红转淡，溃破见收敛。原方加石斛。

发热

案一

某女，1 岁

初诊：6 月 14 日。病旬余日，身热不退，便溏挟沫。此暑热郁蒸，拟方清宣达邪。

霍梗 清水豆卷 山栀 炒黄芩 法半夏 杏仁 薏苡仁 通丝 六一散 荷叶

二诊：6 月 15 日。身热未退，舌苔干黄，口渴思饮，饮入即吐，便溏溺少。暑湿有化热之象，当以苦寒直折之。

干葛根 炒黄芩 姜汁川连 醋半夏 银花 枳壳 六一散 神曲 霍梗

三诊：6 月 17 日。吐止热降，苔黄而厚，里象尚重。前方：加炒大麦芽、炒青皮。

四诊：6 月 18 日。热退身凉，苔垢尚重，面色㿠白，正气已伤。前方：去川连、葛根、小青皮，加太子参、生谷芽、冬瓜仁。

后以六君出入，调理脾胃而安。

案二

某男，11 月

初诊：1960 年 8 月 18 日。T：39.4℃。身热 4 日，汗出面晦，苔黄，喜饮，肢凉，腹膨，泄泻。暑热重症防厥。

藿梗二钱 佩兰一钱半 醋半夏一钱半 茯苓二钱 甘草三分 赤芍五分 炒柴胡五分 六一散三钱 枳壳一钱 荷梗七寸 炒黄芩一钱 白扁豆

叶七片

二诊：8 月 21 日。T：38.8℃。暴注下迫，有热秽味，舌尖赤起珠，口渴喜饮，时而打呃，腹膨。

煨粉葛五分　沙参一钱　炒川连二分　乌梅肉一钱　大白芍一钱半　鲜石斛二钱　青荷梗三寸　六一散二钱　米炒麦冬一钱半　鲜扁豆花七朵

三诊：8 月 22 日。T：37.4℃。热势渐退，吐泻均止，苔布灰黄，病势恐有缠绵。前方：去石斛，加薏苡仁二钱，炒冬瓜仁二钱

案三

某男，12 岁

初诊：1961 年 7 月 27 日。T：38.8℃。病延 50 日，身热始终不退，白痞分批外出，舌苔花剥尖红，面色㿠白，饮食二便正常，脉象细数。此夏令暑湿兼肝胆湿热为患也。

青蒿三钱　清水豆卷三钱　山栀一钱半　炒银柴胡二钱　赤芍一钱半　炒胡黄连二钱　地骨皮三钱　炒黄芩一钱半　煅人中白一钱

二诊：7 月 28 日。T：37.3℃。热暂退，脉尚未静。守原方，加连翘二钱、薏苡仁四钱、炙鳖甲五钱、淡竹叶二钱。数帖而安。

案四

某男，9 岁

初诊：1962 年 5 月 13 日。头疼身热，咳嗽不畅，苔黏泛黄。此属风热袭肺，肺失清肃，用桑菊饮出入消息之。

桑叶　菊花　薄荷　杏仁　前胡　桔梗　旋覆花　牛蒡子　车前子

二诊：6 月 2 日。热退复作，咳嗽头疼有汗，舌苔黏黄。两肺呼吸音粗糙，右侧肺底可听到少量湿性啰音。血常规：白细胞 19.2×10^9/L，中性粒细胞 80%。里热偏重，拟方继续清肃。

桑叶　杏仁　桔梗　牛蒡子　连翘　山栀　炒黄芩　枳壳　通草

三诊：6 月 4 日。热退，肤见白痦，舌苔满白泛黄。风热挟湿，邪机外

达，佳兆也。原方：加淡竹叶、冬瓜仁、茯苓。

案五

某女，13 个月

初诊：1962 年 9 月 1 日。连续 3 日发热，迄今数个月，身热不退，舌光尖红，小便短少。拟方泄热养阴。

玄参　麦冬　石斛　旋覆花　连翘　山栀　荷叶　淡竹叶

二诊：9 月 3 日。连服 2 帖，身热渐降，舌红渐隐，病渐好转。守原方：加空沙参、知母，去淡竹叶。

2 帖安。

案六

某男，1 岁

初诊：1964 年 3 月 30 日。T：38.5℃。病延五六日，身热咳嗽，口渴自汗。舌光苔花，脉数气促。此风温证也，拟方肃肺清金。

桑叶二钱　桑皮二钱　瓜蒌皮一钱　天花粉二钱　射干二钱　杏仁二钱　川贝母二钱　黄郁金一钱　桔梗一钱

二诊：3 月 31 日。T：38.0℃。身热不降，渴饮，多汗，咳嗽痰多，便溏挟沫。原方：去射干，加炒黄芩八分、连翘一钱半。

三诊：4 月 2 日。T：36.0℃。热退，仍咳，且有痰齁，苔布黏浊，前部舌光。更方调治。

北沙参二钱　桔梗一钱　杏仁二钱　炒麦芽二钱　旋覆花一钱　甜葶苈子一钱

四诊：4 月 4 日。症平。

案七

某男，6 岁

初诊：1964 年 8 月 10 日。高热七八日，身热不定，有汗热减（T：

37.5℃），无汗热增（T：40.5℃）。苔黄舌红，脉数。拟方和解，清肝胆之热。

炒银胡一钱半　炒胡黄连一钱　青蒿二钱　炒地骨皮三钱　炒黄芩一钱半　清水豆卷三钱　山栀一钱半　茵陈二钱　人中白一钱半

二诊：8月11日。热退，汗出颇透。原方去炒黄芩，余药酌减量。

三诊：8月12日。诸症悉平，拟方善后。

藿梗二钱　杏仁、薏苡仁各二钱　生谷芽三钱　炒冬瓜仁三钱　六一散二钱　炒黄芩一钱二分　鲜金钗石斛三钱　荷叶二钱。

服二帖，安。

案八

某男，12岁

初诊：1964年5月4日。T：39.5℃。发热无汗，鼻气不利。舌苔黏黄，脉数，左手脉劲。从风感挟杂湿热治。

青蒿二钱半　炒大豆卷三钱　茵陈二钱　桑叶三钱　香豆豉二钱　山栀一钱半　薄荷八分　枳壳一钱半　神曲三钱

二诊：5月5日。T：37.8℃。得汗身热挫降，守原方：加炒黄芩一钱半、通草八分。

三诊：5月6日。T：36.5℃。身热退清，苔尚黄滑。湿热余邪未净。

藿香一钱半　佩兰一钱半　神曲三钱　白蔻仁八分　炒黄芩一钱半　杏仁二钱　薏苡仁三钱　晚蚕沙三钱　通草八分　炒冬瓜仁三钱

案九

某男，10岁

初诊：6月14日。T：38.3℃。风感湿热互蕴，身热咳嗽痰多，汗多热不退。苔白，中心黄，脉象浮数。拟方疏风、清化湿热。

桑叶二钱　防风一钱半　桔梗一钱半　大豆卷三钱　藿香一钱半　杏仁一钱半　牛蒡子三钱　山栀一钱半

二诊：6 月 15 日。热退，食不甘，耳失聪。原方：加炒黄芩一钱半、白蔻仁八分、晚蚕沙三钱，去防风。

三诊：6 月 18 日。耳窍已开，苔尚黏浊，湿邪未清，拟方善后。

藿梗二钱　佩兰一钱半　神曲三钱　白蔻仁六分　川朴六分　六一散三钱　法半夏二钱　晚蚕沙二钱

五帖安。

案十

某女，15 岁

初诊：2003 年 8 月 3 日。高热无汗，头昏且痛，烦躁不安，晨吐宿食，肢凉，苔薄，脉浮，神智迷乱。

香薷 6g　薄荷 3g　香豆豉 9g　山栀 6g　炒黄芩 6g　川连 3g　竹茹 12g　醋半夏 9g　荷叶 6g　六一散 12g

二诊：8 月 4 日。烦躁较安，神志不清，有时循衣摸床，不语，舌苔微糙。拟方继续清暑透邪利窍。

葛根 9g　香豆豉 9g　山栀 6g　六一散 12g　川连 3g　竹茹 12g　炒黄芩 6g　鲜石菖蒲 9g

三诊：8 月 5 日。热降躁安，神气未复。

鲜青蒿 9g　薄荷 3g　山栀 6g　六一散 12g　川连 3g　大贝母 9g　法半夏 6g　瓜蒌仁 9g　竹茹 12g　炒黄芩 6g　鲜石菖蒲 9g

四诊：8 月 6 日。热退，神志已清，舌红转淡，苔薄。清化为治。

鲜青蒿 9g　山栀 6g　炒黄芩 6g　瓜蒌 9g　大贝母 9g　竹茹 12g　益元散 12g　鲜石斛 9g

五诊：8 月 7 日。脉静人安，神清，苔布不匀，余垢未解。小心调摄，勿复乃昌。

空沙参 9g　丹参 9g　茯神 9g　瓜蒌仁 12g　大贝母 9g　竹茹 12g　鲜石斛 9g　益元散 12g　连翘 6g　生谷芽 9g　荷蒂 6g

六诊：8 月 8 日。病情稳定，续予养阴和胃。

空沙参6g　鲜石斛9g　茯神6g　冬瓜仁9g　薏苡仁9g　生谷芽10g　橘白6g　丹参6g　扁豆衣6g　荷叶一角

案十一

某男，3岁

初诊：8月2日。风暑伏热，身热舌赤。

薄荷2g　桑叶6g　连翘12g　六一散6g　炒栀子3g　炒黄芩6g　葛根6g　扁豆叶7张　荷叶6g

二诊：8月3日。T：38.0℃。身热咳嗽，便稀作吐，饮食不香，苔花舌赤。拟方调整肠胃。

藿梗5g　薄荷3g　煨姜3g　炒枳壳3g　炒黄芩4g　桑叶6g　桔梗6g　煨广木香3g　六一散6g　生谷芽6g

三诊：8月4日。夜间身热大作，舌绛唇赤，口渴思饮。邪已袭营，拟清营汤加减。

元参9g　大生地9g　麦冬9g　炒川连3g　冬桑叶6g　紫丹参6g　银花6g　连翘6g　淡竹叶3g　益元散9g

案十二

某男，6岁

2004年10月5日。T：39.0℃。伏暑发热，肢厥汗冷，渴饮，苔黄便稀。

银花6g　连翘6g　川连1.5g　炒黄芩6g　知母6g　麦冬9g　石斛9g　荷梗6g

案十三

某男，13岁

初诊：2005年7月17日。T：38.8℃。病延数个月，身热不退，午后热甚，汗多，舌苔黏厚，唇红，小便短赤，渴不多饮，脉象濡数。此为湿温，流连气分，当予清宣透邪。

青蒿 9g 清水豆卷 9g 杏仁 6g 薏苡仁 15g 白蔻仁 6g 神曲 9g 山栀 6g 炒黄芩 6g 通草 6g 枳壳 6g 六一散 12g

二诊：7 月 18 日。T：38.0℃。舌苔渐黄，湿从热化。原方：去神曲、枳壳，加川连 3g、茵陈 12g。

三诊：7 月 20 日。T：36.8℃。热退，苔渐化。原方：加淡竹叶 6g。

服药 3 帖，安。

案十四

某女，9 岁

2006 年 3 月 18 日。不慎外感，发热无汗。舌红苔黄，脉浮数。拟方疏风清热。

荆芥 6g 薄荷 3g 银花 6g 连翘 9g 香豆豉 9g 山栀 6g 桔梗 6g 牛蒡子 9g 甘草 3g

服 3 帖，愈。

案十五

某女，14 岁

初诊：2006 年 10 月 29 日。T：38.0℃。病延 4 日，恶寒已解，但温温发热，午后甚，夜间谵语，渴欲热饮，便溏溺赤，脉象滑而浮数。拟方清宣化湿透邪。

青蒿 9g 茵陈 12g 藿香 6g 清水豆卷 9g 杏仁 6g 炒黄芩 6g 薏苡仁 12g 白蔻仁 6g 山栀 6g 六一散 12g

二诊：10 月 30 日。热降，舌苔黏黄，渴饮减，腹痛拒按。原方：去山栀、蔻仁、青蒿，加川连 3g、川朴 6g、法半夏 9g、干杷叶 9g。

三诊：10 月 31 日。T：38.3℃。苔渐褪，热不清，脉不静。原方：加青蒿 9g、山栀 6g。

四诊：11 月 2 日。T：37.5℃。热降，苔复布。原方：去连、朴，加白蔻仁6g、干薤白9g、神曲9g。

五诊：11月3日。T：37.0℃。热虽降平，苔尚黏浊，腹痛拒按，口干欲饮，脉不静。仍虑反复，饮食宜节。

藿梗9g　佩兰9g　神曲9g　法半夏9g　瓜蒌仁12g　枳壳6g　杏仁6g　薏苡仁12g　干杷叶9g　郁金6g

六诊：11月5日。苔渐变薄，根部不松，腹痛减轻。原方：加干薤白9g、生谷芽9g、炒冬瓜仁9g。

七诊：11月7日。热退脉静，苔化未净。上方：去瓜蒌仁、郁金、干杷叶、杏仁、薏苡仁，加荷叶6g。

八诊：11月9日。症平，前方：去佩兰。

服3帖，安。

案十六

某女，5岁

初诊：2007年4月23日。外感身热，咳嗽无痰，鼻塞咽痛。苔黏泛黄，脉浮数。

荆芥6g　薄荷3g　银花6g　连翘6g　香豆豉9g　射干6g　桔梗6g　大青叶6g　杏仁6g　前胡6g　甘草3g

二诊：4月25日。热退脉静，咽痛亦减，微咳无痰。拟方续进。

桑叶9g　杏仁6g　前胡6g　连翘6g　射干6g　桔梗6g　甘草3g

服2帖，安。

案十七

某女，10岁

2007年12月3日。身热经旬不退，伴有咳嗽。舌苔黏黄，脉象浮而濡细。此湿热内蕴肺胃，拟方清宣达邪。

青蒿6g　藿香6g　桑叶10g　桑白皮10g　射干6g　炒黄芩6g　茵陈10g　白蔻仁6g　神曲10g　杏仁6g　生薏苡仁15g　六一散12g

案十八

某男，10 岁

2011 年 5 月 20 日。昨暮温温而热，舌苔满布黏黄。中焦湿热熏蒸，饮食宜节，治宜分消走泄。

杏仁 5g　薏苡仁 15g　白蔻仁 5g　炒黄芩 5g　射干 5g　茵陈 10g　六一散 10g　山楂 10g　神曲 10g　法半夏 6g　青蒿 5g

案十九

某女，13 岁

2011 年 3 月 28 日。昨天中午，忽然面目虚肿，至暮发热，咽红疼痛。舌苔白，脉浮数。风邪袭表，拟方疏风解表，清咽利尿。

羌活 6g　防风 6g　薄荷 3g　紫背浮萍 10g　桔梗 6g　杏仁 6g　牛蒡子 10g　大青叶 12g　泽泻 10g　豆豉 10g　薏苡仁 15g　车前子 12g

乳　蛾

案一

某男，15 岁

初诊：11 月 13 日。T：38.8℃。病 3 日，恶寒发热头昏，咽痛白腐，舌边尖红，苔白，脉象浮数，肌表无汗。拟方解毒清咽。

薄荷 5g　马勃 6g　连翘 6g　板蓝根 12g　桔梗 6g　玄参 10g　山栀 5g　香豆豉 10g　甘草 5g

二诊：11 月 15 日。T：36.2℃。服药帖半，热退净，咽痛止，白腐物尽除。拟方续调之。

玄参 10g　板蓝根 10g　马勃 10g　桔梗 6g　甘草 5g

案二

某男，15 岁

初诊：3 月 16 日。T：夜 40.0℃，上午 38.5℃。昨始发热，至夜热壮，咳嗽流涕，口渴喜饮，咽喉红肿化脓。舌尖红，苔白。拟方解毒清咽。（已用过 40 万青霉素肌注一支）

薄荷 3g　连翘 5g　玄参 6g　香豆豉 10g　山栀 5g　炒黄芩 5g　桔梗 5g　板蓝根 10g　马勃 6g　甘草 3g

二诊：3 月 18 日。T：37.0℃（肛门）。身热退清，咽喉白腐尽褪，肤间发现细疹如麻。此风热外化所致，拟方清之。

银花 5g　连翘 5g　蝉衣 5g　桔梗 5g　马勃 6g　山栀 5g　赤芍 5g　牛蒡子 6g　白蒺藜 6g　生甘草 3g

案三

某男，4 岁

初诊：9 月 26 日。T：39.7℃。高热头痛，肌灼无汗，咽喉红肿化脓。舌红，苔白，口渴欲饮，脉象浮数。拟方解表清热，泄毒清咽。

香豆豉 10g　山栀 6g　连翘 6g　玄参 10g　大青叶 10g　马勃 10g　桔梗 6g　牛蒡子 10g　薄荷 3g　菊花 5g

二诊：9 月 28 日。热退，咽喉局部尚有少量脓性分泌物，吞咽仍痛。舌红，苔黄。拟方续予清咽。（方佚）

案四

某男，7 岁，跃进路 7 号

初诊：3 月 8 日。患黄疸病，经治疗，诸症先后平复。至 3 月 8 日，突然高热（T：40.2℃），咽喉述痛，两侧均已化脓。舌红苔黄，脉紧细数。拟方解毒清咽。

薄荷 5g　连翘 6g　香豆豉 10g　山栀 5g　马勃 10g　玄参 12g　桔梗

6g　甘草 5g　板蓝根 12g

二诊：3 月 9 日。T：上午 40.0℃。昨天服第 2 煎时，药已尽吐，今日上午服二帖药之头煎，身热亢灼，咽喉白腐渐褪。舌红，苔薄黄，脉数。拟方解毒清咽续进。

香豆豉 10g　山栀 5g　连翘 6g　玄参 12g　马勃 10g　板蓝根 12g　炒黄芩 5g　薄荷 3g　桔梗 5g　甘草 3g

三诊：3 月 10 日。T：38.8℃（夜 40.3℃）。咽喉左侧白腐尚未褪尽，身热不清，不思进食。舌苔渐褪，脉数不静。中焦积热颇重，当予方中加入通导之品。（方佚）

案五

某女，5 岁

初诊：11 月 2 日。T：38.7℃。咽喉红肿化脓，高热肌灼无汗，面红唇赤，苔白脉数。拟方解毒清咽。

薄荷 4g　马勃 6g　玄参 10g　板蓝根 10g　桔梗 5g　山栀 5g　赤芍 5g　山豆根 6g　生甘草 3g

二诊：11 月 4 日。T：37.7℃。高热挫降，咽部脓性分泌物已消。拟方清解。

连翘 5g　山栀 5g　板蓝根 10g　桔梗 5g　马勃 6g　玄参 10g　银花 5g　神曲 10g　枳壳 5g

三诊：11 月 6 日。症平，拟方善后。

玄参 10g　桔梗 5g　甘草 3g　马勃 6g

案六

某男，8 岁

3 月 15 日。T：39.5℃。高热，咽关红肿白腐。舌红，苔黄，脉浮数。此风温袭肺，上壅咽道，拟方疏风、清热、利咽。

香豆豉 10g　炒山栀 5g　薄荷 5g　连翘 5g　大青叶 10g　桔梗 5g　马

勃 10g　玄参 12g　生甘草 5g

服 2 帖，症平。

案七

某男，6 岁

初诊：1983 年 2 月 28 日。T：38.5℃。病已 3 日，经用安乃近、青霉素等西药治疗，身热不衰，干咳无痰，口干欲饮，咽喉红肿，右侧已化脓。舌红，苔黏泛黄，脉象浮数。拟方解表清咽止咳。

香豆豉 10g　薄荷 4g　连翘 5g　板蓝根 10g　马勃 10g　玄参 10g　桔梗 5g　山栀 5g　淡竹叶 3g　生甘草 3g

二诊：3 月 2 日。T：38.3℃。咽喉白腐已褪，咳嗽频仍，身热未清，舌苔黏黄。中焦挟有积滞，拟方续调之。

桑皮、叶各 6g　连翘 5g　炒黄芩 4g　薄荷 3g　香豆豉 10g　杏仁 5g　山栀 5g　前胡 5g　青皮 4g　陈皮 4g　楂、曲各 10g

三诊：3 月 4 日。热退，微有咳嗽。

薄荷 5g　连翘 6g　豆豉 10g　山栀 5g　马勃 10g　玄参 12g　桔梗 6g　甘草 5g　板蓝根 12g

2 帖热退症平，微咳止。

案八

某男，2 岁

初诊：4 月 25 日。T：39.4℃。近 3 日，高热不退，肤间出现赤痘，咽喉红肿，左侧已化脓，自述咽痛。舌苔黏黄，尖微破，脉数，渴饮。拟方解毒清咽。

银花 5g　连翘 5g　马勃 10g　板蓝根 12g　山栀 5g　丹皮 5g　玄参 10g　淡豆豉 10g　桔梗 6g　牛蒡子 10g

二诊：4 月 30 日。服药次日，高热退清，咽喉白腐已褪，纳食不甘。更方调治。

藿香5g　麦芽10g　鸡内金4g　枳壳4g　神曲4g　炒冬瓜仁10g　谷芽10g

案九

某女，12岁

初诊：5月19日。T：39.4℃。高热两天，咽喉疼痛，咽关已化脓，口干欲饮。舌红苔薄，脉象浮数。拟方清热利咽。

香豆豉10g　薄荷5g　玄参10g　桔梗6g　马勃10g　连翘5g　山栀5g　大青叶12g　牛蒡子10g　生甘草5g

二诊：5月21日。T：38.1℃。咽关脓腐几净，疼痛已定，守原法治疗。原方：去豆豉、薄荷，加炒黄芩5g、山豆根12g。

三诊：5月24日。身热退清，咽腐尽褪，面色萎黄，口唇淡紫不荣。舌质红，苔薄白，脉象细迟而涩。心阴心阳俱不足，炙甘草汤出入。

炙甘草10g　生地15g　麦冬12g　阿胶12g　白芍12g　柏子仁6g　桂枝6g　紫丹参10g　北沙参10g　石菖蒲5g

四诊：5月26日。脉转细数（90次/分），偶有早搏，搏动乏力。舌淡红，苔薄白。守方进治。

原方续服5帖。

案十

某男，2岁

初诊：3月21日。T：39.5℃。身热脉数，咽喉红肿化脓。舌红，苔黄。拟方清咽解毒。

薄荷4g　香豆豉10g　山栀5g　玄参10g　马勃10g　大青叶10g　桔梗5g　山豆根10g　连翘5g

二诊：3月23日。T：36.8℃。热退，咽关脓性分泌物已无。拟方善后。

薄荷3g　板蓝根5g　桔梗5g　连翘5g　甘草3g　马勃6g

案十一

某女，9 岁

初诊：9 月 2 日。T：39.0℃。咽关红肿疼痛。苔白，脉细数。拟方解表清咽。

荆芥 10g　薄荷 5g　桔梗 6g　牛蒡子 10g　赤芍 6g　玄参 10g　连翘 6g　山豆根 6g　山栀 5g　陈萝卜缨 10g

二诊：9 月 5 日。T：37.0℃。热退，咽痛亦止。前方：去荆芥、牛蒡子、山豆根，加桑叶 10g、甘草 5g。

2 帖，安。

咳　喘

案一

某女，8 岁

初诊：1961 年 10 月 27 日。身热，咳嗽气促，左胸隆起疼痛。脉象细数，苔白，舌红。肺热郁阻，肃降之令不行，拟方清金止咳，疏络定痛。胸透：左下肺炎性病变。

桑叶三钱　桑皮三钱　桑络三钱　郁金一钱　麦冬二钱　桔梗一钱　杏仁三钱　炒黄芩二钱　甘草二钱　天仙藤三钱

二诊：10 月 28 日。热退，原方：加赤芍三钱、旋覆花二钱。

三诊：10 月 30 日。痛定，隆处渐平。守原方，加川贝母三钱。

案二

某男，16 岁

初诊：9 月 12 日。咳喘痰鼾，至夜不能平卧，延经旬余日，前医选用麻杏石甘汤合调胃承气汤，喘势不减，反而加剧。察舌苔黏白，脉细而滑。明系饮邪为患，采用小青龙汤治法。

法半夏 橘红 苏子 细辛 五味子 桂枝 白芍 炙麻黄 甘草

二诊：9 月 13 日。喘平，原方：加款冬花、干姜。

连服数帖而安。

案三

某男，14 岁

初诊：1961 年 10 月 11 日。咳喘不得卧。舌淡，苔白，脉细。寒饮为患，拟方温肺化饮，小青龙汤出入加减。

桂枝 炙麻黄 淡均姜 细辛 法半夏 五味子 杏仁 白前 苏子 旋覆花

二诊：10 月 12 日。喘咳均减，夜能平卧。守原方：加款冬花、陈皮。

三诊：10 月 13 日。咳止喘平，前方：去麻黄、桂枝、白前、苏子。

案四

某男，7 岁

初诊：1962 年 5 月 22 日。T：39.5℃。久咳，近来咳益剧，胸痛左甚，咳则不能平卧，高热汗少，流清涕。苔白薄，脉浮数。拟方清金达表。

桑叶 射干 山栀 香豆豉 杏仁 旋覆花 川郁金 炒黄芩 通丝 干杷叶

二诊：5 月 26 日。T：39.2℃。身热不衰，渴喜凉饮，咳嗽频仍。苔薄不匀，脉仍滑数。痰热壅肺，先予清宣，守方续进。

香豆豉 山栀 桑叶 射干 川郁金 杏仁 葶苈子 通丝 地骨皮 干杷叶

三诊：5 月 28 日。T：37.9℃。身热挫降，脉尚浮大。前方：去豆豉，加炒银柴胡、白薇、麦冬、丝瓜络（先煎代水）。

四诊：6 月 1 日。T：37.6℃。身热几净，咳亦渐止，脉尚未静。守方调治。

青蒿　肥知母　炒地骨皮　桑叶　杏仁　桔梗　旋覆花　天冬　干杷叶

案五

某女，6 岁

初诊：5 月 4 日。咳嗽廿余日，咳频痰阻，面红耳赤，苔黄面浮。拟方止嗽散加减。

桑叶　杏仁　百部　炒黄芩　海浮石　旋覆花　白前　甜葶苈子　粉甘草

二诊：5 月 7 日。连服 3 剂，咳已大减，守原方：去枇杷叶，加桔梗、炒冬瓜仁。

三诊：5 月 11 日。咳愈大半，拟方善其后。

桑叶　百部　杏仁　贝母　白前　桔梗　炒冬瓜仁

案六（百日咳）

某女，5 岁

初诊：1963 年 4 月 18 日。咳嗽半月余，咳则连声，面红耳赤，腰曲涕泪，有时痰中夹红。此咳伤肺络也。

杏仁二钱　飞滑石二钱　川贝母二钱　海浮石四钱　白前二钱　百部三钱　马兜铃三钱　炒葶苈子五钱　橘红一钱半

二诊：4 月 23 日。咳嗽大减，痰红亦止。原方步进。

案七

某女，5 岁

2008 年 1 月 9 日。咳嗽，有时气促，伴有痰鸣，苔薄泛黄。拟方清宣涤痰止咳。

桑叶 10g　射干 5g　鱼腥草 15g　杏仁 5g　苏子 5g　苏叶 5g　甜葶苈子 6g　桔梗 5g　炙麻黄 3g　甘草 3g

案八

某男，11 岁

2008 年 1 月 30 日。有哮喘史 2 年，近半年加重，顷察咳喘，痰声重浊。苔色浮黄，脉来结代。拟方缓图。

苏子 6g　苏叶 6g　桑叶 10g　甜葶苈子 6g　桑皮 10g　射干 6g　法半夏 6g　瓜蒌仁 10g　薤白 10g　白前 6g　前胡 6g　炙麻黄 3g

案九

某女，6 岁

2008 年 2 月 4 日。干咳 1 月，夜间尤甚，苔白略有黄意。拟方清宣止咳。

桑叶 10g　蝉衣 6g　射干 6g　杏仁 6g　桔梗 6g　白前 6g　前胡 6g　橘红 6g　冬花 6g　炙麻黄 3g

案十

某男，4 岁

初诊：4 月 16 日。夜热晨降，咳嗽频仍，饮食不香，舌苔白。拟方疏表止咳，佐以调中。

薄荷 4g　荆芥 5g　豆豉 10g　山栀 5g　桔梗 6g　前胡 5g　杏仁 5g　鸡内金 5g　牛蒡子 5g　谷、麦芽各 5g

二诊：4 月 17 日。T：37.8℃。热降身清，咳嗽仍频。拟方清金止咳。

桑叶 10g　桑皮 10g　射干 5g　炒黄芩 5g　杏仁 5g　前胡 5g　桔梗 4g　牛蒡子 10g　香豆豉 10g　川贝母 6g　干杷叶 10g

三诊：4 月 19 日。T：39.0℃。热退 1 天，今日身热又起，咳嗽，脉数。胸透：支气管肺炎。拟方清泻之。

桑叶 10g　桑皮 10g　炒黄芩 6g　鱼腥草 30g　射干 6g　杏仁 6g　连翘 6g　香豆豉 10g　地骨皮 10g　川郁金 6g　干枇叶 10g

四诊：4 月 21 日。身热退清，咳嗽缓解。拟方续予清金止咳。

桑叶 10g　桑皮 10g　地骨皮 10g　川贝母 6g　炒黄芩 6g　杏仁 5g　前胡 6g　鱼腥草 15g

呕　吐

案一

某女，1 岁

初诊：12 月 18 日。昨日猝然呕吐，皆紫黑血块，大便有黑色，苔白。此胃伤出血也，宜控制饮食，慎防再涌吐。

花蕊石二钱　丹参一钱　赤芍一钱　空沙参三钱　侧柏叶一钱　乌贼骨三钱　参三七片（另服）

二诊：12 月 20 日。吐血止，面色黄。此失血太多，更方调补。

熟地炭二钱　炒阿胶珠二钱　空沙参三钱　山药二钱　茯苓二钱　炒白芍二钱　当归一钱　甘草五分　乌贼骨三钱。

三诊：12 月 24 日。身热，是因血虚，非外感。前方：加银紫散一钱、白薇一钱。

四诊：热清，以归芍六君出入，调理而安。

案二

某女，5 岁

初诊：4 月 14 日。昨暮连吐数次，至夜作吐挟有鲜血，纳呆，无神，啼不出声，有时介齿，闭目露睛。吐甚伤及血络，正气亦大伤。

乌梅肉一钱　炒白芍一钱　竹茹一钱　空沙参二钱　望江南三条　乌贼骨五钱　小青皮八分

二诊：4 月 15 日。吐止，精神好转，吐泻伤及胃阴。原方：加麦冬、石斛，去青皮。

三诊：4 月 16 日。阴伤一时难复，舌尖黄苔。拟甘寒以养胃阴。

空沙参二钱　麦冬二钱　石斛二钱　炒白芍一钱　粉甘草一钱

连服5帖，阴伤渐复。

案三

某男，10岁

初诊：1961年1月22日。肝气犯胃，呕吐味酸，有时隐隐作痛。苔黏，脉弦大。拟萸连三圣汤加味。

淡吴萸一分　川连五分　炒白芍二钱　茯苓三钱　炒白术三钱　广木香一钱半　生姜两片

二诊：1月24日。吐止痛定，有时口溢清水，原方：加半夏二钱、乌贼骨五钱，减川连为二分。

数帖而安。

案四

某女，11个月

初诊：1961年6月15日。病延20余日，乳入辄吐，睡则露睛，口气温和，嗜睡无神，汗多，大便三日未解，小溲亦少。久吐胃气大伤，急以扶正。

白人参一钱　焦白术二钱　茯神二钱　醋半夏一钱半　藿梗一钱　生谷芽一钱　灶心土一块　姜汁数滴

二诊：6月16日。汗吐均止，精神渐好。原方：白术、茯神各加一钱。

三诊：6月17日。精神日振，睡仍露睛，正伤未复，汗较多，苔白。原方：加浮小麦三钱、红枣三枚。

案五

某男，6岁

初诊：1996年11月11日。呕吐一日夜，神疲，唇口干红，舌苔厚浊干黄，舌边尖红，脘腹按之痛，腑气不通，身热，脉滑数。此痰热食滞互结所致，小陷胸汤加枳壳、楂曲、乌梅、生军主之。

瓜蒌仁 12g　法半夏 6g　川连 3g　枳壳 5g　楂、曲各 10g　生军 6g　乌梅肉 5g

二诊：11 月 12 日。吐止痛定，津回，苔褪热退，已能进食，精神振，玩笑如常。拟方益气护阴，和胃善后。

南沙参 10g　石斛 10g　枳壳 4g　神曲 10g　炒瓜蒌 10g　谷、麦芽各 10g

2 帖安。

泄　泻

案一

某男，3 岁

初诊：6 月 27 日。T：37.8℃。发热干呕，泄泻，便色发白。舌红，苔薄，渴不喜饮。暑湿伤中，胃肠失调，拟方如下。

葛根一钱半　太子参二钱　炒银花一钱　生白术一钱　泽泻一钱　广木香一钱　炮姜一钱　乌梅肉一钱

二诊：6 月 29 日。T：36.0℃。热退，呕止，泄泻未已，舌红喜饮。原方：加川连三分、石斛三钱、空沙参二钱、山药二钱，去炮姜、生白术、泽泻。

三诊：7 月 3 日。泻止，一切如常，以七味白术散出入，调理而安。

案二

某女，3 岁

初诊：8 月 18 日。痧后泻泄半月，舌赤无苔，有时发热。

炒银花　麦冬　炒白芍　干葛根　炒黄芩　牡蛎　甘草

二诊：8 月 21 日。热清，大便转溏，每日一次。守原方：加空沙参、干石斛。

案三

某男，2 岁

初诊：8 月 15 日。T：38.0℃。水泻如注，食入即吐，迄今 1 周。苔白，唇红。拟七味白术散加减。

藿梗一钱　葛根一钱　广木香六分　生白术一钱　沙参三钱　枳壳一钱　荷梗三钱　六一散二钱

二诊：8 月 16 日。热退吐止，泻减。原方：加银花八分，山药二钱。

三诊：8 月 17 日。泻止，腹微胀。前方：去白术、葛根，加冬瓜仁二钱

2 帖，安。

案四

某男，4 岁

初诊：10 月 11 日。T：39.3℃。身热呕恶，吐蚘，喜饮，大便稀如白鱼冻。此协热下利。

煨干姜一钱半　乌梅肉一钱　炒川连三分　炒黄芩一钱　陈皮五分　炒枳壳一钱　醋半夏一钱半　六一散二钱　煨木香四分　鲜扁豆花十五朵

二诊：10 月 12 日。T：38.0℃。已不吐，仍注泻，不见白冻，食少不安。前方：加炒银花一钱、泽泻一钱、炒山药二钱，去六一散。

三诊：10 月 13 日。T：38.5℃。吐止泻减，夜间较安，五更发热，得汗渐凉。

炒柴胡三分　炒黄芩一钱　赤芍一钱　炒银花二钱　泽泻一钱　煨广木香六分　炒山药一钱半　大麦芽三分　乌梅肉八分

四诊：10 月 14 日。T：38.0℃。舌苔干变燥。

乌梅肉五分　赤芍一钱　炒山栀一钱　炒金铃皮一钱半　炒银花二钱　炒榧子肉二分　炒黄芩一钱　炒川连二分　鲜扁豆花十四朵

案五

某女，14 月

初诊：8 月 24 日。T：39.0℃。身热有汗，咳嗽流涕，苔白心厚，舌质红，咽红肿，目多眵，便黄。拟方解表清咽。

荆芥　冬桑叶　薄荷　桔梗　赤芍　牛蒡子　连翘　山栀　通草　炒大麦芽

二诊：8 月 25 日。T：38.6℃。身热不退，泄泻如注，日七八次，溺赤少。里热颇重，拟方两解。

桑叶　防风　薄荷　葛根　炒黄芩　木香　泽泻　六一散　桔梗　鲜扁豆花

三诊：8 月 27 日。热退泻止，舌心有积苔。原方：去葛根、防风、薄荷，加神曲、鸡内金、佩兰。

服数帖而安。

案六

某男，5 岁

初诊：8 月 28 日。T：38.5℃。吐泻交作，延今 7 日，饮入随吐，便色泛青，皮肤紫黯，舌光赤起膜，渴不多饮。

乌梅肉二钱　大白芍一钱半　干葛根一钱半　鲜石斛三钱　麦冬二钱　银花一钱半　川连二分　粉丹皮二钱　赤芍一钱半　荷梗七寸　连翘一钱半

二诊：8 月 29 日。T：39.3℃。吐减，泻未止，热反增高，气阴大伤，暑邪仍炽，人小症险，亟防生变。拟方清暑泄热保津。

煨葛根二钱　沙参二钱　川连二分　生地三钱　麦冬三钱　鲜钗斛四钱　大白芍一钱半　连翘一钱半　荷梗七寸　鲜扁豆花七朵　炒黄芩一钱半

三诊：8 月 30 日。T：37.0℃。吐利并止，身热亦退，面微浮浊，舌尖破，舌津回，略有一二声咳。原方：去葛根、荷梗、扁豆花，减川连一分，加赤芍一钱半、生谷芽二钱、枇杷叶二钱。

案七

某男，8 个月

初诊：6 月 23 日。T：39.0℃。壮热无汗，口渴喜饮，大便泄稀，一日七八次，苔薄，唇舌皆红，面色板滞，饮食不香。拟方清热止利。

藿梗　葛根　沙参　炒银花　焦白术　六一散　广木香　泽泻

二诊：6 月 27 日。连服 2 帖，热退泻止，后以健脾和胃调理而安。

案八

某男，15 个月

初诊：1959 年 5 月 22 日。T：37.7℃。疹后两月来，时热时泻，现有呕吐，泄泻青白，面黄，舌苔中剥。

乌梅肉一钱　炒白芍五分　茯苓二钱　土炒防风一钱　生白术一钱半　生谷芽一钱半　陈皮八分　醋半夏一钱　桔梗一钱

二诊：5 月 26 日。泄泻已止，汗多面浮，心气不足之象。

太子参一钱半　淮山药三钱　白扁豆一钱　陈皮八分　云苓二钱　生谷芽三钱

案九

某女，1 岁

初诊：1960 年 9 月 13 日。T：39.0℃。发热 3 日，头汗自利，苔黏，惊惕。风热袭于阳明。

葛根二钱　炒黄芩五分　炒川连三分　甘草三分　望江南三条　荷叶二钱

二诊：9 月 15 日。T：37.7℃。热退几净，下利已止，舌质红，苔薄黏。余热未清，原方加减进治。

炒黄芩一钱　银花二钱　木香七分　枳壳一钱　神曲二钱　冬瓜仁二钱　荷叶一钱半。

三诊：9 月 17 日。热退，前方：加山楂二钱。

案十

某男，1 岁

初诊：1960 年 10 月 25 日。泄泻旬日，所泻黄白夹青，暴注，有败卵味。苔薄，唇舌红。拟方七味白术散加减。

煨粉葛　炒黄芩　煨广木香　乌梅肉　生谷芽　陈皮　生白术　泽泻　荷梗

二诊：10 月 26 日。热退，泻未止，咳嗽，舌质红。前方：加炒枳壳、桔梗、炒山楂、荆芥穗，去木香、乌梅肉。

案十一

某女，4 个月

初诊：1960 年 10 月 27 日。T：36. 5℃。间日热作，已经数次，便泻夹杂黏液，舌上少苔。

桔梗六分　枳壳六分　炒麦芽七分　荆芥八分　炒柴胡八分　炒山楂五分　赤芍一钱　前胡一钱　炒黄芩五分　甘草二分

二诊：10 月 28 日。T：36. 7℃。身热不作，泻青，苔少质红，舌尖破。土虚木旺，阴伤心火上炎，拟方扶土抑木，化湿清心。

土炒防风一钱　炒白芍一钱半　乌梅肉五分　麦冬一钱半　连翘八分　赤芍八分　灯芯一分

三诊：10 月 31 日。泻止，舌破渐敛，微咳。拟方调治善后。

麦冬一钱半　石斛一钱半　甘草三分　杏仁一钱半　桔梗八分　生麦芽二钱　灯芯一分　枇杷叶一钱半

四诊：11 月 3 日。痊愈。

案十二

某男，1 岁

初诊：1960 年 11 月 2 日。腹泻 9 日，病以渐甚，色青而黏，昨呕吐，今诊多汗，舌苔黏厚，腹膨，神烦喜饮。

藿梗一钱　生白术一钱　炒白芍一钱　煨广木香六分　炒黄芩一钱　炒枳壳一钱　炒山楂二钱　炒大麦芽三钱　陈皮八分　乌梅肉八分

二诊：11 月 3 日。吐泻皆止，泻后苔黄。

乌梅肉八分　炒白芍一钱　炒山楂二钱　枳壳一钱　炒大麦芽三钱　桔梗一钱　炒黄芩一钱　炒银花一钱　甘草三分

三诊：11 月 6 日。T：38.0℃。神烦不安，顷察口颊生糜，咽关红肿，舌苔黏厚，溺少。

薄荷五分　连翘一钱　赤芍一钱　甘草梢六分　桔梗八分　炒大麦芽三钱　银花五分　石斛二钱　通丝八分　灯芯一分

三诊：11 月 8 日。热退，咽部尚肿，口糜溺少。前方：加射干一钱、枳壳八分，去石斛。

四诊：11 月 11 日。T：36.8℃。口糜已消，夜醒有汗，咳嗽痰多，易方进治。

杏仁一钱　桔梗一钱　前胡一钱半　橘红一钱半　甘草一钱　通丝八分　浮小麦二钱　炒大麦芽二钱　干杷叶一钱　焦白术一钱半

案十三

某男，1 岁

初诊：1962 年 8 月 24 日。吐利交作，泄泻如注，味如败卵，神疲露睛，双目凹陷，苔白而干。此暑湿伤中，胃肠失调也，急以扶正救津，兼清暑湿之邪。

乌梅肉　煨干葛根　炒黄芩　六一散　空沙参　金钗石斛　山药　鲜荷梗

二诊：8 月 25 日。吐利并止，精神转佳，正复津回，苔转灰黄。暑湿之邪未尽，原方损益之。

煨干葛根　银花　藿梗　生谷芽　炒冬瓜仁　荷梗　空沙参

案十四

某女，7 月

初诊：1962 年 8 月 9 日。1 周前曾患赤白痢，现转泄泻，暴注下利，其味酸秽，渴饮干呕，多冷汗。舌红，苔白罩黄，有干意。此属暑湿伤中，拟方清化暑湿。

藿梗　炒川连　煨干葛根　炒大麦芽　神曲　广木香　炒黄芩　六一散　法半夏　鲜扁豆叶

二诊：8 月 11 日。呕泻均止，汗出减少，精神转佳，纳食转香，舌苔宣黄，余邪未尽。前方：去神曲、麦芽，加生谷芽、炒冬瓜仁、茯苓。

三诊：8 月 13 日。症平，转手调理，原方：去葛根、扁豆叶。

案十五

某男，8 月

初诊：1964 年 6 月 25 日。T：39.0℃。燥热无汗，口渴喜饮，大便泻稀，一日七八次，苔厚，唇舌皆红，面色板滞，饮食不香。拟方清热止利。

荷梗二钱　干葛根一钱半　广木香一钱　焦白术一钱半　泽泻二钱　炒黄芩一钱　炒银花一钱　六一散二钱

二诊：6 月 27 日。药后热退利止症平，拟方健脾和胃。（方佚）

案十六

某男，1 岁

初诊：1964 年 8 月 11 日。T：38.5℃。身热泄泻，渴饮神烦，腹部膨满，舌红苔黄。此暑湿伤中下利。

藿香　炒黄芩　川连　银花　枳壳　荷叶　大腹皮　六一散　炒冬瓜仁

二诊：8 月 12 日。T：38.2℃。泻渐止，入暮热甚，舌红苔黄，有时齘齿。此肝胆有热，原方：去川连、大腹皮、六一散，加银柴胡、炒胡黄连、碧玉散。

服2帖，热退，泻利止。

案十七

某男，9月

初诊：1964年8月5日。T：38.0℃。入夏以来，病不离身，暑疹消没，又患红痢，今又转泻，食入作吐，微热，舌光无苔。气阴大伤，暑湿余邪未尽，拟方徐调。

空沙参二钱　怀山药二钱　鲜金钗石斛二钱　干葛根一钱半　炒银花一钱半　炒冬瓜仁二钱　生白术一钱半　乌梅肉五分

二诊：8月8日。热退，吐泻并止。原方：加六一散二钱。

案十八

某男，31天

初诊：7月18日。肠鸣泄稀，一日10余次。此风邪迫肠也，拟方调之，痛泻要方。

焦白术5g　白芍5g　防风3g　广木香2g　砂仁2g　炮姜1g　甘草2g

二诊：7月20日。大便色青，一日七八次，挟有黏液，舌红苔少。依前法步进。

焦白术5g　云苓5g　银花3g　防风3g　广木香2g　泽泻3g　炮姜2g

服后即如常。

案十九

某女，3岁

初诊：6月27日。T：37.8℃。身热泄泻，便多发白，苔薄舌红，口渴喜饮，有时干呕。拟方调理肠胃。

干葛根6g　广木香5g　泽泻6g　生白术6g　银花3g　炒黄芩3g　炮姜2g　乌梅肉3g

二诊：6月29日。T：36.9℃。热退呕止，泄泻未已，舌红喜饮。守原方：加川连2g、干石斛6g、空沙参6g、淮山药6g，去炮姜、生白术、泽泻。

三诊：7月1日。泻渐止，后以七味白术散调治而安。

痢　疾

某女，2岁

初诊：1963年8月28日。病延1个月，下痢红白相杂，后重不爽。苔黄浮灰，堆积舌心。此属食积、湿热互结肠中，拟方消导和中，清肠中湿热。

陈皮一钱半　炒枳壳一钱二分　广木香八分　苦参一钱半　炒黄柏一钱半　炒银花一钱半　白头翁二钱　秦皮二钱　青皮一钱半　神曲三钱

二诊：8月29日。痢次减少，身见细疹，连片作痒。此风热外化，守原方：去白头翁、秦皮、苦参，加川连三分、连翘钱半、蝉衣一钱。

三诊：8月30日。痢止疹隐，守原方：加省头草二钱、炒冬瓜仁三钱。

2帖，安。

腹　痛

案一

某女，8岁

初诊：1962年3月2日。脘腹剧痛，嗳腐吞酸，腹拒按。舌苔厚腻满布，脉象滑实有力。积食伤中，治以宣导。

白术　川朴　神曲　青皮　枳壳　木香　槟榔　炒萝卜子

二诊：3月5日。2帖痛止，苔化未净，更方进治。

藿香　川朴　神曲　谷麦芽　鸡内金　陈皮　炒冬瓜仁

案二

某男，4个月

初诊：1983 年 11 月 15 日。甫生以来 4 个月，每至夜晚，啼哭不已，近三日终夜不安，腹膨脐软，面有奶癣。舌质红，苔薄白。拟方调气定痛，安神镇惊。

金铃皮 4g　桔梗 4g　枳壳 3g　青皮 2g　陈皮 2g　广木香 3g　木通 2g　山栀 2g　望江南 3 条

二诊：11 月 17 日。药后症平。

案三

某男，24 天

初诊：日夜惊闹不安，肠鸣多矢气，舌苔黏黄，此热盘肠也。

金铃皮　绿梅瓣　枳壳　山栀　赤芍　广木香

二诊：服 2 帖，安卧不闹，原方：加大腹皮。

2 帖，安。

案四

某男，1 岁

盘肠气痛，痛则作吐，乳饮倾出，时而啼哭甚久。

炒金铃皮　醋半夏　姜汁黄连　绿梅瓣　橘络　茯苓　木通　六一散

厌　食

案一

某女，6 岁

首诊：1983 年 11 月 7 日。湿浊中阻，脾运失健，不思纳谷，延来已久。舌上满布白腻苔，久渐化热，上罩浮黄，边尖破，脉细小数。拟方健脾化湿，佐以清热。

藿香 5g　砂仁 3g　川朴 4g　川连 1.5g　生甘草 3g　神曲 10g　枳壳

5g　鸡内金 5g　淡竹叶 4g　薏苡仁 9g　谷、麦芽各 10g

二诊：11 月 10 日。黄垢尽化，舌破亦敛，饮食增加。拟方善后。

藿香 4g　陈皮 5g　神曲 10g　鸡内金 5g　枳壳 5g　谷、麦芽各 10g

案二

某男，1 岁

2006 年 12 月 20 日。饮食不为肌肤，形体消瘦，面色萎黄，精神不振，苔薄白。此属脾虚，拟方从健脾入手。

太子参 10g　焦白术 6g　山药 12g　莲子肉 10g　茯苓 8g　谷、麦芽各 10g　砂仁 3g　陈皮 5g　甘草 5g

案三

某女，5 岁

2007 年 11 月 16 日。不思纳谷，形体瘦小，舌苔薄净。此脾气不健，胃纳无权，拟方醒脾健胃。

太子参 12g　茯苓 10g　焦白术 10g　青皮 4g　陈皮 4g　鸡内金 6g　藿香 4g　白蔻仁 4g　谷、麦芽各 10g　益智仁 10g

便　秘

案一

某男，1 个月

初诊：1 月 3 日。甫生 1 月，大便皆数日 1 次，腹部膨胀如球，形销骨立。舌质干绛，唇口焦燥。胎火热毒伤阴，肠燥便难，人小病笃，亟防生变。

玄参三钱　麦冬三钱　生地三钱　空沙参一钱半　金铃皮一钱　柿饼一枚　元明粉一钱

二诊：1 月 4 日。药后得大便 1 次，舌唇稍润，腹膨略松。原方加：绿梅瓣五分、生军一钱，去元明粉。

三诊：1 月 6 日。腹膨渐松，舌唇渐淡。守原方步进，加冬瓜仁二钱、生谷芽二钱，去生军。

连服数帖，后以调中和胃收功。

案二

某男，3 岁

初诊：2007 年 10 月 31 日。便秘难解，时有带血，五六日始一更衣，纳食不甘，苔薄。拟方润通。

羌活 5g　当归 10g　大贝母 6g　火麻仁 12g　神曲 10g　枳壳 5g　槟榔 12g　广木香 4g　生军 4g

二诊：11 月 7 日。大便转畅，药症已合，暂按原法继续调治。

羌活 5g　当归 10g　瓜蒌仁 10g　枳壳 5g　槟榔 12g　桔梗 5g　火麻仁 12g　生军 4g　甘草 5g

三诊：11 月 16 日。通下后续用行气润肠，大便畅通，一日二三次，舌苔薄黏。拟方调治。

枳壳 4g　青皮 3g　火麻仁 10g　桔梗 5g　槟榔 10g　当归 10g　广木香 4g　大贝母 8g　甘草 5g

嘈　杂

某男，2 岁

初诊：1962 年 2 月 28 日。胸中嘈杂，嗜食善饥。舌质淡紫，脉象弦滑。肝胃不和，兼有痰热。

炒川连三分　淡吴萸三分　陈皮二钱　醋半夏一钱半　茯苓三钱　竹茹三钱　生麦芽二钱　枳壳一钱半　甘草三分

二诊：3 月 6 日。诸症皆平，原方出入调治善后。

炒川连三分　竹茹二钱　茯苓二钱　陈皮一钱半　生白术一钱半　甘草

五分　生姜两片

服3帖，安。

遗　尿

案一

某男，9岁

初诊：1988年2月22日。遗尿9年，有时一夜2次，家长深为忧虑。顷诊面色不华，舌淡，苔白。此缘先天肾气不足，阳虚不能温摄，治宜温阳益气固肾。

熟地12g　黄芪15g　菟丝子12g　山萸肉6g　山药12g　覆盆子10g　远志肉5g　石菖蒲5g　上肉桂4g　制附片6g

二诊：3月22日。先后服药五帖，偶尔遗尿，感冒亦明显减少。

自按：凡治小便不禁者，古方多用固涩，此固宜然。然固涩之剂，不过固其门户，此亦治标之意，而非塞源之道也。盖小水虽利于肾，而肾上连肺。若肺气无权，则肾水终不能摄，故治水者必须治气，治肾者必须治肺，宜以参、芪、归、术、桂、附、干姜之属为之主，然后相机加以固涩之剂为之佐，庶得治本之道，而源流如度。否则徒障狂澜，终无益也。余制有巩堤丸方，治无论心脾肺肾之属，皆宜以此为主治。

巩堤丸：熟地、菟丝子、白术、五味、益智仁、破故纸、附子、茯苓、家韭子、山药。

用固涩治遗尿，属于治标之法，而其本则在于肺肾。(《景岳全书》)

案二

某女，7岁

初诊：1997年4月24日。肺肾俱虚，夜间尿床，白天欲溺则不能稍待，苔白。拟方补气固肾。

熟地 12g　桑螵蛸 10g　远志肉 5g　黄芪 12g　石菖蒲 5g　覆盆子 12g　菟丝子 10g　仙茅 10g　麻黄 4g　肉桂 4g

二诊：4 月 29 日。尿床已停止，原方出入进治。

熟地 12g　桑螵蛸 10g　黄芪 12g　仙茅 10g　麻黄 3g　肉桂 3g　菖蒲 5g　五味子 5g　远志肉 6g

三诊：5 月 7 日。症平，前方：加山萸肉 6g、巴戟天 10g。

水　肿

案一

某男，13 岁

初诊：5 月 25 日。患肿病 3 月，消而复肿者再，下肢肿甚，小便黄少，大便一日二、三次，近日伴有寒热，咳嗽。舌苔薄黄而干，脉浮细数。此脾虚湿热，兼有表邪为患，拟方标本兼治。

苏叶　紫背浮萍　薏苡仁　党参　焦白术　淮山药　茯苓　知母　川柏　猪苓　车前子

二诊：6 月 1 日。连服 3 帖，汗出尿增，肿已尽消，大便仍溏。脾气未复，拟方培益调理。

焦白术　莲子肉　党参　薏苡仁　甘草　陈皮　炒扁豆花　砂仁

案二

某男，12 岁

初诊：1961 年 10 月 16 日。面肢浮肿，小便发黄，舌唇红，鼻衄初止，微咳。拟方宣肺清利湿热。

杏仁　苏叶　生地　瞿麦　小蓟　甘草　连翘　赤芍　车前子

二诊：10 月 18 日。肿渐消，前方：加神曲。

三诊：10 月 20 日。肿尽消，舌唇红，拟方续调之（方佚）。

案三

某男，10 岁

初诊：12 月 20 日。周身漫肿，苔白脉弦，小便极少。松肌、分利而小便不通者，当责之脾阳不振，不能转输；或因湿痰内阻，而水道不通者，治法总宜在肺脾肾三脏入手。初用开鬼门洁净腑法，药用五苓合二陈加苏叶一帖，肿不减。近五日小水（便）不通，偶有涓滴而已，大腹肿，少腹无疼痛，无潴留。脉象弦缓而滑，右关极弱，苔黄有灰意。食不香，呕吐神疲，不思饮水。肺为水之上源，脾为水之输，肾司二便，今从温脾化气入手。

煨草果仁　砂仁　生白术　杏仁　大腹皮　薏苡仁　陈皮　法半夏　生谷芽　茯苓　葱头

二诊：12 月 21 日。尿量略增，每日 80ml，灰胎已褪，脉象较浮。前方：加佩兰，增加砂仁、桔梗、葱头用量。

三诊：12 月 23 日。转手分利，佐以松肌透表。

陈皮　法半夏　茯苓　猪苓　泽泻　白术　砂仁　紫背浮萍　苏叶

案四

某女，5 岁

初诊：9 月 2 日。下利伤脾，周身漫肿。拟方健脾利水消肿。

焦白术　甘草　广木香　砂仁　茯苓　泽泻　车前子　生谷芽

二诊：9 月 4 日。连服 2 帖，肿尽消。

惊　风

案一

某女，3 岁

初诊：1961 年 9 月 25 日。惊骇之后，遂心悸失眠，合目则梦，延已数月，前医杂投安神镇静大补之剂，病情依然如故。舌苔浮灰，脉细滑。从痰热、胆气虚入手调治，温胆汤加味。

法半夏三钱　陈皮一钱半　枳壳一钱半　甘草五分　竹茹三钱　柏子仁三钱　丹参二钱　熟地二钱　合欢花一钱半　珍珠母八钱　茯苓、神各三钱

另，磁朱丸吞服（睡前）。

二诊：9 月 27 日。连服 2 帖，睡眠颇安，已能入睡 7 小时，嘱服原方。

三诊：10 月 6 日。原方：加青龙齿五钱、南沙参三钱。

案二

某男，5 岁

首诊：1962 年 3 月 5 日。肺脑，热虽平降，气息奄奄，鼻翼翕动，面色晄白，手足逆冷，项部不和，目窜上视，接连抽搐 2 次，神志昏蒙，颊部一红，抽风随至。此属肝风挟痰浊，上扰清窍，症亟涉险，勉拟一方，以尽人力。

桑叶一钱半　桑皮一钱半　炒地骨皮一钱半　川郁金二钱　远志肉一钱半　炒胡黄连二分　橘红一钱半　空沙参二钱　钩藤三钱　京菖蒲八分

另牛黄清心丸 1 粒，分 2 次冲服

二诊：3 月 6 日。窍开神清，气息亦平，已能言语。守原方步进。

桑叶二钱　菊花六分　北沙参二钱　地骨皮一钱半　钩藤三钱　石斛三钱　胡黄连八分　远志肉三钱

三诊：3 月 8 日。笃病后，津液大伤，舌干乏津。拟甘寒养阴。

北沙参三钱　玄参三钱　鲜石斛三钱　远志肉四钱　生谷芽二钱　丹参二钱　橘白四分

案三

某男，9 个月

初诊：1964 年 6 月 6 日。甫生 9 月，时常便硬，握拳，惊骇大啼大哭，舌苔中剥，眼角生眵，有时弄舌。治从清肝镇心。

双钩藤二钱　石决明三钱　炒枣仁八分　莲子心五分　炒金铃皮一钱半　陈红曲八分　望江南两条　朱染灯心一分

二诊：6 月 8 日。腹不泻，舌心少苔，小便赤。前方；去金铃皮，加淡竹叶五分。

三诊：6 月 12 日。睡中惊惕已减，便后夹青沫，舌心苔剥，边有染色。前药已见效机，步前法继进。原方：加紫丹参一钱、鲜石斛二钱、绿梅瓣四分、大白芍一钱，去望江南、枣仁。

四诊：7 月 2 日。因故停药，又值天热，前症加剧。舌心光，质不甚红。

双钩藤二钱　石决明四钱　连翘心一钱　莲子心五分　陈红曲八分　桑皮五分　炒栀子六分　朱染灯心二分

五诊：7 月 6 日。惊惕减轻，近日大便色青，日四五行，夹有沫子和黏垢，小便不多。苔花，中心光而无苔。拟方清肝实脾。

土炒防风一钱　土炒白芍一钱半　白术一钱半　陈皮八分　藿梗一钱　大麦芽一钱　银花八分　炒枳壳八分　泽泻八分

案四

某男，4 岁

初诊：1964 年 7 月 21 日。病延 10 日，初高热抽搐，项强不和，经治热退，项仍不和，神迷不语。苔白心厚，舌淡不红，脉细数。风痰互结，清窍被蒙，拟方疏风化痰开窍。

羌活　防风　钩藤　黄郁金　法半夏　橘红　菊花　陈胆星　石菖蒲

二诊：7 月 22 日。原方：加全蝎、僵蚕、白附子、明天麻，去郁金、法半夏、菊花。

三诊：7 月 23 日。神志若明若昧，左上肢摇动，下肢拘急不和，屈曲不自如，舌苔厚浊。循法进治。

全蝎　白附子　蜈蚣　炙僵蚕　重楼　天竺黄　山慈菇　明天麻　橘红　钩藤　石菖蒲

四诊：7 月 24 日。项和，下肢能屈伸，但无力耳。原方：去菖蒲，加菊花。

五诊：7 月 25 日。

全蝎　僵蚕　白附子　天竺黄　木瓜　陈胆星　海浮石　木防己　薏苡仁　怀牛膝　明天麻　丝瓜络　钩藤　络石藤

六诊：7 月 29 日。项和肢舒，屈伸自如，仍然神迷不语，目视无光。肝肾阴亏，痰浊阻窍，当缓图之。

桑叶　菊花　生地　明天麻　薏苡仁　木瓜　石斛　天竺黄　陈胆星　海浮石

另，六味地黄丸、竹沥达痰丸口服。

七诊：8 月 5 日。听觉正常，仍不语，失明。当峻补肝肾，涤痰开窍。

甘枸杞　菊花　生地　熟地　山萸肉　山药　丹皮　泽泻　决明子　远志肉　石菖蒲

八诊：8 月 15 日。连服上方 10 帖，3 帖后目能视物，知言语，6 帖后正常，10 帖后一如常人。继续培补肝肾。

六味地黄丸，早晚各半丸。

案五

某男，15 岁

首诊：5 月 10 日。病延半年之久，虽经多方治疗，但症情未见明显改善。偏嗜饮食：萝卜、菠菜、竹笋、水果，不吃米面之食。喜以手弄鼻孔，精神兴奋，午后面部烘热，渴喜凉饮，大便燥结，每日一更衣，口苦舌干，心中懊憹。舌质红，苔黏黄，脉细数，时时歇止。前医曾用滋阴、清化痰热之法（西医用大剂量安神药物），精神仍然亢奋。据症参脉，显属思虑过度，五志化火，痰热内扰，故渴饮，懊憹不安也；以手弄鼻，此肺经有热也。当从肃肺泻火入手，非大剂不能抑其炎炎之势，三黄石膏汤出入。

生石膏 50g　炒黄芩 5g　川连 4g　山栀 6g　川柏 5g　知母 15g　瓜蒌仁 15g　海浮石 12g　瓦楞子 18g　生军 6g

二诊：5 月 12 日。连服 3 帖，火势挫降，渴饮大减，大便通畅，每日

1~2次，神烦渐安，口苦若失。舌红已淡，苔黏浮黄，脉仍细数，午后面部仍烘热。守前方，加入地骨皮12g。

三诊：5月14日。每至午后，面红如妆，唇赤如珠，肤有痒感，嗜食冷饮。舌边尖尚红，苔黏微黄，脉细数。据前法加入潜降之品，再观进退。

生石膏50g　炒黄芩10g　川连4g　山栀10g　天花粉30g　知母15g　玄参15g　左牡蛎18g　川柏5g　海浮石15g　甘草5g　龙骨18g　生军6g

四诊：5月20日。浮越之火渐敛，渴饮大减，肤痒若失。舌转淡，边尖略显红意，苔转白，脉象细数，左手有弦意。余火未清，改用竹叶石膏汤，并佐以潜敛之品，再观进退。

淡竹叶5g　麦冬5g　生石膏20g　生甘草5g　粳米50g　知母15g　左牡蛎18g　生龙骨18g

五诊：5月23日。渴饮已蠲，午后烘热不作，偶尔小烦躁，渐进正常饮食。舌边尖微红，苔色白，脉右手弦郁，左手弦而偏数。肺气不展，余热未尽解，拟方继续进治。

麦冬15g　淡竹叶10g　知母10g　生石膏15g　粳米50g　绿梅瓣5g　左牡蛎30g

六诊：6月18日。更医杂治至今，病情停滞不前。迩来正常饮食不多，但不热不渴，眠睡尚安适，仍然磨齿。舌边尖红，苔少，脉细。胃火渐减，脾胃之阴大伤，一时难以骤复，法宜甘寒以复脾胃之阴，久之胃气自开。

天冬10g　鲜石斛12g　玉竹10g　山药10g　云苓10g　扁豆仁10g　乌梅肉3g　生谷芽10g　麦冬10g

七诊：6月22日。西药全停止，情绪尚稳定，近来已进米面之食，每日约六两，菜蔬已能杂进，佳兆也。苔白滑，脉极细，夜里磨齿。此脾阴虚也，拟方前法进治。前方：去天冬、茯苓，加空沙参10g、甘杞子12g。

八诊：6月25日。迭用甘寒养阴，舌苔渐生，阴津来复，拟方续进。

山药10g　麦冬10g　鸡内金5g　扁豆仁10g　柏子仁10g　生谷芽10g　太子参12g　龙、牡各15g　朱茯苓10g　炒枣仁10g

九诊：8月31日。已进正常饮食，恢复上学。

案六

某男，2 岁

初诊：高热无汗，神昏惊厥，苔白，便泄，溺黄。此风暑湿合邪。

香茹一钱　葛根一钱半　薄荷一钱　连翘一钱半　山栀一钱　炒黄芩一钱　益元散三钱　钩藤三钱　望江南五条　九节菖蒲二分　白扁豆叶七张

二诊：次日热退惊定神清，前方：去钩藤、望江南、香茹，加银花二钱。数帖安。

案七

某女，5 岁

初诊：5 月 16 日。受惊，痰热迫及肝胆，客热或作或止，卧则惊惕不安，辗转反侧，舌苔垢腻。胃有积滞，病已数日，拟方速图。

法半夏二钱　枳壳一钱　竹茹二钱　青、陈皮各一钱　山栀一钱　藿梗二钱　神曲二钱　谷、麦芽各二钱　望江南三条

二诊：5 月 18 日。客热未作，睡卧渐安，苔尚未退。守原方：加川连一钱。

三诊：5 月 21 日。诸症皆平，原方：去川连、山栀、青皮。

案八

某男，13 个月 +

初诊：1962 年 4 月 6 日。T：40.0℃。连日饮食不香，昨天忽而发厥，人事不知，约两小时，并作抽搐，继发高热，夜间有汗不解，舌苔黏白。此风邪挟食所致，拟方疏风化滞，清热定惊。

荆芥穗　防风　薄荷　桑叶　枳壳　小青皮　炒山楂　连翘　山栀　钩藤　望江南

二诊：4 月 7 日。热退，时气上逆，舌苔黏黄。积滞余热未净，饮食宜节，慎防反复。前方：去荆、防、望江南，加神曲、炒大麦芽、炒瓜蒌。

四帖安。

案九

某女，1 岁半

初诊：1964 年 9 月 17 日。前日高热惊厥住院，热退后出院，顷诊悉平素舌苔花剥。治以清肝。

银花二钱　炒栀子五分　黄郁金一钱半　连翘五分　炒黄芩一钱　石斛二钱

二诊：9 月 24 日。效，继续治肝。

鲜石斛三钱　炒银花一钱半　决明子三钱　广木香六分　土炒防风一钱　炒栀子一钱

案十

某女，4 岁

1964 年 9 月 12 日。据诉脑膜炎住院治疗，现发生后遗症，一日惊厥数次，下肢软。

双钩藤二钱　大生地三钱　京菖蒲一钱　石决明三钱　陈胆星八分　连翘五分

案十一

某男，19 个月

初诊：1964 年 7 月 6 日。1 周前跌仆，后脑着地，当时闭搐两小时，四肢不用。经过数时渐复，继而口渴欲饮，饮即吐，气痹不展，舌苔厚腻，大便干。拟方理气化痰，平肝降逆。

陈皮一钱　茯苓三钱　醋半夏一钱　甘草六分　降香一钱半　石菖蒲五分　竹茹二钱　炒金铃皮二钱　乌梅肉六分　川芎五分

二诊：7 月 7 日。效，吐止。

陈皮一钱　法半夏二钱　茯苓三钱　甘草六分　绿梅瓣一钱　川芎五分

炒金银花二钱　石菖蒲六分　荷蒂三个

三诊：7 月 9 日。吐止便通，气欠舒展。

新会皮一钱　法半夏二钱　茯苓二钱　甘草五分　炒金铃皮二钱　石菖蒲六分　绿梅瓣一钱　川芎五分　制香附一钱半　炒银花一钱

案十二

某男，13 岁

初诊：2007 年 10 月 12 日。有癫痫病史 6 年之久，经常反复发作。近来夜半发作，口吐白沫，双目斜视，全身抽搐，持续约 1～2 分钟。舌上苔薄，脉弦细。拟方缓图。

太子参 15g　白术 10g　茯苓 10g　白附子 6g　陈胆星 6g　僵蚕 6g　全蝎 6g　钩藤 10g　石决明 30g　橘红 6g　法半夏 6g

二诊：12 月 28 日。诊治以来，病情渐趋平稳。因中断治疗，近月以来，病又发作 2 次，症状如前。苔薄，脉细。拟方继续调治。

太子参 10g　白术 10g　茯苓 10g　黄芪 20g　法半夏 10g　橘红 10g　郁金 6g　陈胆星 6g　石决明 20g　全蝎 6g

自　汗

某男，6 岁

痧后失调，自汗如洗，4 日不止。

麻黄根　生白术　煅牡蛎　红枣　浮小麦　薏苡仁

2 帖止。

蛔　虫

案一

某女，4 岁

初诊：1961 年 5 月 20 日。腹痛休作有时，汗多纳呆，舌苔薄白。体虚虫痛，拟方安蛔定痛，固表止汗。

乌梅肉一钱　炒白芍二钱　炒使君子肉一钱　生谷芽三钱　橘白二钱　炒枣仁一钱　浮小麦三钱　煅牡蛎三钱　甘草四分

另，乌梅丸八分，分两次服。

二诊：5 月 22 日。汗止痛定，饮食亦香，下虫十余条。守原方：加金铃皮一钱、炒榧子肉二钱。

三诊：5 月 24 日。又下虫数条，痛小作二三次。原方：去牡蛎，加广木香六分、川椒六分。

2 帖安。

案二

某女，10 岁

初诊：1961 年 5 月 10 日。脘痛 6 日，休作有时，痛则干呕作吐，前医曾用驱虫药，下虫七条，痛势不减，彻夜无眠，面色黄板，不进饮食，前医见此状，遂推荐转来门诊。察见舌润，痛作干呕，休作无时。据此仍属虫痛，虫得酸则安，得苦则伏，取乌梅丸法化裁。

乌梅肉二钱　川黄连二钱　白芍三钱　金铃皮二钱　金铃子二钱　榧子肉二钱　抚芎二钱　使君子肉二钱

另，乌梅丸二钱，分三次服。

二诊：5 月 12 日。药后痛定，安卧。原方：加青皮一钱。

服 2 帖安。

案三

某男，4 岁

初诊：1964 年 2 月 26 日。T：39.2℃。脘肋作痛，阵发有时，面唇泛青，气色板滞，苔黏泛黄，唇淡不红，舌有硬意，语言略觉不和，脉两手皆伏不应指。证属蛔厥，气血壅闭，症颇涉险，拟按症处方。

乌梅肉一钱　官桂一钱　金铃皮二钱　柴胡一钱　枳壳一钱　神曲三钱　赤芍五分　桃仁二钱　甘草五分　当归二钱

另，乌梅丸二钱，分三次服。

二诊：2 月 27 日。上药仅服头煎，二煎未服，今诊面唇转红，舌光赤无苔，脘及右肋板硬，手不可触，有时剧痛，口渴喜饮，大便黑色，脉象细数。厥回郁热血瘀，转手用凉血调气、破瘀剂，以观进退再议。

桃仁三钱　赤芍二钱　丹皮一钱　黄郁金三钱　枳壳一钱　广木香五分　乌梅肉一钱　生地三钱　生军二钱

三诊：2 月 28 日。上午进药，午后痛定，并更衣一次，诸症悉减，舌红已退，口亦不渴。守原方：去乌梅、生军，减郁金一钱，加青、陈皮各一钱。

口　疮

案一

某女，1 岁

初诊：1961 年 11 月 28 日。T：39.5℃。心火上炎，口舌糜破，身热舌赤。拟方清心泻火，导赤散加味。

生地　甘草梢　木通　淡竹叶　薄荷　炒山栀　灯芯

另，人中白散，吹口。

二诊：11 月 30 日。T：37.0℃。身热挫降，口舌糜破渐敛。拟守原方：去薄荷，加川连。

两帖愈。

案二

某男，9 岁

初诊：1961 年 7 月 20 日。T：38.0℃。身热脉数，舌苔薄白，舌尖溃破，疼痛碍于进食。此心脾郁热外化也，拟方清化。

荷梗二钱　省头草二钱　神曲二钱　砂仁一钱　山栀二钱　川黄连四分　生地三钱　通丝五分　甘草五分　黛染灯心草三分

另，冰硼散吹口。

二诊：7 月 22 日。舌破已敛，舌苔亦褪。前法减其制。

荷梗一钱　省头草二钱　山栀一钱　赤芍一钱　神曲二钱　淡竹叶五分　生地一钱　灯心草三分

2 帖安。

三诊：11 月 4 日。下痢有白冻，从湿热治。

煨广木香一钱　炒黄芩二钱　炒麦芽三钱　陈皮一钱　桔梗一钱　枳壳一钱　炒山楂三钱　砂仁五分

数帖安。

案三

某男，5 岁

初诊：8 月 11 日。T：39.6℃。心胃郁热外化，口舌破皮。拟方清心胃之火，佐以解毒。

黄连六分　生石膏三钱半　连翘二钱　薄荷一分　山栀一钱半　淡竹叶一钱半　生地二钱　碧玉散二钱　玄参一钱　人中白五分　生军二分　风化硝二分

二诊：8 月 13 日。T：37.6℃。热退，再守原方。

另，冰硼散三分、锡类散一分，吹口。

三诊：8 月 15 日。T：39.0℃。身热复作，总属毒火未清，循法调治。

升麻一钱　生石膏三钱半　连翘一钱　丹皮一钱　玄参三钱　鲜石斛三钱　生地三钱　人中白一分　甘草梢一分　地骨皮二钱　淡竹叶五分　胡黄连五分

四诊：8 月 17 日。T：36.1℃。热势平降，诸症皆平。原方：加知母一钱、桑叶一钱。

案四

某男，13 岁

初诊：12 月 23 日。脾胃阴伤之质，心胃之火上冲，唇口四周溃烂，舌光欠津。拟方养阴泄热。

玄参三钱　麦冬四钱　生地三钱　鲜石斛三钱　山栀一钱半　甘草八分　芦根二两

二诊：12 月 28 日。连服 3 帖，唇口溃烂已敛，大便溏，挟红白冻滞。郁热传肠化痢，易方治之。

炒银花二钱　炒白芍三钱　甘草一钱　生地三钱　石斛二钱　炒地榆二钱　干扁豆花十四朵

3 帖安。

痄　腮

某男，5 岁

初诊：1999 年 5 月 13 日。T：38.4℃。病已 3 天，身热未退，午后热升，肌灼无汗，耳下硬肿不甚。苔薄泛黄，脉浮数。此为痄腮，当急治之，拟方解表清热散结。

薄荷 3g　芥穗 6g　豆豉 9g　银花 6g　连翘 6g　山栀 5g　马勃 5g　浙贝 6g　僵蚕 6g　柴胡 3g　生甘草 3g

二诊：5 月 15 日。药后微汗，身热已退，腮肿亦减。苔薄，脉尚未静。拟方续进。

银花 6g　连翘 6g　浙贝 6g　僵蚕 6g　赤芍 6g　神曲 9g　生甘草 3g　夏枯草 9g　玄参 6g

头皮疖肿

案一

某女，3 岁

初诊：7 月 21 日。1 年以来，头生疖肿，此起彼伏不断。总缘血中热毒太盛，拟方从凉血解毒泄热入手。

紫花地丁六钱　蒲公英四钱　银花一钱半　重楼三钱　六一散二钱　生地三钱　连翘一钱半　木通八分

二诊：7 月 28 日。连服六帖，疖肿已消。拟方善后，原方：加川柏一钱二分、淡竹叶一钱半，去六一散。

案二

某女，2 岁

初诊：1962 年 8 月 21 日。头生疖肿，时而发热，舌苔黏黄，小便短赤。拟方解毒清热。

银花二钱　连翘一钱半　重楼三钱　紫花地丁四钱　赤芍一钱半　薄荷一钱　淡竹叶八分　碧玉散二钱

二诊：8 月 24 日。热退，疖肿不消。拟方继续解毒清热，兼以和胃。

银花二钱　连翘一钱半　紫花地丁三钱　六一散二钱　生谷芽二钱　鸡内金三钱　冬瓜仁三钱

连服数帖，一切如常。

狐惑（口、眼、生殖器综合征）

某女，10 岁

初诊：1998 年 5 月 18 日。咳嗽则口、眼、生殖器同时发红，疼痛瘙痒，月余以来，反复发作。舌红，苔黄，口唇红，脉滑数。

冬桑叶 10g　蝉衣 6g　野菊花 5g　赤芍 6g　杏仁 5g　薏苡仁 9g　紫花地丁 15g　银、翘各 6g　苦参 6g　川连 3g　生白芍 6g

二诊：9 月 2 日。外感咳嗽，诱发宿疾，口唇红肿，眼内角红，手指缝红，下身红。舌红，苔白。拟方续治。

生地 12g　炒黄芩 6g　川连 3g　野菊花 10g　紫花地丁 30g　紫草 12g　山栀 6g　丹皮 6g　白鲜皮 12g　甘草 5g

服药 2 月余，诸症痊愈。

其他疾病

案一

某男，4 个月

初诊：1964 年 7 月 28 日。肝胃热重，挣逆面红，易惊惕，口腔发炎，满口破皮，舌上亦全部红破。先予清热滋阴，防生变。

大生地一钱半　元参一钱半　干石斛一钱　炒栀子八分　连翘一钱　炒枳壳六分　天冬一钱半　六一散二钱　细木通四分

二诊：8 月 5 日。睡时易惊惕，饮食不香，苔薄舌光。阴伤胆虚，胃家不和，拟方徐徐调治。

鲜金钗石斛二钱　大生地一钱半　黑元参八分　双钩藤二钱　紫丹参二钱　炒枣仁一钱　望江南三条　生谷芽二钱。

三诊：8 月 10 日。阴亏渐复，舌上布苔，惊惕渐定，饮食渐香，近两日便青。前法加减。

乌梅肉四分　防风一钱　炒枣仁一钱　鲜金钗石斛二钱　紫丹参一钱半　双钩藤二钱　望江南三条　炒白芍一钱半

案二

某女，5 岁

初诊：7 月 11 日。右腋下起一结核，大小如弹子，局部发红。久延防溃。

玄参　大贝母　重楼　夏枯草　连翘　赤芍　川郁金　牡蛎

外用磨大黄、重楼、郁金，醋调外敷，干则易之。

二诊：7 月 16 日。连服 4 帖，并外敷，肿核已消，无须用药。

案三

某男，1 岁

初诊：1963 年 10 月 9 日。1 个月以前患乙型脑炎，在苏北人民医院治疗一周。据云在家昏迷五六日，项强肢搐，经治神清，遗有项强，左侧上下肢活动不自如，舌时外伸，有时肢尚瘛疭，但不严重，目时仍上视，头时出汗，舌硬，饮乳不甚方便。据情当属后遗症，拟方徐徐调之。

桑叶络三钱　大生地三钱　干葛根一钱半　双钩藤三钱　全蝎两条　炙远志肉三钱　桑寄生二钱　川牛膝二钱　海浮石三钱　琥珀五分　石决明四钱

二诊：10 月 14 日。1 个月以前得病，高热数日，继而抽搐昏迷，身热已退，治疗情况已明，最后经血检查诊断为乙型脑炎。症状有项强，左肢萎弱，时而额汗，舔舌，喉间有痰声，常作挣逆。又，在初病，惊搐时曾自己咬右指。

九节菖蒲三钱　陈胆星二钱　大贝母二钱　干石斛三钱　橘络二钱　海浮石三钱　太子参三钱　浮小麦三钱　龙、牡各四钱　木防己二钱　焦薏苡仁三钱

三诊：10 月 22 日。服药 5 帖（药味不全），项强较和，痰较平，额汗已

不作，其余症状无进退。加减法侧重平挣逆、定惊搐。

双钩藤三钱　石决明五钱　重楼二钱　珍珠母一两　九节菖蒲三钱　陈胆星二钱　木防己二钱　焦薏苡仁三钱　海浮石三钱　炙远志肉二钱　合欢花二钱

四诊：11 月 1 日。挣逆抽搐已定，肝热俱平，睡眠亦安，进治项强肢萎。

双钩藤三钱　重楼二钱　木防己二钱　焦薏苡仁三钱　生白术二钱　茯苓三钱　潞党参二钱　粉甘草一钱　九节菖蒲二钱

五诊：11 月 9 日。药服 3 帖，喉间有痰。前方：去重楼、太子参，加白前一钱半、陈皮一钱、明天麻一钱半。

六诊：11 月 14 日。痰未平，有咳嗽。

陈皮一钱半　法半夏一钱半　杏仁二钱　白前二钱　焦薏苡仁三钱　双钩藤三钱　木防己二钱　生於术二钱　陈胆星一钱

案四

某女，5 岁

痧后牙龈溃腐出血，其味腥臭难闻，此乃痧毒攻胃。

藿梗　薏苡仁　生地　丹皮　赤芍　玄参　石斛　红饭豆　大青叶　芦根

1 帖减，3 帖愈。

案五

某男，2 岁

初诊：1864 年 8 月 7 日。高热后，两下肢痿弱不用，左腿刺激已无感觉，针灸治疗 2 月，病情无进退。舌质不红，苔布黏黄。证属湿热生痿。

木防己三钱　怀牛膝三钱　宣木瓜二钱　络石藤三钱　川柏二钱　茅术一钱半　薏苡仁四钱　路路通一钱半　陈胆星一钱半　全蝎两条　萆薢二钱　丝瓜络二钱

二诊：8 月 15 日。两腿已能活动，原方：加白花蛇二钱，全蝎加一条。

三诊：8 月 22 日。腿虽能动，但软弱不能站立。步前法，或加熟地、川断，或加石斛。半月后渐能行走。

案六

某男，16 个月

初诊：1998 年 9 月 2 日。患儿是第 2 胎，顺产而生，发育正常。经查脾肿大，肋下 3.5 厘米，饮食二便正常，嬉戏如常，舌苔白。第 1 胎亦是如此，于 2 岁时切除脾脏，6 岁夭折。拟方从化瘀软坚入手调治。

潞党参 10g　焦白术 8g　三棱 10g　小青皮 4g　生牡蛎 12g　赤芍 5g　桃仁 5g　莪术 8g　云茯苓 8g　鸡内金 5g

二诊：9 月 14 日。迭进软坚化瘀之剂，症情已明显改善。拟方继续进治。（脾脏自感由硬转软）

柴胡 5g　当归 6g　赤芍 5g　三棱 10g　莪术 8g　桃仁 5g　鳖甲 10g　生牡蛎 12g　小青皮 4g　甘草 5g

三诊：10 月 11 日。

柴胡 5g　当归 10g　赤芍 6g　三棱 12g　莪术 10g　桃仁 5g　生牡蛎 15g　潞党参 12g　焦白术 10g　甘草 5g　谷、麦芽各 10g

按：患儿坚持服药 4 年余，生长发育正常，脾肿大消除。父母改其名为汤扣，扣者，防小孩飞走之意。2008 年回访，该小儿发育一如常人。

案七

某女，5 月

初诊：1964 年 4 月 14 日。弄舌齘齿，大便带血，舌红苔白。拟方清心火，平肝热。

生地二钱　甘草一钱　淡竹叶一钱　决明子二钱　川连四分　木通五分　灯心草二分　侧柏叶一钱

另，琥珀末一分，点舌。

二诊：两帖症平。

案八

某女，15 岁

首诊：1995 年 8 月 31 日。扁平疣散见于面部，以眉心、眼睑部为多，延今已有 4 余年之久，曾在苏北医院皮肤科治疗，未见效果。顷察舌质红，苔薄，脉平。从疏风解毒消散入手，缓图。

羌、防风各 5g　银、翘各 6g　野菊花 6g　薄荷 3g　白鲜皮 10g　大贝母 10g　地肤子 12g　紫花地丁 20g　左牡蛎 15g　紫贝齿 30g

二诊：1995 年 9 月 9 日。服药 9 帖，疣尽消，拟方调治巩固。

银、翘各 5g　薏苡仁 15g　地肤子 12g　紫花地丁 15g　紫贝齿 20g

内科医案

时　邪

案一

某男，成人

初诊：1962 年 8 月 14 日。T：41.1℃。高热无汗，肌肤灼手，项强不和，气痹纳呆，舌苔黏白，脉象浮数，二便俱少。拟方疏风清暑化湿，解肌达邪。

青蒿　薄荷　羌活　炒大豆卷　藿香　郁金　通丝　白蔻仁　炒黄芩　六一散　鲜荷叶

二诊：8 月 15 日。T：39.0℃。热降项和，苔色转黄。原方：去青蒿、薄荷、大豆卷、通丝，加佩兰、冬瓜仁、杏仁。

2 帖安。

案二

某女，51 岁

1983 年 3 月 3 日。T：37.6℃。病 2 日，恶寒发热，咽喉右侧已化脓。舌红苔黏，脉浮数。拟方疏表清咽。

香豆豉　薄荷　桔梗　玄参　板蓝根　马勃　山栀　连翘　生甘草

案三

某男，成人

初诊：8 月 6 日。病 5 日，身热甚于午后，咽红肿疼痛。舌红，苔黄，脉浮数。拟方解毒清咽，清化暑湿。

马勃 5g　大青叶 10g　银、翘各 6g　青蒿 10g　藿香 5g　茵陈 12g　白蔻仁 5g　炒黄芩 5g　六一散 10g　神曲 10g　杏仁 6g

二诊：8 月 8 日。热退，咽痛定。

藿香 5g　山栀 5g　银、翘各 6g　马勃 5g　六一散 10g　大青叶 10g　炒黄芩 5g　神曲 10g　炒冬瓜仁 10g

案四

某女，53 岁

初诊：7 月 8 日。T：39. 8℃。身热头昏，胸闷腹胀身重。苔白而黏，脉象濡数。此属湿邪袭表，拟方解表化湿。

佩兰 6g　藿梗 9g　山栀 6g　六一散 9g　白蔻仁 5g　枳壳 6g　神曲 10g　大腹皮 9g　荷梗 9g　炒冬瓜仁 9g　广木香 6g

二诊：7 月 10 日。T：36. 7℃。热退微咳，拟方调治。

藿梗 6g　杏仁 9g　前胡 6g　神曲 9g　枳实 6g　白蔻仁 6g　桑叶 6g　炒冬瓜仁 9g　菊花 6g　黄郁金 6g

3 帖症平，安。

案五

某男，42 岁

2010 年 8 月 20 日。病延数年，得于淋雨之后，曾服温阳调和营卫之剂，但未能得效。迩来经常鼻塞，风吹之感觉不适，得嚏、流涕后反觉舒适，口和不渴。苔白偏黏，脉浮滑。邪机在表，尚宜透达。

羌活 10g　防风 6g　细辛 3g　葛根 15g　辛夷 10g　桔梗 10g　白芷 10g　牛蒡子 6g　生姜 3 片　大枣 6 个

湿 温

案一

某女，28 岁

初诊：1961 年 5 月 23 日。病经廿余日，寒热交作，泛泛欲吐，舌苔黄腻，口淡作干欲饮。湿热流连气分，拟方宣清化浊。

藿梗二钱　佩兰二钱　茵陈一钱半　清水豆卷三钱　法半夏二钱　川朴八分　川连四分　六一散三钱　枳壳一钱半　神曲三钱　干杷叶三钱

二诊：5 月 29 日。寒热已解，舌苔尽褪。拟方善后。

藿梗一钱半　生谷芽三钱　炒冬瓜仁三钱　薄荷八分　山栀一钱　焦薏苡仁二钱　通丝八分　茯苓二钱　青葱管一支

案二

某男，38 岁

初诊：1961 年 9 月 2 日。病近旬日，汗不解热，苔白厚腻，渴不多饮，二便皆少，脉象濡数。夏季暑湿交蒸，拟芳香化浊，清宣达邪。

藿香二钱　省头草一钱半　清水豆卷三钱　炒川朴一钱半　茵陈二钱　神曲三钱　炒黄芩一钱半　六一散三钱　山栀一钱半　法半夏二钱　炒枳壳一钱半

二诊：9 月 4 日。热退脉静，苔宣发黄，余邪未净。守方：加通丝八分。

案三

某女，22 岁

初诊：1962 年 8 月 27 日。T：38.9℃。病延 8 日，身热无汗，面色板滞，气痹不展，舌苔黏黄，便溏溺少，脉象濡数。湿温重症，拟方清宣达邪。

青蒿二钱　炒大豆卷三钱　山栀一钱半　杏仁、薏苡仁各三钱　茵陈二

钱　炒川朴二钱　炒黄芩一钱半　白蔻仁八分　六一散三钱　通丝八分

二诊：8 月 29 日。T：37.7℃。身热渐降，守原方：加川连三分、藿香八分。

三诊：8 月 31 日。T：37.2℃。身热几净，苔已宣松，仍不思食，汗出颇畅。

茵陈二钱　清水豆卷三钱　山栀一钱半　佩兰一钱半　法半夏二钱　杏仁、薏苡仁各二钱　川郁金一钱半　川朴一钱半　炒黄芩一钱半　白蔻仁八分　六一散三钱　通丝八分　荷叶一角

三诊：9 月 3 日。T：36.8℃。身热退清，苔黄泛灰，邪尚未净。原方：去郁金，加川连三分、炒冬瓜仁三钱。

四诊：9 月 5 日。苔化，拟方善后。

冬瓜仁三钱　生谷芽三钱　薏苡仁三钱　枳壳一钱半　陈皮一钱半　神曲三钱　佩兰一钱半　砂仁六分　炒黄芩一钱二分

数帖而安。

案四

某女，25 岁

初诊：8 月 17 日。病已旬日，午后热甚。苔黏白，脉濡数。此属时令湿邪，拟方清宣化湿。

西茵陈一钱半　淡豆豉三钱　山栀一钱半　白蔻仁八分　杏仁二钱　薏苡仁三钱　六一散三钱　法半夏一钱半　通丝八分　干杷叶三钱

二诊：8 月 18 日。恙情暂无进退。原方：加青蒿三钱。

三诊：8 月 19 日。身热渐退，苔尚未褪，饮食宜节。

青蒿一钱半　大豆卷三钱　茵陈一钱半　白蔻仁八分　炒黄芩二钱　神曲三钱　桑叶三钱　枳壳一钱半　山栀二钱　通丝八分

四诊：8 月 21 日。热退苔褪，拟方善后。

藿梗一钱半　神曲三钱　生谷芽三钱　炒冬瓜仁三钱　六一散三钱　荷梗五寸

案五

某男，21 岁

初诊：8 月 31 日。T：38.2℃。病延 10 余日，身热，午后热甚，胸闷纳呆，便出不畅，小便短赤。苔白，脉濡数。此湿温病也，拟方清宣达邪，缓缓图之。

青蒿三钱　大豆卷三钱　杏仁二钱　薏苡仁三钱　白蔻仁八分　炒黄芩一钱半　法半夏二钱　通丝八分　山栀一钱半　六一散三钱

二诊：9 月 4 日。热退，胸痹不展。原方：加川朴三钱，荷叶三钱。

三诊：9 月 6 日。气展症平，拟方和中、清化湿热余邪。

藿香一钱半　神曲三钱　薏苡仁三钱　炒冬瓜仁三钱　茯苓三钱　六一散四钱　荷梗五寸

案六

某女，22 岁

初诊：1963 年 8 月 31 日。温病月余，热退复作，午后热甚，汗出不多，少腹觉胀。苔白，脉数。拟方和解达邪。

青蒿　炒银胡　胡黄连　炒黄芩　赤芍　六一散　生谷芽　石斛　炒冬瓜仁　人中白

二诊：9 月 1 日。热退，脉尚未静，大便稀溏如酱。原方：加知母、麦冬、橘红。

三诊：9 月 2 日。守原方：去炒黄芩、赤芍、六一散，加鳖甲、炒地骨皮。

四诊：9 月 4 日。病已。

自按：温病流连三焦，故用和解之法，热久伤阴，故后期加甘寒养阴之品。

案七

某男，成人

初诊：8 月 8 日。T：37.8℃。热势渐衰，苔黏黄，舌红。拟方苦寒直折。

藿梗 6g　炒川连 3g　炒黄芩 6g　六一散 12g　橘白 6g　谷芽 10g　麦芽 10g　炒冬瓜仁 9g　炒栀子 5g　荷叶一角　鲜金钗石斛 9g

二诊：8 月 10 日。T：37.8℃。余热未清，大便夹白色冻滞。原方步进。

藿梗 6g　炒黄芩 6g　秦皮 12g　泽泻 6g　葛根 6g　炒银花 6g　白头翁 9g　六一散 12g

三诊：8 月 13 日。热清泻止，苔心有残积苔。拟方善后。

藿梗 6g　炒大麦芽 10g　炒冬瓜仁 9g　广木香 6g　银花 6g　秦皮 12g　炒山栀 5g

案八

某女，成人

初诊：4 月 6 日。T：37.0℃。药后热退，今日午后复热，3 时热复退，舌苔黏黄，热时多汗，身上红点未再见。此为湿温，夜里仍虑复热。

绵茵陈 12g　藿梗 6g　白蔻仁 6g　青皮 6g　清水豆卷 12g　炒黄芩 6g　通丝 6g　炒六神曲 9g　炒栀子 5g　炒冬瓜仁 12g

二诊：4 月 7 日。热未复作，舌苔未退，并不欲饮。原方进退，加杏仁 6g、薏苡仁 12g、炒川朴 6g。

三诊：4 月 9 日。舌苔已宣松，原方续进。

藿梗 6g　青皮 6g　炒川朴 9g　炒黄芩 6g　陈皮 6g　白蔻仁 6g　枇杷叶 9g　炒六神曲 6g　杏仁 6g　薏苡仁 12g　桔梗 6g

案九

某男，成人

初诊：12 月 20 日。T：38.8℃。舌前苔褪，根部厚灰，自误食以来胸痛，入暮恶寒，夜间发热。症情反复，历次警告勿轻视。

炒黄芩 6g　桑叶 10g　赤芍 6g　清水豆卷 10g　薏苡仁 9g　茯苓 6g　炒栀子 5g　炒冬瓜仁 9g　大贝母 6g

二诊：12 月 21 日。T：38.7℃。原方；去贝母，加火麻仁 9g

三诊：12 月 22 日。T：38.5℃。热未退，病势缠绵，步前方加减，加炒银花 6g、炒地骨皮 6g。

四诊：12 月 23 日。T：38.2℃。舌灰，浮苔褪，症未脱险，当注意反复。

炒黄芩 5g　桑叶 6g　赤芍 6g　炒地骨皮 6g　薏苡仁 9g　炒冬瓜仁 9g　炒瓜蒌 6g　火麻仁 9g　郁李仁 6g　米炒空沙参 6g

五诊：12 月 24 日。T：36.4℃。身热已退，舌苔难褪。但正气已伤，防症情反复。

生谷芽 9g　炒冬瓜仁 6g　薏苡仁 6g　橘白 6g　炒枳壳 6g　炒整瓜蒌 6g　甘草 5g　太子参 12g

六诊：12 月 25 日。T：36.5℃。热退，舌根仍有灰苔，肌肉消瘦。原方：去太子参，加北沙参 9g、怀山药 9g。

七诊：12 月 26 日。T：37.7℃。今日有低热，灰苔未褪，大便未通，症情一再反复，一再拒绝住院，防其猝变。原方：加太子参 12g。

温　毒

案一

某女，成人

初诊：9 月 8 日。昨始发热，咽喉肿痛，舌不能外伸，舌苔垢腻，痰有秽味，脉象滑数。此风痰郁结，汤水不进。

荆芥　薄荷　射干　桔梗　僵蚕　法半夏　橘红　大贝母　山豆根　炒

莱菔子

二诊：9 月 10 日。药后吐痰如脓，有杯余之多，咽喉肿消，痛止，口能张合，舌苔宣松，刮之即去。续以原法增减，原方：去桔梗、山豆根、炒莱菔子，加海浮石、瓦楞子、川郁金。

三诊：9 月 14 日。诸症皆平，拟方善后。

法半夏　橘红　矾水郁金　桔梗　僵蚕　大贝母　海浮石　山豆根

案二

某女，27 岁

初诊：8 月 30 日。产后 2 旬，病已旬余日，初咽痛寒热，项下肿硬，吞咽疼痛，口张不利，汤水不能进。舌苔满布黏白，脉象滑数。此风邪痰热互结之象，拟方疏利之。

荆芥　薄荷　重楼　柴胡　桔梗　牛蒡子　川郁金　大贝母　橘红

外用重楼二钱、大黄四钱，为末，醋调敷患处。

二诊：9 月 3 日。咽肿消，项肿不减，茶汤能进。原方：去荆芥，加海浮石、山栀、人中白、连翘。

另，六神丸吞服。

服 5 帖，安。

案三

某女，成人

初诊：1962 年 9 月 14 日。寒热畏风，头疼发晕，尚有手背浮肿，项两侧肿大，吞咽作痛，舌红，苔色黏黄，身躯又现疹块。此风邪挟毒，蕴郁少阳也，法宜清疏消散。

荆芥　防风　前胡　重楼　连翘　蝉衣　牛蒡子　白僵蚕　川郁金　通丝

二诊：9 月 15 日。寒热已解，局部痛减，皮肤仍觉瘙痒。原方：去郁金、僵蚕，加地肤子、白鲜皮。

三诊：9 月 17 日。肿痛递减，原方：加紫花地丁、板蓝根、射干。

四诊：9 月 20 日。诸症悉平。

案四

某女，30 岁

初诊：7 月 2 日。T：40.0℃。病延多日，头昏热盛，夜不能眠，话语失常，耳聋手部见斑多日，色泽紫赤，大便如酱水，颈部多个碎白痦，脉象滑数。此属温邪发斑，但营气不足，不同于一般常例。拟方养营清血再夺。

生地 12g　赤芍 6g　白芍 6g　丹皮 6g　山栀 6g　银花 9g　薏苡仁 12g　炒黄芩 6g　六一散 12g　菊花 6g

二诊：7 月 3 日。温邪入血化斑，色紫赤，热盛于夜，胸中热，有汗，今夜谵烦渐定。苔黏，舌红。拟方清热解毒，兼顾心营。

生地 12g　丹皮 6g　赤芍 6g　银花 9g　山栀 6g　紫丹参 9g　元参 9g　茯神 9g　酸枣仁 12g　板蓝根 9g　紫花地丁 15g

三诊：7 月 4 日。夜热烦躁，谵妄已定，耳聋渐开，今晨身热已降，斑迹色鲜。斑色赤泛黑，本属危疴，终望不生变端。原方：去银花、赤芍，加甘草 6g、煅人中白 6g。

四诊：7 月 5 日。药后汗已透，身热逐日减轻，小便热减，耳聋已开，斑疹渐化，部分斑色减，夜间小有谵语。原方：去板蓝根、紫花地丁，加瓜蒌仁 12g。

五诊：7 月 6 日。斑渐化，昨夜汗出后寒战憎热，午后复以汗退，苔白脉细。此为气分透邪外出。

藿梗 6g　清水豆卷 10g　山栀 6g　炒黄芩 6g　生谷芽 9g　冬瓜仁 12g　太子参 12g　六一散 6g　赤芍 6g

数帖安。

暑温

某女，31 岁

初诊：8 月 3 日。高热烦躁，无汗，曾吐宿食，头昏继痛，肢凉脉伏，神智迷乱。

炒栀子二钱　香豆豉三钱　香茹一钱　薄荷一钱　法半夏二钱　炒黄芩二钱　炒川连五分　竹茹二钱　六一散二钱　荷叶三钱　荷蒂三个

二诊：8 月 4 日。烦躁较安，仍循衣摸床，神智不爽，不言语，舌苔质黏微糙。拟方达邪利窍。

炒栀子二钱　香豆豉三钱　薄荷一钱　葛根二钱　炒黄芩二钱　炒川连三分　竹茹二钱　六一散三钱　鲜石菖蒲二钱

三诊：8 月 5 日。症较平。

鲜青蒿三钱　炒栀子二钱　薄荷一钱　大贝母二钱　炒黄芩二钱　炒川连五分　法半夏二钱　竹茹三钱　六一散三钱　炒整瓜蒌三钱　鲜石菖蒲二钱

四诊：8 月 6 日。肤热已退，舌红退，苔质薄，神智已清。清化为治。

炒栀子五钱　炒黄芩五钱　茯神三钱　大贝母二钱　炒整瓜蒌三钱　青蒿二钱　益元散二钱　竹茹二钱　鲜石斛二钱

五诊：8 月 7 日。脉静人安，神智已清，苔布不均，舌边如荷叶，垢未解。小心调摄，勿复乃昌。

茯神三钱　大贝母三钱　炒整瓜蒌三钱　甘草三分　鲜石斛三钱　益元散三钱　空沙参二钱　连翘心五钱　紫丹参五钱　生谷芽三钱　荷蒂三个

六诊：8 月 8 日。症情已定，前法略增减。

茯神二钱　大贝母三钱　整瓜蒌三钱　鲜石斛三钱　南沙参三钱　丹参二钱　生谷芽三钱　薏苡仁三钱　陈皮八分　荷蒂三个

七诊：8 月 9 日。养阴和胃。

南沙参二钱　鲜石斛三钱　冬瓜仁三钱　薏苡仁二钱　生谷芽三钱　橘

白八分　茯神二钱　大贝母二钱　丹参二钱　荷叶三钱　扁豆衣八分

太少合病

案一

某女，58 岁

寒热 8 月余不退，口苦，时有恶心，脉细弦。太阳少阳合病，柴胡桂枝各半汤。

桂枝 10g　柴胡 5g　炒白芍 10g　炒黄芩 5g　甘草 5g　法半夏 6g　潞党参 12g　神曲 10g　藿香 5g　黄芪 15g　生姜 2 片　红枣 7 个

案二

某女，54 岁

初诊：1997 年 7 月 26 日。初外感，寒热往来，投桂枝柴胡各半汤，热退，但寒不热，汗后恶寒更甚。舌苔黏白，口唇淡乌，脉象浮细。此阳虚之象也，拟桂枝汤加芪附主之。

桂枝 10g　炒白芍 8g　甘草 5g　制附片 12g　黄芪 15g

二诊：7 月 29 日。连服 3 帖，恶寒已解，汗出渐少。守原方：加白术。服 3 帖安。

咳　喘

案一

某女，84 岁

初诊：2006 年 10 月 18 日。咳嗽，痰渐转黄，便燥难解，以致肛裂，出血颇多，下肢瘀肿。舌苔泛黄，脉滑且数。拟方兼治。

桑叶 10g　杏仁 5g　鱼腥草 30g　炒黄芩 5g　地榆炭 12g　蝉衣 5g　瓜蒌仁 12g　白前 5g　前胡 5g　大贝母 10g　火麻仁 15g　干杷叶 10g

二诊：2006 年 10 月 25 日。咳嗽大减，夜咳停止，痔血减少，面肢浮肿，周身酸痛。舌苔薄黄，脉弦。

桑叶 10g　射干 6g　鱼腥草 20g　杏仁 6g　薏苡仁 15g　茯苓 10g　前胡 6g　泽泻 10g　山药 15g　炒黄芩 6g　地榆炭 12g

案二

某女，53 岁

2007 年 11 月 16 日。咳嗽数日，咳痰色黄，口渴喜饮。苔色黏黄，脉象滑数。肺中痰热俱重，拟方肃肺清化痰热。

桑叶、皮各 12g　炒黄芩 6g　鱼腥草 30g　大贝母 10g　白前 5g　前胡各 6g　海浮石 12g　杏仁 6g　生石膏 20g　橘红 5g　甘草 5g

案三

某男，64 岁

2007 年 1 月 17 日。咳嗽，夜卧频剧，痰如白沫，餐后脘部不适。苔白滑润，脉弦。脾肺阳虚，痰饮恋肺，拟温化涤饮。

桂枝 6g　麻黄 4g　干姜 6g　细辛 3g　法半夏 10g　杏仁 10g　白前 6g　前胡 6g　神曲 10g　厚朴 6g　五味子 3g

案四

某男，60 岁

初诊：2008 年 3 月 17 日。患间质性肺炎，咽痒干咳无痰，稍劳则气促不足用。舌光裂无苔，脉数不静。拟方益气养阴，疏邪止咳。

北沙参 15g　天冬 15g　麦冬 15g　黄芪 30g　知母 10g　桑叶 10g　蝉衣 6g　白前 6g　前胡 6g　五味子 6g　鱼腥草 30g　甘草 5g

二诊：3 月 25 日。前服益气养阴之剂，咳嗽轻缓，气促亦减。舌生薄苔，脉细偏数。前法增损续进。

太子参15g　天冬15g　麦冬15g　黄芪15g　知母10g　桑叶10g　蝉衣6g　北沙参15g　前胡6g　枇杷叶10g　五味子6g　甘草5g

案五

某男，54岁

2008年3月17日。咳嗽年余，反复不已，诸治寡效。迩来清晨咳剧，排白色痰，伴有鼻塞咽痛，动则汗出。苔黏白，脉弦滑。拟方宣肺涤痰，清咽止咳。

苏子6g　苏叶6g　射干6g　桔梗6g　杏仁6g　白前6g　前胡6g　款冬花10g　橘红6g　麻黄3g　法半夏10g　枇杷叶10g

案六

某女，55岁

初诊：2011年7月13日。咳嗽经年，排白色泡沫样痰。苔黏微黄，脉小数。拟方缓图。

苏子6g　苏叶6g　紫菀10g　杏仁10g　桔梗6g　白前6g　前胡6g　麻黄3g　旋覆花6g　干杷叶10g

二诊：7月21日。迭服上方7帖，咳、痰均明显减轻。宗原法出入进治。

蝉衣6g　苏叶5g　紫菀10g　杏仁10g　桔梗6g　白前6g　前胡6g　炙麻黄3g　干杷叶10g

案七

某男，30岁

初诊：2011年2月13日。咽痒呛咳，引少腹痛。苔薄黄，脉滑数。此属痰热恋肺，肃降之令不行，拟方清肺化痰止咳。

桑叶10g　桑皮10g　炒黄芩6g　鱼腥草30g　蝉衣6g　杏仁10g　桔

梗 6g 炙麻黄 3g 前胡 6g 大贝母 10g

二诊：2 月 18 日。咳嗽大减，但咳久声音嘶哑，苔黏泛黄，脉滑。拟方缓图。

桑叶 10g 射干 6g 玄参 6g 杏仁 10g 前胡 6g 白前 6g 蝉衣 6g 大贝母 10g 鱼腥草 20g 干杷叶 10g

案八

某女，48 岁

2011 年 4 月 11 日。屡进温化痰饮之剂，仍咳嗽，痰声重浊，痰色白，有白沫，苔黏微黄，口有时作干，喜热饮，脉滑。拟方温肺涤痰化饮。

苏子 6g 苏叶 6g 炒莱菔子 10g 白芥子 3g 炮姜 6g 细辛 3g 甜葶苈子 6g 法半夏 6g 橘红 6g 茯苓 10g 五味子 3g 麻黄 5g

案九

某男，成人

1998 年 9 月 2 日。有肺结核病史，咳嗽，甚则带红。苔花，舌近光，脉滑。肺阴已显不足，拟方缓图。

百合 12g 天冬 10g 川贝母 6g 生、熟地各 10g 白芍 10g 杏仁 5g 前胡 6g 百部 12g 金沸草 6g 麦冬 10g 白茅根 30g

案十

某男，75 岁

2011 年 3 月 26 日。咳嗽半年，晨夜咳甚，排痰色黄，口不干，不欲饮。苔薄略黄，脉滑。邪已化热，拟方肃肺清金，涤痰止咳。

桑叶 10g 桑皮 10g 射干 6g 鱼腥草 30g 杏仁 6g 法半夏 6g 橘红 6g 甜葶苈子 6g 白前 6g 前胡 6g 麻黄 4g 大贝母 10g

案十一

某女，34 岁

初诊：9 月 19 日。哮喘多年，9 年未发。近日忽然发作，服麻黄素，药力一过，喘哮依然。脉细无力，舌尖少苔。此虚喘也，敛肺平喘为主，佐疏表化痰。

五味子　牡蛎　白芍　诃子肉　薄荷　沙参　苏、子叶

二诊：9 月 21 日。喘势已平，劳倦后但觉气闷较甚。守原方：去薄荷。

三诊：次年正月来诊，1 月 6 日该病复发，时有痰，要求调理。舌尖无苔。气阴已经不足。

苏子　白芍　牡蛎　北五味子　法半夏　陈皮　南沙参　诃子肉

案十二

某女，31 岁

初诊：1963 年 5 月 28 日。咳喘延今 1 月，感寒更甚，痰如白沫，有时但排稠痰。舌淡，苔心黏白，脉浮弦细。此属风寒挟痰，肺失肃降，拟方疏表化痰平喘。

炙麻黄　苏子　杏仁　法半夏　旋覆花　桔梗

二诊：5 月 30 日。表寒已解，咳喘渐定，喉中痰多，略带黄色。前方：去麻黄，加前胡、贝母、炒冬瓜仁。

案十三

某女，44 岁

初诊：1988 年 8 月 30 日。哮喘病发作 2 年，每至秋即发，现已发作 10 余日，气喘不平，咳多白黏痰，多汗恶风，纳呆便溏，呼多吸少，张口抬肩。苔布黏白，唇淡紫，脉息浮滑。拟方调治之。

北细辛 3g　白芍 12g　淡均姜 3g　麻黄 5g　甘草 5g　法半夏 10g　桂枝 5g　五味子 5g　甜葶苈子 10g

二诊：9 月 3 日。依然咳喘，不能安枕，痰出如沫，口中频漫清水凉沫，口和不渴，汗多畏风，动则喘息，上肢从手至肘清冷，脘次䐜胀，入暮脘部觉热，手心亦热。舌唇淡暗，苔白，脉象细滑，频发歇止。据症参脉，似属阳虚气弱，营卫不和，痰饮中阻，肺气不及肃降使然。拟方继续调治。

淡均姜 6g　炙黄芪 12g　桂枝 6g　甘草 5g　白术 10g　云苓 12g　法半夏 10g　冬花 10g　桑皮 10g　五味子 5g　杏仁 5g　上沉香 5g

三诊：9 月 6 日。喘定汗止，手足转温，口中清水凉沫皆蠲，自感手心发热，脘次塞闷（夜晚）。舌淡暗，脉细数无力。拟方续进。

炙黄芪 12g　太子参 10g　焦白术 10g　云苓 10g　淡均姜 5g　法半夏 10g　桂枝 5g

四诊：9 月 9 日。前日喘又再作，迄今未定，不能安卧，汗多，痰亦多，手脚并不凉。脉细，有歇止，舌淡暗，苔色白。宗 9 月 3 日原方，3 帖续服。

药后喘即平。

案十四

某男，72 岁

初诊：1996 年 11 月 23 日。痰齁不宁，喘息有声，气难接续，痰出如沫。舌苔灰黑潮润，脉滑偏数。此风寒束表，湿痰蕴中，肺气失于宣降，拟方宣肺以散风寒，涤痰以平喘哮。

麻黄 5g　桂枝 6g　淡均姜 5g　细辛 3g　法半夏 10g　五味子 5g　杏仁 10g　炙苏子 6g　旋覆花 6g　上沉香 3g　青皮 6g

二诊：11 月 26 日。喘渐宁，苔尚厚浊，纳不甘味。拟方续进。

苏子 6g　淡均姜 5g　法半夏 10g　五味子 5g　麻黄 3g　细辛 3g　杏仁 6g　川朴 6g　橘红 10g　上沉香 3g

三诊：11 月 29 日。哮喘已定，苔浊已退，纳不甘味。拟方调中醒胃。

藿香 5g　法半夏 10g　白蔻仁 6g　神曲 10g　苏子 6g　鸡内金 10g　金沸草 6g　杏仁 6g　谷、麦芽各 10g

案十五

某男，82 岁

初诊：1999 年 2 月 25 日。咳嗽气喘，动则喘甚，二便频多。舌苔薄少，脉象弦数不静。肺肾气虚，痰浊壅阻，肺气失于宣降，肾气失于固纳。拟方益气补肾，涤痰平喘。

熟地 12g　五味子 6g　潞党参 15g　山药 15g　山萸肉 6g　桑螵蛸 12g　法半夏 10g　橘红 5g　银杏肉 10g　上沉香 5g　远志肉 5g

案十六

某女，34 岁

初诊：2007 年 3 月 2 日。有哮喘病史 20 多年，迩来咳嗽痰齁，有时气喘，排痰色黄，口干。苔黏泛黄，脉象细滑。

桑叶 10g　射干 6g　鱼腥草 30g　苏子 6g　杏仁 6g　橘红 5g　甜葶苈子 8g　炒莱菔子 5g　白前 6g　前胡 6g　大贝母 10g

二诊：3 月 9 日。咳嗽暂平，时有黄痰。苔薄黏，脉细滑。

桑叶、皮各 10g　射干 6g　炒黄芩 6g　杏仁 6g　鱼腥草 30g　法半夏 6g　橘红 5g　甜葶苈子 8g　炙麻黄 4g　甘草 5g

案十七

某男，20 岁

初诊：2011 年 3 月 21 日。3 年前行骨髓移植，近感气喘，动则喘甚，气不足用，口干不欲饮。舌上苔少而滑，脉细，频频歇止。拟方从益气养阴，宣痹定喘入手。

桂枝 6g　黄芪 30g　党参 15g　麦冬 15g　生地 12g　五味子 5g　瓜蒌仁 12g　檀香 5g　薤白 10g　法半夏 10g　苏子 5g

二诊：3 月 28 日。症情渐好转，唯晨起心慌气促，气道不畅有痰。舌光无苔，脉细无力。气阴两亏，不易骤复，拟方继续调补。

北沙参 15g　麦冬 20g　五味子 6g　黄芪 30g　柏子仁 15g　法半夏 6g　酸枣仁 15g　瓜蒌仁 12g　茯苓 10g　茯神 10g　薤白 10g　银杏仁 10g

呕 吐

案一

某女，25 岁

近半月以来，食入即吐，口苦，脉弦。此肝气横逆，胃降失权也，旋覆代赭汤出入。

代赭石四钱　旋覆花二钱　醋半夏二钱　枳壳钱半　竹茹二钱　乌梅肉一钱　神曲三钱　生姜三片

服 2 帖，症平。

案二

某男，20 岁

初诊：1 月 22 日。肝气犯胃，呕吐酸水，有时醋心疼痛。舌苔黏，脉弦大。肝气犯胃，萸连三圣方加味。

淡吴萸八分　川连五分　炒白芍二钱　茯苓三钱　炒白术三钱　广木香一钱二分　生姜二片

二诊：1 月 24 日。吐止，痛定，有时口溢清水。守原方加减：加法半夏二钱、乌贼骨五钱。

服 3 帖，安。

案三

某女，39 岁

初诊：2006 年 12 月 18 日。脾胃不和，胃气上逆，饮食不香，泛泛欲吐。苔白稍黏，脉细。拟方调中降逆、健脾和胃。

藿香6g　白蔻仁5g　神曲10g　法半夏6g　佛手6g　焦山楂10g　枳壳6g　谷、麦芽各10g　代赭石20g　生姜2片

二诊：12月27日。纳食正常，呕吐恶心，口多津液，时吐黏唾，苔白。此脾家虚寒，不能摄津，拟方温脾。

苍、白术各6g　干姜6g　肉桂6g　益智仁12g　砂仁5g　法半夏6g　茯苓10g　陈皮6g　广木香6g

案四

某男，32岁

2007年3月12日。胃失和降，泛泛欲吐，迁延20余日，舌淡苔白。拟方温胃降逆。

藿梗6g　法半夏6g　干姜6g　代赭石20g　旋覆花10g　枳壳6g　焦白术10g　公丁香1g　生姜2片

案五

某女，56岁

2008年4月14日。肝升太过，胃降无权。晨起口苦、干呕，纳食不甘，脉弦。拟两和肝胃。

藿梗6g　苏梗6g　旋覆花10g　代赭石30g　法半夏6g　神曲10g　枳壳6g　川连4g　佛手10g　生姜3片

呃　逆

案一

某男，61岁

初诊：1996年4月16日。肝气横逆，胃失降和，呃逆频频，日夜不辍，迄今八九日。呃甚则全身振动，痛苦之情，难以言表，前投旋覆代赭合丁香

柿蒂不应，连日口时泛酸。舌苔薄，脉细郁。木郁有化火之势，拟方佐金平木，合代赭旋覆以平冲，观其进退再商。

淡吴萸 5g　川连 3g　老苏梗 10g　上沉香 5g　小青皮 5g　香附 10g　代赭石 30g　旋覆花 6g　刀豆子 12g

二诊：4 月 19 日。木气渐舒，肝气渐平，呃逆大减，泛酸减少。药证已合，当击鼓再进。

白芍 10g　川连 3g　淡吴萸 4g　上沉香 5g　佛手 6g　法半夏 6g　老苏梗 10g　刀豆子 10g　代赭石 30g　旋覆花 10g

三诊：4 月 23 日。呃逆已止，脉象细。拟方善后。

老苏梗 10g　上沉香 5g　枳壳 5g　刀豆子 12g　神曲 10g　代赭石 30g

案二

某女，66 岁

2010 年 5 月 27 日。胃癌术后，肝气横逆，胃降无权，频频呃逆，吐皆痰涎黏沫。舌苔薄白，脉弦滑。拟方两和肝胃。

代赭石 15g　旋覆花 10g　法半夏 10g　枳壳 6g　黄药子 12g　石见穿 15g　守宫 10g　降香 6g　半枝莲 15g　党参 10g

案三

某女，19 岁

2011 年 3 月 17 日。病初，饮食生冷而致脘痛，西医治疗半月之久，症状未见好转，脘部依然隐痛，按之痛甚，频频呃逆、嗳气，食后欲吐，口干喜热饮。苔薄，舌边尖红，脉细，按之滑。拟方理气调中降逆。

藿梗 6g　苏梗 6g　山楂 10g　神曲 10g　枳壳 6g　佛手 10g　法半夏 10g　刀豆子 15g　代赭石 15g　生姜 3 片

食　积

案一

某女，88 岁

初诊：1996 年 2 月 12 日。进食黏品，以致中焦停积，不思进食，脘部按之作痛，大便 2 日未解。苔心独厚，边布白苔，脉结代，歇止频频。高年病重，慎防变化，慎之！

法半夏 6g　川连 3g　瓜蒌仁 12g　枳实 5g　山楂 10g　槟榔 10g　鸡内金 6g　神曲 10g

二诊：2 月 15 日。腑通症平，舌上布津。拟方益气和中。

藿香 5g　云苓 10g　六神曲 10g　鸡内金 6g　太子参 10g　陈皮 5g　甘草 5g　谷芽 10g　麦芽 10g

三诊：2 月 19 日。昨午已能进粥，佳兆也，拟方续进。

太子参 10g　云苓 10g　桔梗 5g　甘草 4g　焦白术 6g　陈皮 5g　鸡内金 5g　谷芽 10g　麦芽 10g

案二

某女，86 岁

初诊：1997 年 2 月 13 日。年三十午食汤圆大者 4 只，初一又进 4 只，遂不能进食，至初六早来求诊，已数日不进食矣。舌心独干无津，遍布白苔，脘宇按之痛，腑气不通已有数日，脉象细滑。此食积伤中，导致结胸证，宜小陷胸加味主之，不可因年高而不敢投也。

法半夏 6g　瓜蒌仁 12g　枳壳 6g　川连 3g　连翘 5g　花槟榔 10g　山楂 10g　神曲 10g

二诊：2 月 15 日。前方连服 2 帖，腑通脘宽，已能进薄粥汤矣。改用和胃之剂继之。

云苓 10g　藿香 6g　六神曲 10g　大麦芽 10g　鸡内金 10g　太子参 15g　焦白术 10g

案三

某女，56 岁

2011 年 7 月 25 日。上周五忽然脘腹疼痛，欲更衣而不果，头晕、目花、出汗，逾时自平。顷诊舌苔黏浊泛黄，口干，脉细弦。此食积伤中，运化失常，拟方缓图。

藿香 6g　茅术 6g　白术 10g　川朴 6g　山楂 10g　神曲 10g　枳壳 6g　川连 3g　谷芽 10g　麦芽 10g　广木香 10g　鸡内金 10g

脘腹痛

案一

某女，42 岁

初诊：1998 年 8 月 27 日。不完全性肠梗阻，住院 5 日，目前仍然食入脘胀，数日始一更衣。舌苔白，脉象细弦。拟方调中助运消胀。

青皮 6g　陈皮 6g　川朴 6g　广木香 6g　槟榔 12g　六神曲 10g　枳壳 6g　鸡内金 6g　砂仁 5g　火麻仁 15g

二诊：8 月 29 日。症情好转，步前法续进。

青皮 6g　陈皮 6g　川朴 6g　枳壳 6g　生军 6g　火麻仁 15g　神曲 10g　广木香 6g

三诊：9 月 2 日。胀消，腹部偶尔轻痛，大便仍干，每日一次，舌苔白。拟方续治。

当归 10g　桃仁 6g　槟榔 12g　火麻仁 15g　广木香 5g　小青皮 5g　延胡索 12g　神曲 10g　杏仁 6g　公丁香 1g

案二

某男，23 岁，丁沟

1999 年 1 月 1 日。有胃病史长达 10 年之久，以往服西药雷尼替丁以控制病情，月前服上药无效，至暮脘部不适，呕吐清水。顷察舌苔根部黏滞浮黄，脉细弦。拟方从温中入手。

粗桂木 10g　香附 10g　荜茇 6g　淡吴萸 6g　高良姜 6g　茯苓 10g　广木香 5g　甘草 5g　六神曲 10g

案三

某男，63 岁

2008 年 1 月 4 日。患晚期胃癌，转移肝脏，行胃手术切除，迄今 3 月。自食荤后脘痛，至今 5 天，逐渐加重。舌淡，苔白根黏，脉弦。拟方从温中化湿入手。

香附 6g　高良姜 6g　藿香 6g　失笑散 10g　木香 6g　公丁香 3g　荜茇 6g　山楂 10g　神曲 10g　茯苓 10g

案四

某男，60 岁

2011 年 7 月 25 日。餐后脘部胀痛，苔薄，脉弦。此中运失常，拟方消运。

藿香 6g　神曲 10g　青皮 6g　陈皮 6g　鸡内金 10g　枳壳 6g　佛手 10g　谷、麦芽各 10g　焦山楂 10g　甘草 3g

案五

某女，62 岁

2011 年 3 月 28 日。胃脘隐痛，嗳气则舒。苔白根黏，脉细。拟方理气温中止痛。（胃镜检查：慢性糜烂性胃炎。）

香附 10g　高良姜 6g　荜茇 6g　失笑散 10g　藿梗 6g　九香虫 10g　苏梗 6g　乳香 6g　没药 6g　佛手 10g

嘈杂

案一

某男，20 岁

初诊：2 月 28 日。胸中嘈杂，嗜食善饥，舌质淡紫，脉象弦滑。肝胃不和，兼有痰热，左金丸合温胆汤二方化裁。

淡吴萸一钱　川连一钱　醋半夏二钱　党参二钱　陈皮二钱　竹茹三钱　甘草一钱　枳壳二钱　生谷芽三钱

二诊：3 月 6 日。连服四帖，诸症皆平，药症颇合。守原方出入继续调治。

生白术一钱半　荷叶二钱　陈皮一钱半　甘草五分　川连三分　竹茹二钱　生姜两片

二帖，安。

案二

某女，47 岁，六圩

初诊：1998 年 4 月 10 日。脘部定时嘈杂难受，时间在上午 10 时左右，及下午 4 时左右，病史已 10 年之久（十二指肠球炎）。察舌苔薄黏泛黄，脉象细弦。拟方缓图。

淡吴萸 6g　川连 3g　焦白术 10g　云苓 10g　白及 6g　白芍 10g　乌贼骨 12g　失笑散 12g　瓦楞子 15g

二诊：4 月 18 日。症状稍减，近来食难用饱，舌苔薄黏泛黄，口作酸，脉弦。拟方续治。

淡吴萸 6g　川连 3g　竹茹 12g　瓦楞子 15g　法半夏 10g　橘红 5g

乌贼骨 12g　延胡索 12g　炒白芍 10g　云苓 10g

三诊：4 月 25 日。嘈杂渐定，仍然善饥欲食。舌苔薄黄，脉象细弦。当舍脉从症治。

法半夏 10g　川连 3g　炒黄芩 5g　生石膏 20g　橘红 5g　甘草 5g　乌贼骨 12g　云苓 10g　延胡索 12g　瓦楞子 15g

四诊：5 月 6 日。诸症皆平，舌上苔薄，脉细。拟方续进。

麦冬 12g　石斛 12g　川连 3g　甘草 5g　法半夏 10g　茯苓 10g　白及 6g　瓦楞子 15g　乌贼骨 12g

五诊：5 月 18 日。泛酸，恶冷饮。苔白，舌淡，脉细。

淡吴萸 6g　淡均姜 6g　云苓 10g　法半夏 10g　粗桂木 10g　川连 3g　乌贼骨 12g　焦白术 10g　甘草 5g

案三

某女，46 岁

初诊：1998 年 12 月 14 日。脘部嘈杂欲食，进而疼痛，过数时方定，每数日发作一次，延已多年，诸治寡效。顷察舌心一路独光，边布黄苔，脉弦。拟方缓图。

北沙参 12g　麦冬 12g　石斛 15g　炒白芍 10g　甘草 3g　乳香 5g　没药 5g　延胡索 6g　淡吴萸 6g　川连 3g

二诊：12 月 19 日。昨痛作如前，病在脘上近骨处，病发前，脘先作嘈，欲食，食之无益，口苦。舌苔泛黄，中心光，脉弦，拟方养阴清热涤痰。

淡吴萸 6g　白芍 12g　麦冬 12g　石斛 12g　金铃皮 10g　延胡索 12g　川连 3g　竹茹 12g　枳壳 5g　甘草 5g

三诊：12 月 26 日。症状略为减轻，口苦若失。舌光处开始布薄苔，脉象弦滑。拟方继续进治。

淡吴萸 5g　炒白芍 12g　麦冬 12g　石斛 12g　生地 12g　金铃皮 10g　延胡索 12g　川连 4g　竹茹 12g　瓜蒌仁 12g　甘草 5g

带药 10 帖，返回上海。

案四

某女，43 岁

初诊：2 月 2 日。脘嘈，食难用饱，苔白脉细。此痰热也，拟方缓图。

法半夏 9g　橘红 6g　茯苓 9g　枳壳 6g　竹茹 12g　焦白术 9g　瓦楞子 12g　旋覆花 6g　粉甘草 3g

二诊：2 月 11 日。前症已平，近日脘部隐痛，时欲嗳气。苔薄，脉细。易方调治。

藿香 5g　青皮 5g　陈皮 5g　荜茇 6g　失笑散 10g　神曲 10g　乳香 6g　没药 6g　延胡索 12g　广木香 5g　佛手片 6g

案五

某女，41 岁

初诊：2008 年 2 月 20 日。患慢性萎缩性胃炎，饮食不慎，胃有反酸烧灼感。苔薄，脉细兼弦。拟方缓图。

吴萸 6g　川连 3g　白芍 10g　北沙参 15g　麦冬 15g　石斛 15g　白及 10g　茯苓 10g　甘草 5g　乌贼骨 15g

二诊：2 月 28 日。胃脘烧灼感已失，偶尔恶心，胃气未和。苔薄，脉细数不静。拟方继续调治。

北沙参 12g　麦冬 12g　川连 3g　茯苓 10g　白及 10g　藿梗 6g　苏梗 6g　神曲 10g　石斛 20g　乌贼骨 15g

案六

某女，29 岁

2011 年 3 月 30 日。胃热阴伤，嘈杂烧心，脾运不健，食后作胀。拟方养阴清胃，健脾助运。

麦冬 12g　石斛 20g　沙参 15g　川连 4g　竹茹 12g　山药 15g　扁豆 10g　鸡内金 10g　枳壳 6g

噎膈（食道癌）

某女，成人

初诊：1998 年 12 月 24 日。服药以来，已能顺畅进粥以及汤泡饭，脘部亦不作痛，连日来至暮左肋下隐痛。舌苔薄，脉细。拟方续治。

石见穿 15g　黄药子 15g　青皮 5g　陈皮 5g　半枝莲 30g　延胡索 12g　代赭石 30g　六和曲 10g　白花蛇舌草 30g　乳香 6g　没药 6g　枳壳 5g　天仙藤 15g

二诊：1 月 6 日。能进烂饭及精肉，唯进食、吃肉后略有胀感。此脾胃尚未恢复。

石见穿 15g　黄药子 15g　三棱 15g　半枝莲 30g　法半夏 10g　山楂 15g　神曲 15g　代赭石 30g　鸡内金 6g　枳壳 5g　守宫 10g　白花蛇舌草 30g

胃阴虚

案一

某女，40 岁（此例舍脉从症治）

初诊：12 月 11 日。形丰怯寒，口干，纳谷不香。苔薄黏泛黄，脉细。拟方权先养阴和胃，兼清湿热。

北沙参 12g　石斛 12g　藿香 6g　谷芽 10g　麦芽 10g　鸡内金 10g　六和曲 10g　车前子 12g　蛇床子 12g　苦参 12g　地肤子 9g

二诊：12 月 17 日。诸症悉减，形仍怯寒。苔薄黏，脉细。拟方桂枝甘草汤主之。

桂枝 10g　炒白芍 10g　甘草 5g　神曲 10g　鸡内金 10g　藿香 6g　知母 6g　车前子 12g　蛇床子 12g

三诊：12 月 23 日。诸症咸安。

藿香 5g　六和曲 15g　焦白术 10g　云苓 10g　枳壳 5g　鸡内金 10g　太子参 12g　陈皮 5g　炒冬瓜仁 12g

案二

某男，48 岁

初诊：2018 年 8 月 15 日。有胃病史数年，脘部不适，时欲嗳气，经常脘部有烧灼感，一直以来均以西药治疗，但症状始终未能控制。顷察舌上苔薄，舌边尖红，口并不渴，脉象细弦。拟方舍苔脉从症治，法从养阴和胃，清泻胃火入手。

麦冬 15g　生地 12g　石斛 15g　川连 4g　炒黄芩 6g　山栀 6g　白芍 10g　藿梗 6g　苏梗 6g　乌贼骨 15g

二诊：8 月 22 日。迭服 7 帖，烧灼感减轻，时仍嗳气。守原方：加枳壳 5g、神曲 10g。

三诊：9 月 4 日。先后服药半月，烧灼症状已减少，饮食正常，嗳气减少，胃部感觉不适。拟方继续调治。

藿梗 10g　神曲 10g　麦冬 12g　石斛 15g　枳壳 5g　川连 3g　苏梗 10g　荷叶 10g　甘草 5g

服 7 帖，诸症皆平。

口　臭

案一

某女，25 岁

2005 年 5 月 18 日。脾运失健，聚湿生热，湿热化腐，口气不清。苔薄黄，脉平。拟方和中化浊。

佩兰 6g　藿香 6g　薏苡仁 15g　焦山楂 10g　茯苓 10g　炒黄芩 6g

神曲 10g　炒冬瓜仁 15g　谷芽 10g　麦芽 10g

案二

某女，30 岁

2007 年 4 月 12 日。脾运不健，湿聚热蒸，口有异味。舌苔黏黄，脉细。拟和中清热化浊。

佩兰 6g　藿香 6g　茅术 6g　焦白术 10g　薏苡仁 15g　陈皮 10g　川朴 6g　川连 4g　炒黄芩 6g　神曲 10g　谷芽 10g　麦芽 10g　焦山楂 10g　六一散 12g

肝　气

案一

某女，成人

1998 年 8 月 7 日。头疼脘痹气短，纳食不甘，泛泛欲吐。舌光苔少，脉象弦，左手细郁。此肝气怫郁，犯胃则吐，逆上则头昏目痛。拟方理气疏肝，降逆和胃，熄风止痛。

钩藤 12g　石决明 24g　代赭石 30g　苏梗 10g　青皮 5g　陈皮 5g　瓜蒌仁 12g　川郁金 8g　神曲 10g　石斛 12g　菊花 5g

案二

某男，20 岁

初诊：1 月 22 日。肝气犯胃，呕吐酸水，有时兼有烧心疼痛。舌苔黏，脉弦大。肝邪犯胃，萸连三圣方加味。

淡吴萸 8g　川连 5g　炒白芍 6g　荷叶 9g　炒白术 9g　广木香 6g　生姜 2 片

二诊：1 月 24 日。吐止痛定，有时口溢清水。守原方，减川连，加法半夏6g、乌贼骨15g。

胁 痛

案一

某男，成人

初诊：1月31日。胆结石（泥沙型）胁痛，疼痛剧烈，苔薄黄。拟方止痛排石。

金钱草30g　飞滑石12g　车前子12g　广木香6g　威灵仙12g　泽泻6g　赤芍6g　炒黄芩5g　忍冬藤12g　生军8g　甘草5g

二诊：2月4日。痛定，苔薄黄，拟清胆排石。

金钱草30g　川郁金6g　柴胡6g　枳壳5g　炒黄芩5g　车前子12g　生军8g　广木香5g　赤芍6g　飞滑石12g

案二

某男，41岁

初诊：2007年11月9日。右胁胀痛，常于午后发作，有时嗳气。苔薄，脉弦。肝气不舒，拟方疏利肝胆，消胀止痛。

柴胡6g　郁金10g　赤芍6g　青皮5g　陈皮5g　赤芍6g　枳壳6g　延胡索12g　金钱草30g　广木香6g　天仙藤15g　甘草5g

二诊：11月12日。胁胀已除，频频嗳气，有时矢气多。舌苔薄，脉弦。此中焦气滞，拟方继续调中理气。

苍术6g　白术10g　神曲10g　青皮5g　陈皮5g　枳壳6g　佛手6g　茯苓10g　香橼皮6g　广木香6g

血证（肝硬化）

某男，32 岁，施桥

初诊：12 月 24 日。初面浮足肿，牙龈出血，入院检查，肝功异常，转氨酶及黄疸值均升高，白、球蛋白接近，治疗已 3 个月。面部晦滞，眼白混浊，饮食正常，小溺发黄，大便正常。舌正红，苔泛黄，脉象弦。拟方徐徐图之。

茵陈 12g　山栀 6g　马鞭草 12g　虎杖 30g　车前子 12g　薏苡仁 15g　板蓝根 12g　泽泻 10g　云苓 12g

二诊：12 月 29 日。牙龈仍然出血，小溺或黄或清。舌苔薄黄，脉弦。拟方续治。

银、翘各 6g　茵陈 12g　山栀 6g　板蓝根 12g　虎杖 30g　山药 15g　云苓 12g　车前子 12g　白茅根 30g　马鞭草 15g　茜草根 12g

三诊：1 月 4 日。牙龈出血已止（两天），面浮肿已退。舌正红，苔薄黄，脉细弦。拟方续治。

银、翘各 6g　山栀 5g　茵陈 10g　山药 15g　云苓 10g　泽泻 6g　虎杖 30g　马鞭草 12g　板蓝根 12g　车前草 12g

臌　胀

案一

某男，27 岁，邵伯镇

初诊：1995 年 10 月 25 日。肝硬化腹水，虽经中西医两法治疗，恙情非但未能控制，且日渐加剧（病延已 1 年，下肢浮肿，住院数月，用去 25000 元）。双目黄如涂金，小溺黄赤，面色晦滞。舌苔黏黄，脉象细弦。病情重险，姑拟一方，以观进退再商。

金钱草 30g　茵陈 15g　山栀 9g　川朴 6g　车前子 15g　泽泻 10g　茅术 6g　茯、猪苓各 12g　白术 10g　神曲 10g　连翘 6g　赤芍 10g　生军 8g

二诊：10 月 31 日。连服上方 5 帖，下肢浮肿若消，大便一日 3 次，小溺仍少。舌苔黏黄。仍步前法进治。

茵陈 15g　茅术 6g　白术 10g　川朴 6g　山栀 9g　车前子 15g　桃仁 6g　茯、猪苓各 15g　泽泻 10g　槟榔 10g　砂仁 5g　生军 10g

三诊：11 月 14 日。药进二便增多，大便每日 3 次，小溺一日 10 余次，色黄，有时鼻衄少量，纳谷正常，精神渐振，目、肤仍黄。宗前法进治。

山栀 9g　茵陈 12g　桃仁 6g　赤芍 10g　连翘 10g　生军 10g　车前子 15g　泽泻 10g　神曲 10g　茯、猪苓各 10g　金钱草 30g

四诊：12 月 8 日。腹水若消，肌肤之黄渐淡，苔色黏黄。病有转机，仍需谨慎！湿热之邪尚重，尤当节制酒色，不尔仍会反复。宗前法步进。

山栀 9g　炒黄芩 6g　茵陈 12g　车前子 12g　连翘 6g　泽泻 10g　赤芍 10g　茯、猪苓各 10g　生军 6g　金钱草 30g

五诊：12 月 15 日。黄已转淡，饮食正常，精神日振，病已进入坦途，守方调治。

山栀 8g　连翘 6g　茵陈 12g　车前子 12g　桃仁 6g　泽泻 10g　泽兰 10g　茯、猪苓各 10g　赤芍 10g　鳖甲 15g

六诊：12 月 28 日。目、肤之黄退，腹水若消。病入坦途，更方调治巩固。

潞党参 12g　焦白术 10g　茯苓 10g　薏苡仁 15g　大腹皮 12g　泽泻 6g　车前子 10g　神曲 10g　茵陈 6g　桃仁 6g

案二

某男，50 岁

初诊：1 月 8 日。有肝硬化病史 3 年，曾患腹水，并门静脉高压，吐血。肝脾肿大，易大出血，目前腹部不胀，大便每日一次，小溺偏少，服武都力，则尿量增加。顷察舌苔薄，脉象细弦。拟方徐徐调之。

潞党参 15g　焦白术 10g　云苓 10g　桃仁泥 6g　大腹皮 12g　五加皮 12g　砂仁 5g　泽泻 6g　鸡内金 5g　车前子 12g

二诊：1 月 23 日。尿量已近正常，至暮腿尚轻肿，腹部微有胀意，计划停武都力。舌苔薄黏，脉象细滑。拟方健脾调肝，继续进治。

潞党参 15g　焦白术 10g　云苓 10g　青皮 5g　陈皮 5g　大腹皮 12g　广木香 5g　砂仁 5g　车前子 12g　泽泻 6g

黄　疸

案一

某女，46 岁

1997 年 2 月 19 日。血吸虫肝硬化腹水，迄今廿日，经予利尿、补充白蛋白等治疗，腹水已消，但食入仍然作胀，口舌作干思饮，双目皆黄，大便初硬后溏，溺呈浅黄。顷察舌质红，边有紫斑（舌边有紫瘀斑，是知肝有瘀血也），苔泛黄，脉之两手皆滑。治从运中消胀，化瘀柔肝，渗利水气入手。

山栀 6g　金钱草 30g　川郁金 10g　青皮 5g　陈皮 5g　桃仁 6g　茯苓 12g　猪苓 10g　车前子 12g　生军 6g　茵陈 15g　泽泻 6g　鸡内金 6g　川朴 5g　广木香 6g

案二

某男，26 岁

初诊：2007 年 11 月 9 日。口干，溺黄，眠食正常。苔泛黄，脉细。此肝经湿热，拟方继续清湿热。

茵陈 15g　黄柏 10g　山栀 6g　苍术 5g　白术 10g　茯苓 10g　萆薢 15g　车前子 12g　虎杖 30g　垂盆草 30g　晚蚕沙 12g

二诊：11 月 16 日。夜睡口舌干燥，频频饮水。苔色黏黄，脉象细滑。湿热蕴中，拟方清化湿热。

藿香 6g　苍术 5g　白术 10g　车前子 12g　茵陈 15g　山栀 6g　川连 4g　川朴 5g　炒黄芩 6g　六一散 10g

三诊：12 月 7 日。纳食、二便正常，精神亦佳，唯口舌发麻。苔薄，脉象细弦。拟方继续调治。

茵陈 15g　山栀 6g　车前子 12g　炒黄芩 6g　茯苓 10g　赤芍 6g　板蓝根 30g　马鞭草 30g　白芍 6g　虎杖 30g　甘草 5g

肝　癌

某女，49 岁，汤汪镇

初诊：8 月 19 日。有肝癌病史，右侧背痛，夜不得眠，纳食不香，大便每日一次。舌布黑苔，脉象细。勉拟一方以尽人事。

柴胡 6g　乳、没各 8g　守宫 12g　白花蛇舌草 30g　山慈菇 15g　延胡索 12g　蜈蚣 3 条　制川、草乌各 10g　大贝母 10g　生军 8g　紫花地丁 30g

二诊：8 月 24 日。药进腑通病减，连日午后发热。舌苔黏浊，发黑，脉细弦。拟方续进。

柴胡 6g　法半夏 10g　炒黄芩 6g　制川、草乌各 10g　川朴 6g　炮甲片 10g　蜈蚣 3 条　乳、没各 8g　半枝莲 30g　白花蛇舌草 30g　守宫 12g　延胡索 12g

三诊：8 月 28 日。热退，背痛已轻，夜能安睡。舌苔根部尚黏，脉象细。拟方依法进治。

柴胡 6g　半枝莲 30g　川郁金 6g　白花蛇舌草 30g　山慈菇 12g　乳、没各 6g　炮甲片 10g　制川、草乌各 10g　延胡索 12g　蜈蚣 3 条　露蜂房 15g

四诊：9 月 1 日。病情好转，过分劳累，加之受饥，以致病情反复，右胁疼痛又作，痰多难排，气不平。舌苔根部黏浊，脉象细滑略数。拟方继续进治。

柴胡6g　炒黄芩6g　法半夏10g　乳、没各6g　神曲10g　延胡索12g　代赭石30g　蜈蚣3条　守宫12g　制川、草乌各10g　白花蛇舌草30g

五诊：9月5日。痛势缓，气痹喘急。苔白舌淡，脉弦。拟方继续进治。

桂枝10g　法半夏10g　瓜蒌仁15g　干薤白12g　檀香6g　乳、没各8g　延胡索15g　白花蛇舌草30g　守宫12g　蜈蚣3条　露蜂房15g

肝　风

案一

某女，41岁

12月18日。耳鸣，头昏头晕欲吐。苔薄，脉细。此真阴不足，肝热生风，上扰清窍所致。拟方滋阴清肝，熄风止晕。

生地12g　枸杞子12g　女贞子12g　旱莲草12g　钩藤12g　明天麻10g　菊花6g　白芍10g　石决明30g。

案二

某女，67岁，湾头镇联合村

初诊：1999年2月3日。1999年1月6日经头颅CT平扫，西医诊断为：双侧基底节区腔隙性梗塞，予服复方丹参、脉络宁输液十余日无效。头身频频震动，面部有时烘热。苔黏泛黄，脉象细弦。此真阴不足，木失滋涵，化火生风，故而抽掣震动之象出现。拟方滋肾养肝，熄风止痉。

生地12g　大白芍9g　钩藤12g　陈胆星6g　僵蚕9g　山栀6g　全蝎6g　生龙、牡各18g　石决明24g

二诊：2月8日。内风已熄，震颤已止，头仍发昏，项部不和，神不宁静，多虑善恐。苔黏，脉细。拟方续治。

干葛根10g　天麻10g　钩藤12g　生、熟地各12g　柏、枣仁各10g

全蝎 5g　山栀 6g　生龙、牡各 15g　炒黄芩 6g　珍珠母 30g

三诊：2 月 12 日。诸症大好，近来项微不和，心不宁，头皮微痛。拟方继续进治。

干葛根 10g　钩藤 12g　明天麻 10g　僵蚕 10g　柏、枣仁各 12g　丹参 12g　菊花 5g　石斛 12g　赤、白芍各 6g　珍珠母 30g

泄　泻

案一

某男，成人

初诊：1960 年 9 月 3 日。泄泻，下肢肿，舌苔白。

焦白术　泽泻　煨广木香　砂仁　陈皮　猪苓　大腹皮　荷梗

二诊：9 月 4 日。泻止肿减，顷诊舌苔薄白。前方：去荷梗，减大腹皮，加炒冬瓜仁、生薏苡仁。

案二

某女，18 岁，扬州学前街 78 号

不慎感寒，腹痛下利稠黏，有白冻，不畅行。此为寒泻。

煨广木香二钱　炮姜八分　炒六曲三钱　青皮二钱　陈皮二钱　炙甘草四分　焦白术二钱　炒山楂三钱　煨姜二分

案三

某男，成人

初诊：1992 年 5 月 8 日。火不暖土，脾土湿郁，健运失常，清阳下陷，大便常溏，一日数次。湿渗下焦，腿时淋肿，按之深陷不随手起。舌淡苔白，脉缓。拟方补火生土，健脾益气，淡渗消肿，以观进退再商。

潞党参 12g　茅术 5g　白术 10g　淡干姜 10g　肉桂 5g　柴胡 5g　木

瓜 10g　茯苓 10g　泽泻 6g　车前子 10g　炮姜 5g　法半夏 5g

二诊：5 月 11 日，迭服 9 帖，大便每日 3 次，但有时虚坠，欲便不果，小溺尚清，薄暮下肢依然淋肿。苔脉如前。宗前法步进。

制附片 10g　淡干姜 10g　茅术 5g　白术 10g　潞党参 12g　炮姜 5g　白芍 8g　法半夏 6g　茯、猪苓各 6g

三诊：5 月 16 日。大便每日 1 次，溏薄不聚，腿时依然淋肿。舌苔前半已褪，根部仍黏白未化，脉弦。改投防己黄芪汤合理中加减出入（方佚）。

案四

某女，46 岁

2007 年 12 月 31 日。患溃疡性直肠炎 4 年，调治以来，症情有改善，大便每天 1 ~2 次，有时带血。苔薄，脉细。缓图。

白头翁 15g　黄柏 6g　川连 3g　炒地榆 10g　仙鹤草 15g　秦皮 10g　当归 10g　广木香 6g　炒白芍 10g　炮姜 5g　甘草 5g

案五

某女，52 岁

2007 年 12 月 31 日。大便解溏，每天四五次，口和不渴，延已月余。苔黏微黄，脉弦。拟方温脾止利。

藿香 6g　葛根 15g　木香 6g　焦白术 10g　茯苓 10g　砂仁 6g　干姜 6g　银花 6g　炮姜 6g

案六

某男，46 岁

2008 年 4 月 25 日。慢性腹泻，长达四年之久，近来一日达四五次之多，口服抗生素无效。口干，肠鸣，有时腹痛。苔色泛黄，脉弦。拟方缓图。

藿香 6g　葛根 12g　川连 4g　银花 10g　干姜 6g　白芍 10g　砂仁 6g　炮姜 6g　炙甘草 5g

案七

某男，28 岁

2011 年 3 月 30 日。今年 2 月便血，至江苏省人民医院行肠镜检查提示：回肠多发性溃疡，回盲瓣溃疡。诊断为克罗恩病，服西药效果欠佳。目前大便每日 3 ~ 4 次，查大便隐血（ + ），面色萎黄，晦滞不明，肠鸣，食入难消。舌淡苔薄白，脉细滑，重按无力。气血已亏，拟方缓图。

党参 15g　茯苓 10g　山药 15g　焦白术 10g　干姜 8g　川连 4g　砂仁 6g　炒地榆 10g　炮姜 6g　木香 6g　炒阿胶 15g

痢　疾

案一

某女，成人

初诊：1963 年 5 月 29 日。昨至今日，下痢红白已达二三十行之多，滞白不爽，便前腹痛，口干欲饮。苔黏黄，舌尖红，脉滑。拟方导滞清湿热。

香连丸八分　炒银花一钱半　焦楂三钱　炒黄芩一钱二分　枳壳一钱半　青、陈皮各一钱半　神曲三钱　干扁豆花一钱半

二诊：5 月 30 日。痢减，原方：加槟榔二钱、广木香一钱。

三诊：5 月 31 日。痢大减，每日四五次。前方：减槟榔一钱。

四诊：6 月 3 日。大便每日二三次，拟方调治善后。

藿梗一钱半　炒银花一钱半　炒黄芩一钱半　神曲三钱　枳壳一钱二分　焦楂二钱　干扁豆花二钱

3 帖安。

案二

某女，38 岁

初诊：1998 年 7 月 1 日。下利半年，日益增重，时挟红白冻滞，日数十次，怯寒腹痛。苔薄黄，脉细。拟苦寒坚阴法。

白头翁 6g　黄柏 6g　苦参 5g　秦皮 9g　炒银花 5g　甘草 3g

二诊：7 月 3 日。连服 2 帖怯寒解，腹痛缓，痢减。原方：去银花，加炒地榆 9g、煅牡蛎 15g、川连 1.5g。

三诊：7 月 5 日。痢大减，原方：加阿胶 9g。

案三

某男，35 岁

初诊：1999 年 1 月 19 日。病延八九月之久，初高热，手足散见细红点，疼痛，局部发热，经用抗生素治疗，发热控制，停用药物则手指又见出血点（先疼痛，再发烫，继而出红点），午后又发热，西医诊断：亚急性感染性心内膜炎（链球菌）。近日又现脓血便，头颈痛，顷察舌苔薄，脉象弦数。姑拟一方，观其进退再商。

干葛根 10g　川连 5g　银花 10g　丹皮 6g　白头翁 15g　赤芍 10g　紫花地丁 30g　生甘草 6g　人中白 6g

二诊：1 月 23 日。头颈痛定，脓血便止。脉弦不数，舌苔薄黄。药证尚合，拟方续治。

干葛根 10g　白头翁 15g　丹皮 6g　赤、白芍各 10g　紫花地丁 30g　川连 5g　银花 10g　七叶一枝花 12g

三诊：1 月 26 日。近来临床无明显不适，饮食二便正常，精神尚可。舌苔薄黄，脉弦有力。拟方续治。

干葛根 10g　白头翁 15g　川连 4g　丹参 12g　紫花地丁 30g　七叶一枝花 15g　银花 10g　广木香 5g　生甘草 5g

不 寐

案一

某女，成人

初诊：7月19日。睡眠不安，神烦头疼，常于睡中哭醒，或号叫而起，口渴，频欲饮水。舌苔黏黄，脉细滑。拟按痰热扰心治。

法半夏三钱　橘红三钱　炒枣仁四钱　远志肉三钱　淡竹叶二钱　川连一钱　竹茹四钱　知母二钱　浮小麦三钱　珍珠母一两

另：琥珀末三分，卧前服。

二诊：7月23日。连服3帖，诸症渐平，后加秫米，数帖而安。

案二

某女，32岁

初诊：1961年9月25日。惊骇之后遂心悸失眠，合目则梦，延已数月。前医虽投安神镇静、大补之剂，病情依然如故。舌苔浮灰，脉细滑。从痰热、心胆气虚入手调治，温胆汤加味。

法半夏三钱　陈皮一钱半　枳壳一钱半　甘草五分　竹茹三钱　柏子仁三钱　丹参二钱　熟地二钱　茯苓、神各三钱　合欢花一钱半　生姜三片　珍珠母八钱

另：磁朱丸三钱，睡前吞服。

二诊：9月27日。迭服2帖，睡眠颇安，已能入睡六七个小时。嘱服原方。

三诊：10月6日。守原方：加青龙齿五钱、南沙参三钱。

案三

某男，55岁

初诊：2006 年 10 月 6 日。心营不足，神不安舍，夜半易醒。苔薄黄，脉弦。

当归 10g　白芍 12g　远志肉 10g　柏、枣仁各 10g　黄芪 15g　五味子 6g　夜交藤 10g　茯苓、神各 10g　天、麦冬各 10g　珍珠母 24g

二诊：2006 年 10 月 25 日。睡眠尚可，头昏不胀。舌上苔薄，脉弦。拟方继续养心安神。

知母 6g　北沙参 12g　远志肉 6g　茯苓、神各 10g　丹参 12g　五味子 6g　夜交藤 12g　柏、枣仁各 15g　珍珠母 20g　天、麦冬各 10g

三诊：2006 年 11 月 1 日。睡眠改善，惊恐心悸。苔薄，脉弦。拟方继续调治。

知母 6g　丹参 12g　远志肉 6g　茯苓、神各 10g　五味子 6g　夜交藤 15g　柏、枣仁各 15g　珍珠母 30g　天、麦冬各 10g　龙、牡各 20g

案四

某男，25 岁

初诊：2007 年 3 月 23 日。经常失眠，头昏头晕，甚则头痛，有时腹胀，神烦，精神不振，病史长达 3 年之久，胃纳尚可。舌苔黏白，脉弦。神不安舍，痰湿内盛。

法半夏 6g　茯苓、神各 10g　橘红 6g　竹茹 10g　川连 5g　柏、枣仁各 15g　川朴 5g　枳壳 6g　炙远志 6g　夜交藤 12g　珍珠母 30g

二诊：4 月 2 日。睡眠改善，头痛亦轻，腹胀减。舌苔渐褪，脉弦。

紫丹参 12g　远志肉 6g　法半夏 6g　茯苓、神各 10g　竹茹 10g　川连 5g　川朴 5g　柏、枣仁各 15g　神曲 10g　夜交藤 12g　珍珠母 30g

案五

某女，35 岁

2007 年 10 月 19 日。失眠 8 年，入睡多梦，有时耳鸣。苔薄，脉细。心脾不足，血不荣心，神不安舍，夜不安寐。

党参 15g　白术 10g　黄芪 30g　当归 10g　远志 10g　川连 3g　柏子仁 15g　酸枣仁 15g　夜交藤 15g　五味子 6g　珍珠母 30g

案六

某女，29 岁

2007 年 9 月 14 日。多虑善恐，心胆气虚，痰热扰心。

法半夏 6g　橘红 6g　茯苓 10g　茯神 10g　竹茹 12g　川连 3g　枳壳 6g　柏子仁 12g　酸枣仁 12g　远志 10g　珍珠母 30g　甘草 5g

案七

某女，57 岁

2007 年 11 月 14 日。心情波动不定，以致失眠，心烦意乱，伴有头痛。苔薄黏，脉数不静。拟方缓图。

川芎 10g　香附 10g　郁金 10g　知母 10g　川连 3g　竹茹 15g　茯苓 10g　柏子仁 15g　茯神 10g　远志 10g　酸枣仁 15g　石决明 30g　夜交藤 15g　珍珠母 30g

案八

某女，57 岁

初诊：2011 年 7 月 8 日。多梦易醒，甚则彻夜无眠，虽经多方治疗，然鲜有疗效。察苔色黏黄，脉细弦。拟方缓图。

党参 15g　炙黄芪 30g　当归 10g　焦白术 10g　柏子仁 15g　炒枣仁 15g　远志 10g　天、麦冬各 10g　川连 3g　夜交藤 15g　生龙、牡各 18g　珍珠母 18g

二诊：7 月 15 日。服药后，初三、四日仍彻夜不眠，后几日每晚能入睡三四个小时。苔色黏黄，脉细。前方已效，宗原法加减续进。

党参 15g　炙黄芪 30g　当归 10g　五味子 5g　竹茹 15g　法半夏 10g　远志 10g　夜交藤 15g　川连 3g　橘红 10g　珍珠母 18g　龙、牡各 18g

头 痛

案一

某男，成人

初诊：1997 年 10 月 16 日。头疼延今 6 年之久，每发于午后。舌上苔薄，脉象细弦。此肝阴不足，风阳扰上所致，拟方滋肝阴、潜熄风阳。

生地 12g　山药 10g　钩藤 12g　全蝎 5g　白蒺藜 9g　白菊花 6g　牡蛎 24g　旱莲草 12g　石决明 24g

二诊：10 月 20 日。头疼已定，守方步进。

生地 12g　白芍 10g　桑叶 10g　钩藤 12g　白僵蚕 10g　全蝎 5g　菊花 6g　石决明 24g　山栀 6g

三诊：10 月 23 日。恙情稳定，暂守前法，调治巩固。

桑叶 10g　菊花 10g　山栀 6g　川芎 6g　二至丸 12g　白芍 10g　白僵蚕 10g　全蝎 5g　决明子 12g

四诊：10 月 27 日。头疼定，连日尾骶骨觉疼痛。舌苔薄，脉象细弦。拟方继续调治。

生地 12g　怀牛膝 10g　独活 6g　乳、没各 6g　延胡索 12g　补骨脂 12g　山药 15g　山萸肉 8g　骨碎补 12g

五诊：10 月 30 日。上症已平，迩来纳食不甘，食入䐜胀，舌苔薄少。拟方消运之。（方佚）

案二

某女，37 岁，汤汪街道

初诊：11 月 18 日。头左右两侧交替发作疼痛，痛甚则吐，目胀耳鸣。舌苔黏黄，脉象细弦。

钩藤 12g　明天麻 12g　石决明 24g　白芍 10g　川芎 6g。

二诊：11 月 26 日。头痛未止，苔黏黄。依前法步进。

钩藤 15g　天麻 12g　石决明 24g　冬桑叶 10g　菊花 6g　炒黄芩 5g　山栀 5g　白芍 10g　龙胆草 6g　甘草 5g

三诊：12 月 7 日。昨天偏左头疼不止，至今始渐定。苔黏，脉细弦。拟方续治。（应加用全蝎 5g 治疗，因价贵，暂缓用）

桑叶 10g　僵蚕 10g　菊花 6g　石决明 24g　白芍 10g　生地 12g　炒黄芩 5g　山栀 6g　钩藤 12g

四诊：12 月 12 日。头痛未止，舌苔黏黄。依前法，损益进治。

柴胡 5g　抚芎 5g　炒黄芩 5g　白附子 10g　全蝎 5g　僵蚕 10g　钩藤 12g　石决明 24g　杭白芍 10g　菊花 6g

五诊：12 月 18 日。头痛好转，苔薄，脉弦细。拟方续治。

生地 12g　白芍 10g　桑叶 10g　菊花 6g　钩藤 15g　炒黄芩 5g　石决明 24g　刺蒺藜 12g　川芎 6g

案三

某女，36 岁

初诊：2018 年 8 月 13 日。偏头痛在右一侧，病延七八年之久。苔薄黄，脉细弦。此属肝热化风，拟方清热平肝，熄风止痛。

桑叶 10g　钩藤 12g　菊花 6g　川芎 6g　白芍 10g　炒黄芩 6g　白僵蚕 10g　全蝎 6g　石决明 30g

二诊：8 月 21 日。迭服 7 帖，头痛 3 次，有一次较重。舌红苔黄，脉弦略数。暂从原方：加山栀 5g、川连 3g。

三诊：8 月 28 日。药后头痛不作，睡眠欠佳。薄苔已褪，舌边尖红，脉弦。宜守原方再进，防止复作。

桑叶 10g　钩藤 10g　炒黄芩 6g　川连 3g　白芍 10g　白僵蚕 10g　全蝎 6g　柏、枣仁各 10g　夜交藤 20g　天麻 10g　生龙、牡各 15g

四诊：9 月 4 日。头痛至今未再作，夜寐欠佳。拟方调理巩固。

桑叶 10g　川芎 5g　炒黄芩 5g　白芍 10g　钩藤 12g　全蝎 5g　五味

子 5g　决明子 12g　生龙、牡各 15g　柏、枣仁各 12g

中　风

案一

某女，71 岁

初诊：1961 年 9 月 26 日。口眼向右㖞斜，少腹时有气上冲。苔薄白，脉象弦。此足厥阴与冲脉并病，拟方兼调。

桑叶络　菊花　决明子　钩藤　炙僵蚕　白芍　台乌片　全蝎　上沉香

二诊：9 月 30 日。迭服 2 帖，气已不上冲，腹部亦较松软。守原方：加石决明，去台乌片、沉香。

三诊：10 月 3 日。症状好转，守原方：加白附子、生地、鸡血藤、草决明。

四诊：10 月 7 日。口眼渐正，肝脉尚强。守原方：加龙胆草、川芎。

五诊：10 月 10 日。口眼已正，守原方调理数日而平。

案二

某女，成人

初诊：1962 年 6 月 26 日。口眼㖞斜延日已久，面部经络时麻痛。苔白，脉弦缓。拟方平肝熄风，佐以疏络。

桑叶络　白蒺藜　全蝎　钩藤　络石藤　鸡血藤　白芍　炙僵蚕

二诊：6 月 29 日。口㖞渐正，白昼目糊。循法调治。

白蒺藜　桑叶络　蝉衣　防风　鸡血藤　炙僵蚕　全蝎　白芍　桑枝

三诊：7 月 2 日。口歪已正，颊肿已消，或感头重面痛，入暮时无力。

法半夏　炙南星　僵蚕　白蒺藜　桑络　丝瓜络　桑枝　防风　全蝎　薏苡仁　荷叶蒂

数剂症平。

案三

某男，68 岁

初诊：1999 年 1 月 5 日。去年 10 月下旬某日，忽然语言謇涩，进而神志失常，失眠，口眼左㖞，有时尿失禁，先后治疗月余。目前神志未清，思维反应迟钝，吐词尚清。舌红多裂纹，上布薄苔，脉弦。此肾水不足所致，木失滋涵，肝热化火生风，致蒙清窍，拟方调治。

山萸肉 9g　远志 6g　陈胆星 6g　生、熟地各 12g　石菖蒲 9g　丹参 12g　法半夏 9g　云苓 9g　五味子 5g　橘红 9g　麦冬 9g

二诊：1 月 11 日。思维反应明显好转，已能识人。拟方续治。

熟地 12g　山萸肉 6g　远志肉 6g　石菖蒲 6g　陈胆星 6g　白附子 10g　丹参 12g　川郁金 6g　法半夏 9g　橘红 6g　枳壳 6g

案四

某男，70 岁，杨庙镇

初诊：12 月 9 日。月前忽语言謇涩，身乏力，近来症情稍好转。苔薄黏，脉细。此中于风（内风）。

法半夏 10g　云苓 10g　陈胆星 6g　丹参 12g　远志肉 6g　桃仁 6g　枳壳 6g　川郁金 10g　怀牛膝 12g　红花 6g

二诊：12 月 15 日。语言吐词渐清，依前法步进。

紫丹参 12g　远志肉 6g　茯苓 10g　法半夏 10g　陈胆星 6g　枳壳 6g　旋覆花 6g　红花 6g　桃仁 6g　白附子 10g

三诊：12 月 23 日。吐词已清，行走较有力。苔黏泛黄，脉细。守前法续进。

四诊：1 月 20 日。语言吐词已清，行走仍感乏力，进食梗阻，胃镜检查：食道中段均为坏死组织。目前进食尚少，舌苔根部黏，脉象细。拟方续进。

黄药子 12g　石见穿 15g　半枝莲 30g　当归 10g　黄芪 20g　陈胆星

6g　秦艽 12g　木瓜 10g　远志肉 6g　法半夏 10g。

案五

某女，78 岁

初诊：12 月 23 日。中风失语，右半身不遂，口角左歪，病已半月。苔黏白，脉弦滑。拟方速图。

熟地 12g　远志肉 6g　陈胆星 5g　白附子 10g　僵蚕 10g　全蝎 5g　法半夏 10g　丹参 12g　橘红 5g　石菖蒲 15g　钩藤 12g

二诊：12 月 28 日。吐词不清，此痰阻舌根也。拟方涤痰启语。

紫丹参 12g　陈胆星 5g　僵蚕 10g　法半夏 10g　橘红 5g　枳壳 5g　桑寄生 12g　桃仁 6g　远志肉 6g　秦艽 12g　络石藤 15g　石菖蒲 6g

三诊：1 月 6 日。扶持已能移步，语言吐词不清。脉滑且数，苔黏白。拟方续治。

丹参 12g　远志肉 6g　白附子 10g　陈胆星 6g　法半夏 10g　橘红 6g　竹茹 10g　枳壳 6g　桑寄生 12g　伸筋草 15g　石菖蒲 6g

四诊：1 月 13 日。舌苔黏白厚浊，痰浊尚重，语言吐词不清。拟方续治。

紫丹参 12g　法半夏 10g　橘红 6g　白附子 10g　石菖蒲 6g　川厚朴 6g　石决明 20g　远志肉 6g　陈胆星 6g　枳壳 5g　炒莱菔子 10g　茯苓、神各 10g

案六

某男，81 岁

初诊：12 月 24 日。上月 12 日，忽然语言謇涩，脑梗死，偏左上下肢活动不便，经西医治疗 1 个月，目前语言吐词仍不清，上肢手臂可上抬，手指可屈伸，但无力，足履步不便，易跌仆。舌苔黏，脉弦，频频止歇。拟方暂先涤痰启语。

紫丹参 12g　远志肉 6g　陈胆星 6g　法半夏 12g　橘红 6g　桑寄生

12g　怀牛膝12g　石菖蒲6g　山萸肉9g　熟地12g　瓜蒌仁12g

二诊：12月29日。吐词渐清，行走较稳。

紫丹参12g　远志肉6g　法半夏12g　陈胆星6g　桑寄生12g　伸筋草9g　橘红6g　秦艽9g　鸡血藤15g　络石藤15g　木瓜9g

淋　证

案一

某女，62岁

初诊：8月14日。慢性肾病，迁延两年之久，蛋白（+++），经常浮肿。舌苔黏白，脉细。拟方缓图。

熟地12g　怀山药15g　肉桂5g　制附片12g　云苓12g　芡实9g　金樱子9g　车前子12g　黄芪30g　泽泻9g　山萸肉9g

二诊：8月19日。肿大消，舌淡苔白，脉细缓。拟方缓图。

熟地12g　怀山药15g　黄芪30g　云苓12g　肉桂5g　车前子12g　泽泻9g　芡实9g

三诊：8月26日。至暮下肢轻肿，纳谷正常。苔黏，脉细。拟方续治。

熟地12g　怀山药15g　云苓12g　车前子12g　芡实12g　炙黄芪15g　肉桂5g　泽泻10g　制附片10g　金樱子12g

案二

某女，25岁，双桥

初诊：1998年8月7日。慢性肾炎，住邗江医院月余，症状好转后出院，尿蛋白（++），现复查尿蛋白（+），小溺较频，腹以下觉痛。舌质光红，苔白根黏，脉细。拟方从补肾扶脾摄精入手调治。

怀山药15g　熟地12g　覆盆子12g　五味子5g　金樱子9g　云苓9g　粉芡实9g　桑螵蛸12g　炙黄芪15g　六月雪12g

二诊：8 月 14 日。尿蛋白检测在（ + ）与（ ++ ）间波动。舌苔薄黏，舌光红，尿频，脉细。拟方续治。

丹皮 6g　怀山药 12g　银花 6g　生、熟地各 12g　芡实 9g　金樱子 9g　黄芪 15g　山栀 5g　泽泻 9g　六月雪 10g　云苓 9g　甘草 3g

三诊：8 月 21 日。临床唯尿次偏多，无特殊不适。尿常规检测蛋白（ + ），余（ - ）。舌正红，苔白，脉细。拟方益气补肾摄精入手，缓图。

熟地 12g　怀山药 12g　云苓 9g　党参 12g　黄芪 15g　覆盆子 9g　五味子 5g　金樱子 9g　桑螵蛸 12g　芡实 9g　泽泻 9g

三诊：8 月 28 日。尿次渐正常，腹痛也渐止，尿检蛋白（ + ），余（ - ）。苔黏白，脉细。拟方续治。

熟地 12g　山萸肉 6g　六月雪 10g　芡实 12g　云苓 10g　金樱子 15g　怀山药 15g　车前子 12g　黄芪 15g　丹皮 5g　银花 6g

四诊：9 月 4 日。月经适至，色量均正常，腹部微痛。舌红，苔白，脉细。拟方续治。

怀山药 15g　丹皮 5g　泽泻 6g　生、熟地各 12g　炙黄芪 15g　芡实 12g　萹蓄 12g　金樱子 15g　六月雪 10g　生白芍 6g

案三

某女，35 岁

初诊：6 月 18 日。患肾结石，尿红刺痛，右侧腰股痛，腰不能直。

飞滑石 12g　冬葵子 12g　石韦 15g　车前子 12g　萹蓄 12g　生甘草 5g　延胡索 12g　海金沙 12g

二诊：6 月 22 日。服药 3 日后下午 5 时排石，大小为黄豆略大，色不黑不灰，腰痛遂止。

案四

某男，26 岁

1998 年 7 月 2 日。输尿管结石，尿频疼痛。舌苔黏黄，脉弦。拟方利尿排石。

飞滑石 12g　冬葵子 12g　金钱草 30g　车前子 12g　木通 6g　萹蓄 12g　台乌片 6g　海金沙 12g　石韦 12g

第 6 日排石。

案五

某女，33 岁

初诊：4 月 15 日。病延 7 日，尿数刺痛带血，头昏口苦欲吐。舌苔黏黄，脉象弦数。拟方权先清利下焦湿热。

海金沙三钱　山栀二钱　大蓟三钱　飞滑石四钱　甘草梢二钱　川柏二钱　木通一钱半　车前子三钱　生蒲黄二钱　小蓟三钱

二诊：4 月 16 日。尿数刺痛均减，寒热不清，口苦头疼。苔黄，脉弦数。更方和解清热达邪。

柴胡二钱　炒黄芩二钱　法半夏三钱　桑叶三钱　菊花二钱　山栀二钱　竹茹三钱　小蓟三钱　大蓟三钱　甘草梢二钱　干杷叶三钱

三诊：4 月 17 日。T：39.5℃。寒热往来，口苦胸闷，渴不喜饮，不思食，汗多。苔厚腻，脉弦数。湿热之邪，内阻少阳，拟方清化湿热，和解达邪。

大豆卷四钱　柴胡三钱　炒黄芩二钱　山栀二钱　白蔻仁八分　茵陈三钱　杏仁二钱　薏苡仁四钱　法半夏二钱　木通二钱　荷叶一角

四诊：4 月 18 日。T：39.4℃。寒热不清，今日月经又来潮。舌红苔黏，脉弦滑数。原方：去白蔻仁、木通、荷叶，加青蒿三钱、赤芍二钱。

五诊：4 月 20 日。寒热不清，至夜热甚，神志昏蒙，白天神清，渴喜凉饮。舌苔黏黄。湿热尚重，拟方继续清化。

藿香二钱　青蒿三钱　薄荷一钱　大豆卷三钱　法半夏三钱　白蔻仁一钱　川朴八分　炒黄芩一钱半　川连三分　丹皮一钱半　红花二钱　六一散三钱　通丝八分

六诊：4 月 21 日。T：38.2℃。经净，神清，身热递降，苔布黏黄，口苦，渴不喜饮，午后仍有寒热，脉弦略数。守前法，去丹皮、白蔻仁，加柴胡二钱、神曲三钱、晚蚕沙四钱，川连加二分。

七诊：4 月 23 日。T：37.5℃。寒热渐退，仍不思食，舌苔黏黄。余邪未尽，拟方续进。

藿香梗二钱　茵陈二钱　大豆卷三钱　神曲三钱　白蔻仁八分　炒黄芩一钱半　通丝八分　六一散三钱　荷叶一角

服 2 帖，热清苔化，安。

案六

某女，42 岁

2011 年 6 月 1 日。去年 10 月持续高热月余，用激素退热，月余后出现鼻端红斑，手指关节疼痛、肿胀，诊断为系统性红斑狼疮性肾炎，查 ESR（+）、RA（+）、隐血（++）。顷察苔黏微黄，脉细偏数。拟方缓图。

生地 12g　熟地 12g　丹皮 6g　炒山栀 6g　仙鹤草 15g　桂枝 10g　生石膏 25g　茜草根 12g　白茅根 30g　大、小蓟各 15g　生甘草 3g

癃　闭

某男，62 岁，泰州路 262 号

初诊：1992 年 4 月 5 日。今午小溺涓滴难解，腹胀而坚，少腹痛苦之至，坐卧不宁，当时无法可施，先以葱叶热锅上炒后，以纱垫轻覆在膻中。苔白，口干，脉弦滑。

台乌药 6g　萹蓄 10g　木通 5g　飞滑石 12g　川牛膝 12g　茯苓 15g　生军 6g　车前子 12g　炙升麻 5g　山栀 6g

二诊：4 月 7 日。服药后两小时小溺得通，腹部胀坚之感遂失。苔白，脉滑，小溺频出尚畅。拟方续治。

小蓟 10g　生甘草 10g　山栀 5g　飞滑石 12g　台乌药 6g　大腹皮 10g　萹蓄 10g　车前子 12g　通丝 4g　土茯苓 15g　海金沙 12g

遗　尿

某女，51 岁

初诊：3 月 29 日。素体阳盛阴虚，头常昏晕，白天小便正常，每至傍晚则小便失约，延已年余。近来加重，前医据此，诊为气虚，服参、芪等药无效，形神虚甚。舌质红，脉细。拟从滋阴固肾入手。

生地 12g　熟地 12g　山药 15g　甘草 5g　山萸肉 10g　五味子 5g　覆盆子 12g　桑螵蛸 12g　益智仁 9g　女贞子 12g　丹皮 6g　知母 6g　生牡蛎 18g

二诊：4 月 7 日。连服 5 帖，肾气已固，小便失控现象已消失，不时仍头昏。原方：去女贞子、牡蛎、益智仁，加菊花 6g、决明子 12g、沙苑子 12g

连服数帖，诸症皆平。

水　肿

案一

某女，37 岁

初诊：1962 年 8 月 15 日。赤足下水后，右足遂作肿，迄今月余不消，局部并觉酸痛。舌苔黏白，脉象弦滑。此属水湿淋肿，拟方利湿消肿。

薏苡仁三钱　川牛膝三钱　木防己三钱　木瓜三钱　苏叶二钱　泽泻三钱

二诊：8 月 16 日。肿大消，原方：加红饭豆五钱。

三诊：8 月 17 日。肿尽消，安。

案二

某男，57 岁

初诊：1963 年 12 月 18 日。2 月以来，饮食日减，每食即胀，上嗳下泻则松。近旬以来，忽然周身漫肿，气亦欠平，腹部叩之声实，按之如泥，不随手起，尿少。苔白，脉细乱，徐疾不常。参合脉症，当责之脾气虚弱，运化无权，水湿停蓄，加之肺气失宣，膀胱气化失常，水气浸渍，浸溢肌肤。拟方宣肺利气，运脾渗湿。

紫菀　紫苏　杏仁　大腹皮　川朴　炒青皮　茯苓　茅、白术　猪苓　泽泻　广木香　二丑末

二诊：12 月 20 日。病情无明显变化，守原方：去二丑，加砂仁、神曲、煨草果仁、木香。

三诊：12 月 21 日。肿略消，尿仍不多，肺气壅塞，水之上源不通。更方以消肺气之壅。

杏仁　苏叶　苏子　香附　桑皮　生白术　茯苓　炒莱菔子　陈皮　砂仁　炒葶苈子

四诊：12 月 23 日。守原方：加五加皮、大腹皮。

五诊：12 月 24 日。小便畅通，肿势渐消。病久宜少佐血分药，加黄郁金、桃仁。

六诊：12 月 25 日。服药后一夜行 9 次小便，心颇嘈杂，然水肿大消。此缘肺气畅而膀胱气化正常，佳兆也。脉象转弦，水去之故也。

杏仁　桔梗　桑皮　大腹皮　茯苓　桃仁　砂仁　苏子　五加皮　黄郁金

七诊：12 月 28 日。肿尽消，拟方善其后。

黄郁金　杏仁　桔梗　陈皮　香橼皮　冬瓜仁　砂仁　白蔻仁　茯苓

案三

某男，成人

初诊：5 月 7 日。肿病屡发，半身以下俱肿，手按如泥，肤薄而亮，小便极少，且有热感。苔黄，脉细。拟方泻肺利尿消肿。

升麻　牛膝　知母　车前子　桑皮　泽泻　杏仁　薏苡仁　大腹皮　蚕

沙　炒莱菔子

二诊：5 月 15 日。连服 3 帖，肿消几净。

案四

某男，成人

初诊：1962 年 9 月 14 日。半月前左腿患湿热流火，腿后作肿，渐及面部。从湿热治疗。

防风　防己　苏叶　金铃皮　薏苡仁　槟榔　苦参　炒车前子　川柏　广木香　川牛膝　二丑末

二诊：9 月 15 日。肿始于下肢，渐及头面，按之没指，小便不多。苔黄，脉弦。拟方导利。

紫背浮萍　泽泻　车前子　大、小蓟　海金沙　生地　晚蚕沙　瞿麦　川柏

三诊：9 月 17 日。肿大消，守原方：去川柏、大蓟。

四诊：9 月 20 日。肿尽消。

案五

某女，成人

初诊：1983 年 8 月 28 日。面肢浮肿，延今 3 日。苔黏，脉浮缓。拟从风水治。

炙麻黄 4g　杏仁 6g　苏叶 10g　云苓 10g　焦白术 10g　泽泻 6g　甘草 3g　陈皮 5g

二诊：8 月 31 日。连服 2 帖，并未得汗，肿已尽消。面色萎黄，唇口不荣。脾营素亏之体，易方补益培本。

太子参 10g　焦白术 10g　云苓 10g　当归 10g　炙黄芪 10g　苏叶 6g　陈皮 5g　红枣 5 个　甘草 5g

龄按：浮肿，半身以上，宜发汗。

案六

某男，60岁，邵伯南摆渡人

1993年6月12日。头昏欲仆，行走脚颤，不能迈步，薄暮腿淋肿。苔薄，脉弦，歇止频频。病延年余，诸医治之皆罔效。据症参脉，显系阳虚挟饮之证，拟真武汤温阳化饮，以散水气。

制附片12g　焦白术10g　云苓15g　白芍10g　黄芪15g　生姜2片

先后服上方十帖，已能迈步行走。

结　胸

案一

徐某，女，30岁，杨庙人

初诊：1962年3月12日。T：38.7℃。病延40余日，初病寒热旬日，后但热不寒，脘胁疼痛拒按，口干喜饮。脉浮滑数。从结胸治。

法半夏二钱　川连三分　瓜蒌仁三钱　赤芍一钱半　干薤白二钱　炒黄芩三钱　青蒿一钱半　荷叶一角

二诊：3月13日。T：37.5℃。身热挫降，脘痛轻减，右胁疼痛依然。守原方：加枳壳一钱半、柴胡一钱半、金铃皮三钱。

三诊：3月14日。T：38.0℃。脘痛止，胁痛不减，以手触之极硬，连于脐部。舌滑无苔，舌质红，脉象滑数，渴饮。当责之久病气血瘀滞。

柴胡二钱　桃仁三钱　红花二钱　三棱三钱　莪术二钱　赤芍二钱　金铃皮三钱　生地三钱

四诊：3月16日。T：37.8℃。症状不减，瘀血不去。原方：加生军三钱，琥珀末五分吞服。

五诊：3月17日。T：37.2℃。痛定热退，渴蠲。原方：加血竭五分、乳、没各二钱。

六诊：3 月 19 日。诸症皆平，硬块显著缩小，瘀血渐去。守原方：加鳖甲胶五钱，去莪术。

七诊：4 月 11 日。守方调理。

生地四钱　川郁金一钱半　赤芍二钱　生军三钱　血竭五分　金铃皮一钱半　丹参三钱　桃仁二钱　丝瓜络三钱　炙鳖甲八钱

八诊：4 月 19 日。痞块尽消，后以复肝丸调理善后。

案二

某女，23 岁

初诊：1991 年 11 月 3 日，晚 7 时诊。受惊，痰热内扰心胆，神志恍惚，由宁返扬，加之饮食杂进，遂发高热。住邗江医院数日，身热降而不清，脉数不静，腑气六七日未通，矢气连连，进果导、甘油导便，皆不果。胃脘满闷，按之痛，大腹按之亦痛。舌苔黏浊，脉象数，按之有力。此痰热互结，积滞成实，非下夺，病不能去，选小陷胸合小承气汤。

法半夏 10g　瓜蒌仁 12g　川连 3g　炒黄芩 5g　枳实 6g　川朴 5g　生军 10g

二诊：11 月 5 日。连服 2 帖，腑气畅通，下燥矢七八枚，脘痛已失。舌苔中心渐褪。而每至午后，怯寒发热，干呕口苦，脉象弦数。邪从阳明进入少阳，拟和解达邪，清化湿热。

青蒿 10g　柴胡 5g　茵陈 10g　大豆卷 10g　藿香 5g　川朴 4g　白蔻仁 5g　杏仁、薏苡仁各 10g　法半夏 10g　黄芩 5g　六一散 12g

三诊：11 月 7 日。连服 3 帖，苔垢尽褪，寒热已清，脉象转平。拟方清化余邪。

青蒿 6g　炒黄芩 5g　藿香 5g　瓦楞子 12g　枳壳 5g　法半夏 6g　橘红 5g　炒冬瓜仁 12g　茯苓、神各 10g

胸　痹

案一

某男，70 岁

2007 年 6 月 25 日。胸痹气短，动则喘甚，苔白，脉结代。肺心俱病，肺气虚，胸阳不振，拟方缓图。

川桂枝 10g　丹参 15g　法半夏 6g　干薤白 10g　瓜蒌仁 12g　檀香 6g　黄芪 30g　潞党参 15g　五味子 6g　苏子 6g

案二

某男，34 岁

初诊：2007 年 10 月 31 日。时有胸闷，频频嗳气，已有两年之久。舌苔薄白，脉之两手皆细，时有歇止。此心阳失旷，阴浊之邪上潜阳位，拟方通阳、化浊、宣痹。

桂枝 10g　干姜 6g　茯苓 10g　瓜蒌仁 12g　法半夏 6g　檀香 6g　佛手 6g　干薤白 10g　甘草 5g

二诊：11 月 14 日。胸闷嗳气减少，脉细调匀。拟方继续调治。

桂枝 10g　藿梗 6g　苏梗 6g　瓜蒌仁 12g　黄芪 30g　佛手 6g　法半夏 10g　干薤白 10g　檀香 6g　丹参 12g

案三

某女，80 岁

胸痹气短，动则加剧，延已四五年。下肢浮肿，入暮益甚，畏寒，四肢逆冷，纳谷不香，食后胀闷且痛，二便不畅。苔薄，口干不欲饮，脉象极细。近加咳嗽，夜难平卧。证属心气不足，心阳不振。拟方通阳化浊宣痹。

桂枝 10g　法半夏 6g　瓜蒌仁 12g　干薤白 10g　制附片 10g　黄芪

15g　丹参 12g　檀香 5g　远志肉 6g　泽泻 6g　火麻仁 12g　茅术 5g　枳壳 5g

案四

某男，69 岁

2007 年 11 月 14 日。胸痹证，一时病发，则气喘不足用，数分钟即过。苔薄稍黏，脉促。拟方温阳、化浊、宣痹。

桂枝 10g　丹参 12g　法半夏 16g　瓜蒌仁 12g　檀香 6g　黄芪 30g　干薤白 10g　潞党参 15g　石菖蒲 10g　远志肉 6g

案五

某女，70 岁

初诊：2019 年 1 月 18 日。胸闷心慌气短，心悸难受。苔黏，脉细缓。拟方益气宁心、通阳宣痹。

潞党参 15g　黄芪 30g　丹参 12g　柏、枣仁各 15g　瓜蒌仁 12g　桂枝 10g　法半夏 6g　茯苓、神各 10g　檀香 6g　干薤白 10g　五味子 5g　煅龙、牡各 20g

二诊：5 月 24 日。心慌乏力，夜醒口干。舌苔黏而泛黄，脉象细缓无力。拟方缓缓图之。

紫丹参 12g　柏、枣仁各 15g　远志肉 6g　五味子 6g　麦冬 12g　潞党参 15g　黄芪 30g　桂枝 10g　制附片 10g　茯神 12g　甘草 8g

案六

某女，35 岁

初诊：2019 年 3 月 16 日。胸痹气短，时欲太息，面色无华，舌苔黏白，脉象细缓。拟方温阳、益气、宣痹。

桂枝 10g　丹参 12g　黄芪 30g　潞党参 15g　法半夏 10g　檀香 5g　当归 15g　瓜蒌仁 12g　干薤白 10g　川郁金 10g

二诊：2019 年 4 月 3 日。气机渐畅，症状大减，偶尔不适。舌质淡，舌苔黏白，脉缓。拟方继续调治。

桂枝 10g　法半夏 6g　瓜蒌仁 12g　干薤白 10g　丹参 10g　香橼皮 6g　潞党参 15g　柏、枣仁各 12g　黄芪 30g　檀香 5g　甘草 5g

消　渴

案一

某男，44 岁

初诊：1998 年 5 月 14 日。患糖尿病，口渴多饮、多尿消瘦。苔黏黄，脉细。

知母 10g　生石膏 30g　天花粉 15g　天冬 12g　麦冬 12g　石斛 15g　覆盆子 9g　五味子 6g　薏苡仁 12g　芦根 30g

二诊：5 月 18 日。糖尿病 2 月余，查尿酮（+），尿糖（++++），渴饮多尿，症状已控制。舌根黏，脉细弦。

熟地 12g　山萸 9g　牡丹皮 6g　石斛 15g　车前子 9g　天冬 12g　麦冬 12g　天花粉 15g

三诊：5 月 22 日。病情已控制，守原方，续治。

生地 12g　五味子 6g　天花粉 15g　麦冬 12g　怀山药 15g　云苓 9g　知母 12g　丹皮 6g　泽泻 6g

四诊：5 月 27 日。空腹尿糖（–），临床症状消失，精神日增。舌苔黏，脉细。拟方继续调治。

知母 10g　生、熟地各 12g　丹皮 6g　天冬 12g　麦冬 12g　天花粉 15g　覆盆子 9g　北沙参 12g　云苓 9g　怀山药 15g

五诊：6 月 1 日。血糖已正常。

知母 10g　生地 15g　麦冬 12g　山药 15g　黄精 12g　泽泻 9g　北沙参 12g　五味子 5g

六诊：6 月 6 日。症平，拟方巩固。

知母 10g　生地 12g　麦冬 12g　天花粉 30g　山药 15g　山萸肉 6g　云苓 9g　五味子 6g　芦根 24g

案二

某女，成人

初诊：9 月 17 日。脘嘈易饥，项微粗。苔黏糙黄，脉象细滑。此中消病，痰热为患也，拟方缓图。

法半夏 9g　橘红 6g　竹茹 12g　枳壳 6g　芦根 15g　云苓 9g　川连 4g　瓦楞子 12g　甘草 3g

二诊：9 月 22 日。症平，拟方巩固，守上方续进，5 帖。

三诊：9 月 26 日。拟方善后。

法半夏 9g　橘红 6g　云苓 9g　石斛 15g　芦根 15g　竹茹 12g　枳壳 6g　川连 4g　甘草 3g

案三

某男，30 岁

初诊：1 月 11 日。渴饮多尿，消谷善饥，延已月余，形体消瘦达 40 斤之多（体重由 90 千克降至 65 千克）。舌红苔黄，脉细。拟方缓图。

知母 10g　生石膏 20g　天花粉 30g　芦根 30g　川连 4g　天、麦冬各 10g　覆盆子 12g　五味子 6g　石斛 12g

二诊：1 月 18 日。渴饮多尿症状控制，仍然善饥。舌红，苔黄腻，脉象细。拟方继续进治。

天花粉 30g　知母 10g　生石膏 30g　川连 5g　芦根 30g　山栀 6g　炒黄芩 6g　天、麦冬各 10g　生地 12g　石斛 15g

三诊：1 月 26 日。饥感稍控制（空腹血糖 11.2mmol/L），舌苔仍然黏黄，舌质红，脉细。步前法进治。

知母 10g　生石膏 30g　天花粉 15g　川连 4g　炒黄芩 6g　山栀 6g

天、麦冬各12g　芦根30g　生地15g

案四

某女，62岁

2011年7月18日。患糖尿病11年，虽服药治疗，血糖多在14mmol/L以上，善饥嗜食。苔薄黏微黄，脉滑。拟方缓图。

知母10g　生石膏24g　法半夏6g　橘红6g　竹茹15g　川连4g　山栀6g　天花粉30g　枳壳6g

案五

某男，44岁

2011年7月20日。服中药两个多月，血糖已降至6.4mmol/L，晨起口舌干苦，有时有饥饿感，乏力。舌苔黏黄，脉滑。仍用前法。

知母10g　天冬12g　麦冬12g　天花粉12g　石膏30g　川连4g　炒黄芩6g　山栀6g　芦根30g　竹茹15g　生黄芪30g

瘿　病

案一

某女，21岁

初诊：1998年7月6日。项粗目突，渴饮善饥，心悸。舌红，苔黏微黄，脉细略数。拟方缓图。

知母12g　川楝子10g　大贝母12g　柏、枣仁各15g　生牡蛎18g　玄参15g　生石膏30g　黄药子12g

二诊：7月11日。诸症悉减，脉亦渐静。原方：加夏枯草12g、芦根15g，减柏、枣仁。

三诊：7月16日。诸症皆平，唯出汗多，舌苔黏，脉数渐静。拟方续治。

石斛15g 五味子5g 茯苓、神各12g 连翘9g 知母9g 芦根15g 生牡蛎18g 大贝母12g 柏、枣仁各15g

四诊：7月21日。右目微突，手时摇，余皆平。舌红，苔黏，脉已平。拟方续治。

生龙骨18g 生牡蛎18g 大贝母12g 夏枯草15g 决明子12g 黄药子12g 茯苓、神各12g 珍珠母24g 远志肉6g 五味子5g

五诊：7月29日。诸症皆平，右眼微突，苔薄。拟方依法续治。

玄参12g 大贝母12g 龙骨18g 牡蛎18g 川楝子6g 黄连3g 决明子15g 夏枯草15g 菊花6g

案二

某女，26岁，秦川

初诊：1998年8月17日。甲亢已两年余。

玄参12g 大贝母10g 知母6g 龙、牡各15g 夏枯草12g 生石膏15g 黄药子12g 柏、枣仁各10g

二诊：8月24日。服药五帖，目胀减轻，乏力好转，手抖已轻，唯仍感心悸，颈粗。苔黏泛黄。拟方续治。

知母10g 生地12g 生石膏20g 柏、枣仁各10g 麦冬15g 大贝母10g 龙、牡各15g 石决明24g 玄参12g 夏枯草12g 黄药子12g

案三

某女，成人

初诊：1998年8月25日。单纯性甲状腺肿（特点：无任何甲亢临床症状），苔白，脉细，项粗。拟方缓图。

玄参12g 大贝母9g 黄药子9g 昆布12g 海藻12g 生龙、牡各24g 小青皮6g 柴胡6g

二诊：8月31日。病已年余，拟方续治。

玄参 12g　昆布 12g　海藻 12g　山慈菇 12g　猫爪草 30g　生牡蛎 15g　小青皮 6g　大贝母 12g　三棱 12g

痹　证

案一

某女，65 岁

初诊：2018 年 11 月 20 日。左腿疼痛，碍于行走，左手发麻，僵硬，屈伸不利，延始 10 余日。苔白，脉弦数。拟方从温经、益气、活血入手。

桂枝 10g　黄芪 30g　当归 15g　制川、草乌各 9g　红花 6g　威灵仙 15g　追地风 15g　制乳、没各 6g　怀牛膝 12g　伸筋草 15g　延胡索 12g　鸡血藤 20g

二诊：2007 年 12 月 10 日。风寒袭于太阳经，形寒，项背疼痛。苔薄，脉浮。拟方调治。

羌活 6g　防风 6g　桂枝 10g　葛根 10g　赤芍 6g　白芍 6g　甘草 5g　薄荷 5g　桑寄生 15g　秦艽 5g

案二

某女，57 岁

初诊：2007 年 11 月 7 日。患类风湿关节炎，手指关节、膝关节疼痛。舌苔根黏浊，脉细弦。拟方调治。

羌活 6g　独活 6g　制附片 10g　怀牛膝 12g　细辛 5g　鹿角片 10g　寻骨风 15g　青风藤 15g　乳香 6g　没药 6g　黄芪 30g　追地风 15g　延胡索 12g

二诊：11 月 16 日。关节疼痛大减。苔白，根部稍黏，脉象细弦。仍宗前法进治。

羌活 6g　独活 6g　干姜 6g　制川、草乌各 10g　怀牛膝 10g　鹿角霜

10g　炙麻黄 5g　青风藤 15g　寻骨风 15g　桂枝 10g　松节 10g　乳、没各 6g

三诊：12 月 3 日。关节疼痛已轻，近来头晕头痛。舌苔根心黏，脉象弦。拟方兼治。

羌活 6g　独活 6g　葛根 6g　钩藤 12g　乳香 6g　没药 6g　天麻 10g　石决明 24g　制川乌 10g　制草乌 10g　青风藤 15g　寻骨风 15g　威灵仙 12g

四诊：12 月 12 日。大病已愈，头晕轻微，连日阴雨，全身关节轻痛。苔白，脉象细弦。步原法进治。

羌活 6g　独活 6g　豨莶草 15g　威灵仙 12g　天麻 10g　钩藤 12g　青风藤 15g　寻骨风 15g　石决明 24g　法半夏 6g　焦白术 10g

案三

某女，60 岁

2007 年 12 月 5 日。患类风湿性关节炎，双膝下肢关节冷痛。舌苔薄白，脉细弦。拟方温经散寒、通痹止痛。

桂枝 10g　羌活 6g　独活 6g　制川乌 10g　乳香 6g　没药 6g　制草乌 10g　青风藤 15g　寻骨风 15g　细辛 5g　威灵仙 12g　延胡索 12g　松节 10g

痿　证

案一

某男，47 岁

初诊：去年高热后，左下肢痿废软弱无力，肌肉松弛，病延近年，暂从补益肝肾着手，佐以健脾。

熟地 12g　怀牛膝 12g　山药 15g　山萸肉 9g　川续断 9g　焦白术 9g

桑寄生 12g　丝瓜络 6g　络石藤 12g

二诊：连服 10 帖，患侧肌肉有力，步履与健侧相差不多。守原方：加潞党参 12g、补骨脂 9g。

案二

某女，56 岁

2006 年 11 月 15 日。寒湿痿证，右下肢酸麻胀痛，延已数月，肌肉痿痛，影响步履。舌淡苔白，脉弦。拟方温经散寒、益气通血络。

独活 6g　当归 12g　黄芪 30g　制川、草乌各 10g　细辛 5g　威灵仙 12g　鹿角片 10g　焦白术 10g　青风藤 15g　鸡血藤 15g

鹤膝风

某女，59 岁，汤汪镇

初诊：1999 年 1 月 1 日。左膝肿痛，屈伸不利，延已月余。苔黏，脉细。拟方从温经散寒，活血和络入手。

麻黄 5g　乳、没各 5g　干姜 10g　制川、草乌各 10g　威灵仙 12g　延胡索 12g　熟地 15g　白芥子 6g　鹿角霜 12g　松节 12g

二诊：1 月 6 日。肿势渐消，渐能伸屈，尚疼痛。药证已合，依法步进。

熟地 15g　干姜 10g　鹿角霜 10g　白芥子 15g　麻黄 5g　乳、没各 6g　松节 10g　延胡索 12g　威灵仙 12g　制川、草乌各 10g

三诊：1 月 24 日。病已愈。

转　筋

案一

某女，成人

初诊：1993 年 4 月 10 日。每至下半夜转筋，多至 10 多次，延来已久，近半月加剧。舌光无津，脉细。此阴津大伤，筋脉失养所致，拟方滋阴养液，舒筋和络为治。

炒白芍 15g　甘草 5g　木瓜 10g　伸筋草 12g　麦冬 10g　石斛 12g　鸡血藤 12g

二诊：4 月 13 日。迭服 3 帖，筋转已不作矣，腿足时麻木。营血津液俱不充足，拟方继续调治。

白芍 12g　甘草 5g　麦冬 12g　石斛 12g　当归 10g　鸡血藤 12g　木瓜 10g　红花 5g　知母 10g

三诊：4 月 19 日。阴伤，筋失润养而转筋，3 帖定，20 帖安。

案二

某女，60 岁

初诊：1998 年 5 月 8 日。津血不足，筋失润养，足时微麻，腿时拘挛。舌光无苔，脉虚大。拟方滋阴养血和络。

生地 12g　当归 10g　白芍 12g　甘草 5g　麦冬 12g　石斛 12g　木瓜 10g　甘杞子 12g　鸡血藤 12g

二诊：1999 年 2 月 11 日。双腿转筋，舌上无苔，夜醒口干，但不欲饮。脉象虚大，按之无力。津血衰少，筋失润养，拟方从滋阴养血入手调治。

生地 12g　麦冬 12g　石斛 12g　炒白芍 12g　木瓜 15g　甘草 5g　甘杞子 12g　伸筋草 15g

其他疾病

案一

某男，62 岁，甘泉镇

初诊；1998 年 8 月 6 日。病史 2 年，经常检查，均未获结果。症状：语言无力，口多黏涎，腿肢无力，坐立皆不稳，站立则人向后欲跌，稍不慎则易跌倒，胃纳和二便正常。舌苔黏白，脉象细弦。拟方权从气虚挟痰入手。

潞党参 15g　焦白术 10g　升麻 5g　柴胡 5g　炙黄芪 15g　法半夏 10g　云苓 10g　远志肉 6g　橘红 6g　陈胆星 5g

二诊：8 月 11 日。连进 5 帖，恙情暂无进退。舌苔黏白，脉象细滑。拟方续治。

潞党参 15g　焦白术 10g　云苓 10g　黄芪 15g　升麻 6g　法半夏 10g　白附子 10g　陈胆星 5g　远志 6g　甘草 6g

三诊：8 月 17 日。迭进补气涤痰之法，恙情暂无明显好转，唯黏涎已减少。舌苔黏白，脉细略滑。拟方续治。

潞党参 15g　白术 10g　远志 6g　云苓 10g　黄芪 15g　法半夏 10g　橘红 6g　陈胆星 6g　怀山药 12g　升麻 5g　泽泻 6g

四诊：8 月 24 日。喉中痰涎已少，语言仍无力，站立不稳。宜益气健脾补肾续治。

潞党参 15g　白术 10g　黄芪 15g　熟地 12g　山萸肉 6g　远志 6g　五味子 6g　云苓 10g　法半夏 10g　牛膝 10g　石菖蒲 6g

五诊：9 月 3 日。痰浊渐祛，语言无力，仍不能久立。苔薄，脉细。拟方继续调补。

潞党参 15g　白术 10g　黄芪 15g　云苓 10g　熟地 12g　五味子 6g　山萸肉 6g　山药 12g　牛膝 10g　陈胆星 6g　远志 6g

六诊：9 月 5 日。语言声音渐扬，余症同前。苔根薄黏，脉细。拟方续治。

潞党参 15g　焦白术 10g　黄芪 15g　远志肉 6g　陈胆星 6g　熟地 12g　怀牛膝 10g　补骨脂 12g　川断 12g　狗脊 12g　山萸肉 9g　五味子 6g

案二

某女，47 岁，甘泉镇

初诊：7 月 7 日。头为诸阳之首，独面部怕冷，此阳虚也。苔白，脉象细脉。拟方扶阳驱寒。

桂枝 10g　甘草 5g　制附片 12g　鹿角片 10g　淡均姜 10g

二诊：7 月 13 日。数日以来，面部怕冷现象未作。舌苔薄，脉象细缓，有时止歇。拟方续治。

桂枝 10g　制附片 12g　鹿角片 10g　淡均姜 10g　甘草 5g　细辛 3g

三诊：7 月 16 日。阳气渐复，面冷不作。仍循前法进治。

桂枝 6g　制附片 9g　鹿角片 10g　淡均姜 6g　甘草 5g　细辛 3g　防风 5g

四诊：7 月 21 日。汗出后，面部微觉冷。舌苔薄白，脉细弦。拟方续前调治。

桂枝 10g　黄芪 15g　制附片 12g　白芍 10g　甘草 5g　焦白术 10g　生地黄 12g　熟地 12g　柏、枣仁各 15g　生龙骨 18g　生牡蛎 18g

五诊：7 月 29 日。前症已平，如常。

案三

某男，成人

初诊：8 月 12 日。结膜炎，目红痒疼，反复迁延 2 个月，治之乏效。清晨多眵。苔黏浊泛黄，脉弦细。拟方缓图。

木贼草 12g　蝉衣 6g　赤芍 10g　羌、防风各 5g　密蒙花 10g　菊花 5g　白蒺藜 10g　冬桑叶 10g　红花 5g

二诊：8 月 28 日。病情逐渐好转，守方。

冬桑叶 10g　蝉衣 5g　赤芍 10g　密蒙花 10g　菊花 5g　石斛 12g　山栀 5g　连翘 6g　木贼草 12g　羌、防风各 5g

三诊：9 月 2 日。目痒进一步好转，舌苔黏泛黄。拟方续治。

蝉衣 4g　桑叶 10g　赤芍 6g　羌、防风各 5g　菊花 5g　木贼草 12g　密蒙花 10g　千里光 12g　山栀 5g

案四

某女，30 岁，甘泉镇

初诊：6 月 24 日。门齿、上下牙龈皆红肿出血，迁延 10 年之久，牙齿已开始松动。舌红苔薄黄，脉细数。拟方清泄阳明之热，缓缓图之。

生地 12g　野菊花 10g　紫花地丁 30g　丹皮 6g　川连 3g　六月雪 12g　生石膏 24g　芦根 15g　白茅根 15g　生甘草 5g

二诊：11 月 12 日。病情逐渐好转，守原法，损益进治。

生地 12g　野菊花 10g　墨旱莲 12g　紫花地丁 30g　白茅根 15g　芦根 15g　丹皮 6g　石斛 15g　茜草根 12g　生甘草 5g

三诊：11 月 25 日。牙龈出血已极少，牙龈尚红，热毒未清。

生地 12g　丹皮 6g　野菊花 10g　紫花地丁 30g　芦根 12g　银、翘各 6g　川连 3g　生石膏 20g　甘草 4g

案五

某女，30 岁

初诊：8 月 24 日。汗多畏风，苔白，脉细虚数。此属气虚，营卫不和，拟方调和营卫，益气以固表。

桂枝 10g　炒白芍 10g　甘草 5g　焦白术 10g　防风 5g　黄芪 30g　当归 10g　糯稻根 20g　浮小麦 15g

二诊：9 月 1 日。营卫和，汗出止，虽不畏风，仍感乏力，神倦嗜睡，脉细。气血俱呈不足，拟方继续调理。

潞党参 10g　黄芪 30g　焦白术 10g　桂枝 10g　当归 15g　炒白芍 10g　黄精 15g　浮小麦 10g

三诊：9 月 10 日。连服七帖，精神渐振，守原方出入再进。（方佚）

案六

某女，33 岁，泰安镇

1999年7月11日。哭泣太久，伤及声带，以致失音，发音嘶哑，至今四月余，症状未见好转。顷察舌苔薄，口干，并不欲饮，脉细。拟方滋阴润喉开音。

玄参12g　桔梗6g　诃子肉10g　麦冬10g　甘草5g　木蝴蝶4g　玉竹12g　射干6g　蝉衣5g

案七

某女，28岁，仪征市

梅核气，咽喉部有异物感，吐之不出，咽之不下，是为气痰凝结。

老苏梗10g　川郁金8g　昆布12g　川朴5g　法半夏10g　瓜蒌仁12g　云苓10g　枳壳5g　金果榄10g

案八

某女，43岁，平山乡

初诊：1998年8月29日。患红斑狼疮年余，状像冻疮，布于面部、手部，不疼不痒，易损及脏器，不能直接日照。近来面部仍散见小疮，手部疮已消。舌正红，苔黄，脉细。治宜补肝肾兼解毒，拟方缓图。（现仍服强的松3片/日，属自身免疫力低下引起）

云苓10g　丹皮5g　山萸肉6g　旱莲草12g　山药15g　泽泻6g　紫花地丁30g　野菊花6g　生、熟地各12g

二诊：9月4日。病情尚稳定，疮色转淡。苔薄黄，舌尖红，脉象细。拟方续治。

生、熟地各12g　山药12g　山萸肉6g　甘杞子12g　女贞子10g　丹皮5g　紫花地丁20g　墨旱莲12g　紫草10g　野菊花5g　生白芍6g

三诊：9月10日。临床无任何不适，唯出汗较多，面疮已淡。舌苔薄白，脉细。步前法出入，缓缓图之。

生、熟地各12g　丹皮6g　紫花地丁15g　怀山药12g　赤、白芍各6g　首乌9g　墨旱莲12g　女贞子9g　六月雪12g　云苓9g

四诊：9 月 16 日。面疮已极淡，夜来多汗。苔薄，脉细。拟方续治。

生、熟地各 12g　山萸肉 6g　丹皮 6g　川柏 5g　龙、牡各 15g　首乌 12g　紫花地丁 30g　黄芪 15g　旱莲草 12g　女贞子 12g

五诊：10 月 14 日。面疮极淡，汗出亦止。舌红，苔薄黄，脉细。步前法。

生、熟地各 12g　丹皮 6g　山药 15g　紫花地丁 30g　山萸肉 9g　野菊花 10g　银花 10g　赤芍 6g　生白芍 6g　山栀 5g

案九

某女，62 岁

1999 年 2 月 25 日。左耳蝉鸣延已年余，耳鸣重时引起头晕。苔薄，脉细弦。拟方滋肾平肝。

生、熟地各 12g　山萸肉 9g　女贞子 12g　甘杞子 12g　旱莲草 12g　灵磁石 30g　丹皮 5g　泽泻 5g　石决明 24g

案十

某男，72 岁

2008 年 1 月 4 日。复发性口腔溃疡，糜破疼痛，延已年余。苔黄，脉滑。拟方清泻心胃之火。

生地 15g　淡竹叶 6g　川连 5g　麦冬 12g　山栀 6g　六月雪 10g　芦根 20g　生石膏 20g　生甘草 5g

案十一

某女，55 岁

2008 年 1 月 21 日。经常牙龈出血，牙周红肿，口腔异味。苔色浮黄，脉细弦。拟方清泻脾胃之火。

藿香 6g　川连 5g　丹皮 10g　生石膏 25g　芦根 20g　野菊花 10g　紫花地丁 30g　茜草根 15g　白茅根 20g

案十二

某男，33 岁

2007 年 9 月 14 日。初高热胸痛，经查左胸积水，拟诊胸膜炎，已抽水两次，身热已清。苔薄黏，脉细滑。拟方缓图。

旋覆花 10g　茯苓 15g　桔梗 10g　甜葶苈子 15g　甘遂 6g　大枣 7 个

妇科医案

月经病

案一

某女，34 岁

初诊：1962 年 6 月 15 日。近数月以来，经水先期来潮，必一二十日方止，止而复作，其色紫黑，手心亢热，口渴喜饮。此血热也，拟方滋阴凉血调经。

生地三钱　炒白芍二钱　炒地骨皮三钱　炒丹皮二钱　阿胶四钱　川黄连三钱　炒地榆炭二钱　玄参三钱　青蒿五分　陈棕炭三钱　血余炭五分

二诊：6 月 18 日。血止热除，但觉头昏，此失血太多所致。

生地三钱　熟地三钱　白芍三钱　甘杞子二钱　当归三钱　玄参二钱　地骨皮二钱　白蒺藜二钱

案二

某女，20 岁

初诊：6 月 21 日。闭经 6 月，气机不展，时欲太息。脉来细弦，苔白。此系肝郁不达，疏泄失常所致，拟方畅肝通经。

柴胡　香附　金铃皮　丹参　炒枣仁　泽兰　益母草　红花　赤芍　当归

二诊：7 月 5 日。连服 3 帖，至 6 月 26 日月经来潮，但量不多。守方续调之。

丹参　枣仁　柴胡　香附　赤芍　当归　泽兰　金铃皮　益母草

案三

某女，21 岁

初诊：1961 年 6 月 5 日。月经 18 岁初潮，嗣后即闭经，至今 3 年。手心觉热，少腹时痛，夜寐多梦，脉来滑利。经云：二阳之病发心脾，女子不月，此之谓也。拟方补益心脾，畅肝调经。

紫丹参　茯苓　茯神　生白术　柴胡　生地　香附　大白芍　益母草　醋玄胡　黄郁金　炒金铃皮

二诊：6 月 16 日。连服 3 帖，经水即来潮，鲜红夹黄水，半日即止。守方续调之，次月经来已正常。

案四

某女，成人

初诊：1963 年 8 月 27 日。经水淋漓，旬日始净，延已 1 年。刻下正值经期，至今 6 日，头昏心悸，面色黄板，脉来无力。拟方补气摄血。

白人参二钱　炙黄芪三钱　炙甘草五分　炒枣仁三钱　炒阿胶三钱　熟地三钱　炒白芍三钱　血余炭五分　陈棕炭三钱　炒侧柏叶二钱

二诊：8 月 30 日。连服 3 帖，经净。

案五

某女，32 岁

初诊：8 月 21 日。上环 6 年，病 2 年。经皆提前来潮，每 7 ~ 8 日始净，经后腰疼背痛，精神不振。舌苔黏白，脉细。此心脾肝肾俱不足，拟方缓图。

潞党参 12g　焦白术 10g　黄芪 15g　当归 10g　熟地 12g　杜仲 12g　川断 15g　柏、枣仁各 10g　狗脊 12g　补骨脂 12g

二诊：8 月 24 日。药后腰背痛定，夜寐欠安，拟方续治。

潞党参 12g　焦白术 10g　当归 10g　黄芪 15g　柏、枣仁各 10g　补骨

脂 12g　木香 6g　熟地 12g　杜仲 12g　川断 15g

三诊：8 月 28 日。各症皆治，精神明显好转。再步前法续治。

潞党参 12g　焦白术 10g　当归 10g　炙黄芪 15g　柏、枣仁各 10g　熟地 12g　仙鹤草 12g　茜草根 12g　广木香 5g　丹皮 5g

案六

某女，27 岁

初诊：1998 年 8 月 21 日。病史 5 年，经皆提前来潮，每迁延旬日始净，久之头昏，精神困乏，性欲淡漠。舌苔薄，脉象细。末次月经 7 月 25 日。拟方缓图。

潞党参 12g　焦白术 10g　黄芪 15g　当归 10g　广木香 6g　茜草根 12g　熟地 12g　柏、枣仁各 10g　远志肉 6g　仙茅 12g

案七

某女，35 岁

1998 年 8 月 22 日。闭经 7 年，形体变胖，其间用黄体酮等药，月经则来潮。舌苔薄少。拟方从补肝肾，调冲任，涤痰湿入手，缓调。

熟地 12g　山萸肉 9g　当归 9g　陈胆星 6g　茅术 10g　菟丝子 12g　肉苁蓉 12g　巴戟天 12g　泽兰 12g　益母草 12g

案八

某女，34 岁

初诊：1998 年 10 月 5 日。闭经 4 月未来潮，腹痛头昏。脉细。

熟地 12g　川断 9g　山萸肉 9g　茅术 6g　白术 9g　苁蓉 12g　菟丝子 12g　泽兰 12g　益母草 12g　红花 6g　当归 9g　艾叶 5g

二诊：10 月 9 日。经未通。

熟地 12g　山萸肉 9g　鹿角霜 12g　菟丝子 12g　当归 9g　泽兰 12g　淫羊藿 9g　益母草 12g　香附 9g　川朴 6g　茅术 6g　白术 10g　陈皮 6g

三诊：10 月 15 日。昨日月经来潮，色量正常，腹部隐痛。苔薄白，脉细。

川芎 6g　当归 10g　红花 6g　香附 10g　肉桂 5g　炒白芍 10g　益母草 12g　艾叶 6g　延胡索 12g

案九

某女，28 岁

12 月 25 日。3 年前自行流产，导致大出血，经清宫后出血止。自后行经 2 次，后经闭不行，用人工周期治疗，月经始来潮。脉之两手极细。此乃冲任两经受损，故月经不潮也，拟方从滋补肝肾，调冲任入手，缓缓图之。

熟地 12g　山萸肉 9g　菟丝子 12g　淫羊藿 12g　肉苁蓉 12g　当归 10g　仙茅 12g　沙苑子 12g　鹿角霜 10g　益母草 10g

案十

某女，46 岁

初诊：2011 年 5 月 11 日。经来涌行，左侧少腹疼痛，经色正红，血块不多。苔黄，脉细弦。心脾不足，血海有热，热瘀互结，拟方速图。

党参 15g　焦白术 10g　炙黄芪 30g　柏子仁 15g　丹皮 10g　红藤 30g　酸枣仁 15g　炒山栀 6g　乳香 6g　没药 6g　失笑散 10g　仙鹤草 15g　血见愁 30g　阿胶 10g　艾叶 5g

二诊：5 月 14 日。服前方 3 帖，经量明显减少，血块已无，少腹偶感疼痛。苔薄，脉细。守前法续进。

党参 15g　焦白术 10g　炙黄芪 30g　柏子仁 15g　丹皮 10g　红藤 30g　酸枣仁 15g　失笑散 10g　赤芍 10g　仙鹤草 15g　血见愁 30g　艾叶 5g

案十一

某女，14 岁

初诊：2018 年 10 月 3 日。月经 13 岁初潮，现月经不调，经来 2 月仍淋漓不净，服西药止血无效。脉偏数。此属心脾不足，血分有热，拟方补益心脾，凉血安营。

潞党参 12g　焦白术 10g　黄芪 20g　当归 15g　丹皮 6g　柏、枣仁各 12g　血见愁 30g　仙鹤草 15g　陈棕炭 10g　炒白芍 10g　墨炭 6g

二诊：10 月 8 日。迭服 5 帖，血止经净，临床无不适。拟方继续调治。

柴胡 5g　当归 10g　炒白芍 10g　焦白术 10g　丹参 10g　丹皮 5g　潞党参 15g　甘草 5g　艾叶 5g

案十二

某女，26 岁

初诊：3 月 27 日。T：39.0℃。外感寒热头疼，懊侬不安，经水适至，两日即断，昼日神清，夜则谵烦，身重，痛如杖击，口苦干呕，渴喜热饮，今又鼻衄，舌边尖有紫斑点。脉象浮而弦数。此为热入血室，拟方和解，凉血逐瘀。

柴胡二钱　炒黄芩二钱　法半夏三钱　竹茹三钱　赤芍三钱　生地三钱　红花二钱　桃仁二钱　山栀二钱

二诊：3 月 28 日。T：37.6℃。热降渴减，呕止神清，脉象未静。原方：加丹参三钱、甘草一钱，去山栀。

三诊：3 月 29 日。T：36.8℃。热清，脉静身凉，唯夜间咳嗽。拟方继续调治。

桑叶三钱　瓜蒌仁三钱　杏仁二钱　前胡二钱　丹参三钱　紫草二钱　麦冬二钱　干杷叶三钱

带下病

案一

某女，26岁

初诊：1998年8月13日。少腹疼痛（盆腔炎）20多天，经治半月，疼痛减轻，伴发热，带下色青。舌苔黏浊，脉象细数。拟方缓图。

忍冬藤12g　红藤30g　桃仁5g　赤、白芍各6g　失笑散12g　乳、没各6g　延胡索12g　甘草5g　银花10g

二诊：8月17日。

红藤30g　炒黄芩5g　天台乌6g　乳、没各6g　元胡12g　川朴5g　蒲公英30g　车前子12g　赤、白芍各10g　甘草5g

三诊：8月21日。腹痛已安，青带少，前日经来极少，今日又至。前方续进。

四诊：8月24日。经将净，少腹轻痛。舌苔黏，脉细。拟方续治。

当归10g　炒白芍10g　甘草5g　乳、没各5g　元胡12g　茜草根12g　红藤30g　蒲公英20g　血余炭10g

五诊：8月28日。服上方经来，色红，量正常，经3日已净，右少腹仍轻痛。舌红，苔薄黄。拟方续治。

红藤30g　银花10g　生甘草6g　赤、白芍各10g　忍冬藤12g　元胡12g　蒲公英30g　乳、没各6g

六诊：9月1日。少腹两侧交替疼痛，喜温按。舌苔薄白，脉象细弦。拟方理气温中止痛。

淡吴萸5g　肉桂4g　公丁香3g　广木香5g　失笑散12g　台乌片6g　元胡12g　炒白芍10g　甘草5g

七诊：9月4日。腹痛已定，带色变为浅绿色，量已不多。苔黏白。拟方续治。

怀山药 12g　云苓 10g　芡实 12g　车前子 10g　炒白芍 10g　肉桂 5g　甘草 5g　广木香 5g　乌贼骨 12g

八诊：9 月 8 日。诸症悉安，拟方续治。

川柏 6g　贯众炭 12g　红藤 30g　赤、白芍各 10g　甘草 5g　怀山药 12g　乌贼骨 12g　延胡索 12g　车前子 12g

九诊：9 月 12 日。腹部尚有隐痛，苔薄白，脉弦。

吴茱萸 5g　肉桂 5g　木香 5g　赤、白芍各 10g　元胡 12g　甘草 5g　失笑散 10g　乳、没各 6g　山药 12g　芡实 12g　红藤 30g

十诊：9 月 16 日。腹痛已定，带呈黄绿色。苔白。拟方续治。

怀山药 15g　贯众炭 10g　广木香 6g　云苓 12g　粉芡实 12g　金樱子 12g　川柏 6g　红藤 30g　车前子 12g　乌贼骨 12g

案二

某女，成人

初诊：1999 年 1 月 8 日。带多色黄，苔薄，脉滑。此湿热下注也，易黄汤出入主之。

怀山药 12g　贯仲炭 10g　黄柏 6g　芡实 10g　车前子 10g　鸡冠花 10g　红藤 30g　云苓 10g　黄芪 12g　乌贼骨 15g

二诊：1 月 13 日。服药 4 帖，黄带明显减少，前方续进。

案三

某女，35 岁

初诊：1999 年 1 月 22 日。形寒脉细，带脉虚陷，湿热下注，带下如水，其势如注，色黄量多。苔薄白。拟方清利湿热。

升麻 5g　柴胡 5g　潞党参 15g　黄芪 15g　云苓 10g　川柏 5g　怀山药 15g　车前子 12g　粉芡实 15g　杜仲炭 10g　乌贼骨 12g

二诊：1 月 26 日。药后带下显减，宗前方出入。

党参 15g　黄芪 15g　炙升麻 5g　云苓 10g　柴胡 5g　川柏 5g　怀山

药 15g　车前子 12g　粉芡实 15g　鸡冠花 10g　乌贼骨 12g

三诊：1 月 30 日。症平。

胎产病

案一

某女，31 岁

初诊：9 月 29 日。重身近 2 月，反应严重，全不思食，腰疼无力。苔薄灰暗，脉滑。拟方调治。

熟地三钱　炒白芍三钱　炒归身三钱　茯苓三钱　神曲三钱　川断三钱　杜仲三钱　生白术三钱　陈皮一钱半

二诊：10 月 2 日。诸象皆平，但感无力，纳差。拟方续调之。

熟地三钱　白芍二钱　归身三钱　生白术二钱　山药三钱　炒黄芩一钱半　川断三钱　陈皮二钱

服 3 帖，诸症皆平。

案二

某女，成人

停经 1 个半月，腰酸腹痛，下淡红水，脉来滑大，为先兆流产之象。拟方安胎，宜卧床休息，配合治疗。

熟地三钱　归身三钱　炒白芍三钱　炒阿胶三钱　焦白术三钱　炒黄芩一钱半　潞党参三钱　杜仲四钱　川断三钱　艾叶八分　炙黄芪三钱

服数帖安。

案三

某女，30 岁

初诊：1962 年 6 月 22 日。妊娠 6 月，昨日猝然出血杯余，其色鲜红。切脉芤细。防失血太多致伤胎气。

生地三钱　大白芍二钱　炒阿胶三钱　侧柏叶炭二钱　艾炭一钱　空沙参二钱　炒枣仁二钱　丹皮二钱

二诊：6 月 27 日。血止症平，拟方善后。

生地三钱　白芍三钱　阿胶二钱　南沙参三钱　石斛二钱　酸枣仁三钱

案四

某女，30 岁

初诊：1998 年 8 月 18 日。结婚 4 年未孕，月经不调，皆提前来潮，色初紫淡红，行经期左侧腰部胀痛。舌苔薄黄，脉细。末次月经 8 月 10 日—8 月 15 日。拟方缓图。

柴胡 6g　三棱 12g　丹皮 6g　赤、白芍各 6g　桃仁 6g　台乌 6g　莪术 12g　乳、没各 6g　山栀 5g　生地 10g

二诊：8 月 24 日。B 超检查，左附件囊肿：3. 8 厘米×3. 8 厘米。近日左少腹痛定，腰觉累。舌苔黄，脉细，右滑。拟方续治。

柴胡 6g　三棱 12g　桃仁 6g　莪术 12g　大贝母 10g　台乌片 6g　海藻 12g　延胡索 12g　猫爪草 30g　生牡蛎 15g

三诊：8 月 31 日。暂按前法，继续破散。

桂枝 10g　川牛膝 12g　云苓 12g　车前子 12g　猫爪草 30g　海藻 12g　三棱 12g　莪术 12g　泽兰 15g　乳、没各 6g

案五

某女，33 岁

初诊：2018 年 7 月 2 日。双侧输卵管通而不畅，少腹时痛，病已年余。舌苔根部稍黏，脉象细弦。拟方缓图。

红藤 30g　当归 15g　炒白芍 9g　失笑散 12g　川芎 6g　赤芍 6g　延胡索 12g　熟地 12g　益母草 12g　艾叶 6g

二诊：7 月 13 日。迭服上方 10 帖，腹痛已蠲，仍循原方进退。原方：

加忍冬藤20g、路路通15g。

三诊：9 月 14 日。停经 40 余日，检已有孕，拟方保胎。

熟地 12g　当归 15g　炒白芍 10g　杜仲 12g　川断 15g　焦白术 10g　潞党参 15g　黄芪 30g　苎麻根 15g

产后病

案一

某女，成人

初诊：8 月 29 日。产后 50 日，恶露淋漓不净，纳食不甘，神疲乏力。此为气血空虚，胃气不和，拟方调理。

熟地三钱　炒白芍三钱　炒阿胶四钱　陈棕炭三钱　潞党参三钱　神曲三钱　白蔻仁一钱半　鸡内金三钱　血余炭一钱半　陈皮二钱

二诊：8 月 31 日。症情暂无进退，守原方；去党参，加白人参三钱、炙黄芪四钱、酸枣仁三钱、侧柏叶三钱

另加十灰丸三钱

三诊：9 月 2 日。红断，饮食加增，精神好转。守原方进治。

白人参三钱　炙黄芪四钱　熟地三钱　炒白芍三钱　炒阿胶四钱　炒侧柏叶三钱　炒枣仁三钱　柏子仁三钱　炙甘草钱半

另加十灰丸三钱

四诊：9 月 5 日。诸症皆平，精神日振，归脾丸出入善后。

案二

某女，31 岁

初诊：1961 年 9 月 5 日。产后四五日即患水泻，饮食入胃少顷即肠鸣不已，随即下利，日七八次，小便少，面色㿠白。苔薄唇淡，脉象细滑。病延月余，拟方补气升阳，固涩下焦。

高丽参三钱　焦白术三钱　炙甘草一钱　升麻一分　赤石脂三钱　炒白芍二钱　煨诃子肉二钱　荆芥二分　煨姜三分

二诊：9月7日。连服2帖，泻止。守原方：加黄芪三钱、阿胶三钱

数帖安。

案三

某女，成人

初诊：6月18日。咽喉口鼻诸窍喷热，口渴喜饮，大便燥结，得于产后。脉来濡细。产后阴伤，复感夏令热邪，拟方滋阴清泻热邪。

玄参三钱　生地三钱　石斛四钱　连翘一钱半　桑叶二钱　山栀一钱半　桔梗一钱半　甘草八分　赤芍一钱半

二诊：6月21日。诸症皆减，原方：加知母二钱

三诊：6月23日。咽仍痛，原方：加山豆根三钱、陈莱菔缨二钱。

连服数帖，咽痛止，诸症平，安。

案四

某女，35岁

初诊：1964年6月23日。妊娠恶阻，至临产呕恶不止，产后半月，食入仍作吐，且加偏头痛，在左一侧。舌红苔白，脉弦。拟方两和肝胃。

藿梗二钱　枳壳一钱半　六神曲三钱　醋半夏二钱　陈皮一钱半　木瓜二钱　左金丸四分　钩藤四钱　决明子三钱　鲜姜三片

二诊：6月25日。呕止，头痛减。更方调治。

钩藤四钱　白芍三钱　石决明六钱　桑络三钱　空沙参三钱　白蒺藜三钱　香橼皮二钱　神曲三钱　木香二钱

诸证悉平。

案五

某女，25岁

初诊：4 月 30 日。产后 1 个半月，13 日红断，满月后 5 日，少腹时痛拒按。脉细弦涩滞。此属寒凝血瘀之证，法当温经散寒，化瘀止痛。

淡吴萸三钱　生蒲黄二钱　炒五灵脂三钱　赤芍二钱　陈皮二钱　艾叶三钱

二诊：5 月 2 日。痛止，便多，腹膨。守方加：砂仁二钱、焦白术三钱、广木香三钱

3 帖而安。

阴道外洗方：黄柏三钱　苦参三钱　蛇麻子三钱　明矾六钱，水煎外洗佳。另可加川木香三钱。

案六

某女，31 岁

初诊：8 月 20 日。产后两月余，恶露淋漓不净，汗多心悸，夜寐多梦，神倦，大便燥结。脉虚大无力。拟玉屏风散加味。

黄芪 9g　生白术 6g　防风 3g　浮小麦 12g　艾炭 9g　潞党参 9g　柏子仁 9g　火麻仁 9g　煅牡蛎 18g

二诊：8 月 22 日。汗少，心宁，精神渐振，夜仍多梦，恶露未净。守原法加：茜草根 9g、阿胶 9g、仙鹤草 9g。

三诊：8 月 24 日。汗止，恶露不净，大便仍燥结。守原法加：槐花炭 12g、川柏 3g、火麻仁 18g。

四诊：8 月 26 日。腑畅血止，守原法，去川柏。

服数帖，安。

案七

某女，成人

初诊：6 月 23 日。产后二月余，恶露淋漓至今未绝，大便燥结，小便赤热。舌厚红，苔黏黄，脉滑数。此血分有热，肠燥便秘，拟方调治。

当归 9g　炒白芍 9g　生地 12g　炒侧柏叶 9g　阿胶 9g　陈棕炭 9g

丹皮6g　郁李仁12g　火麻仁12g

二诊：6月26日。恶露净，大便不畅，带多。原方调治。

当归9g　炒白芍9g　生地12g　山药15g　芡实9g　川柏6g　侧柏叶9g　车前子9g　乌贼骨12g　生白果9g

三诊：6月30日。连服3帖，带下已少，原方续进，服药数帖，安。

案八

某女，35岁

初诊：12月22日。产后20余日，血虚受风，背如负物，怯寒有汗。苔薄，脉象浮弦，右手细弦。

熟地9g　阿胶9g　独活9钱　甘草6g

二诊：12月25日。连服二帖，背重若失。原方：加桂枝6g、白芍6g、浮小麦15g。

三诊：12月30日。药后要求调理，重在滋肾固表。

熟地9g　肉苁蓉9g　菟丝子9g　炒白芍9g　白蒺藜9g　浮小麦9g　煅牡蛎18g

案九

某女，30岁

初诊：4月7日。产后两月余，恶露淋漓，经50余日始净，遂感头晕目胀。苔黄，脉弦。拟方从滋阴平肝入手。

生地9g　熟地9g　白芍9g　甘草3g　甘杞子9g　空沙参9g　柴胡3g　薄荷3g　钩藤9g　决明子12g　桂圆肉9g

二诊：4月9日。病情暂无进退，守原方：加石决明18g、女贞子9g、旱莲草9g。

三诊：4月11日。目胀减，头仍晕，午后多汗，面色红，带多有秽味。舌红，苔红脉弦。拟从阴虚肝热治。

知母9g　川柏6g　生地12g　山药15g　地骨皮6g　钩藤12g　丹皮

6g　决明子 12g　生牡蛎 18g

四诊：4 月 16 日。诸症渐平，守原法出入调治，数帖而安。

案十

某女，28 岁

初诊：12 月 22 日。产后多汗，半月不止，恶风。苔白，脉浮。

麻黄根 9g　五味子 6g　浮小麦 12g　熟地 9g　煅牡蛎 18g

二诊：12 月 23 日。投牡蛎散加味，合目汗即来。此营卫不和，卫表不固，桂枝汤合牡蛎散出入。

麻黄根 9g　浮小麦 12g　桂枝 9g　炒白芍 9g　煅牡蛎 15g　甘草 5g

三诊：12 月 27 日。连服数帖，汗止，守原方调之。

妇人杂病

案一

某女，成人

初诊：1963 年 10 月 11 日。每于经后半月，即呕恶、形寒、食呆，经水一至，诸症若失，延已一年。苔白，脉弦。拟方从肝胃不和治。

藿梗二钱　左金丸一钱　枳壳一钱半　陈皮二钱　神曲三钱　醋半夏二钱　生姜两片　竹茹三钱　木香一钱半

二诊：10 月 14 日。连服两剂，症平，但胃口欠佳。原方：去枳壳、陈皮，加鸡内金二钱、冬瓜仁三钱、谷麦芽各二钱、荷梗一钱半。

案二

某女，45 岁

初诊：5 月 9 日。昨日经水适至，今日续发寒热，头昏而重，口苦，饮入即吐，纳谷不香。苔黄，脉弦。慎防热入血室，拟方和解达邪。

炒柴胡　炒黄芩　法半夏　钩藤　菊花　薄荷　丹参　红花　益母草

二诊：5月12日。寒热已清，但觉头昏，有时耳鸣气闭。拟方清平之。

桑叶络　菊花　炒黄芩　白芍　决明子　丹参　空沙参　干杷叶

三帖安。

案三

某女，26岁

初诊：重身6月，尾闾疼痛，夜间不能安寐，迄今10月，便结尿赤。舌红苔浮黄，脉细。拟从阴虚内热治。

生地18g　甘草3g　川柏6g　知母6g　泽泻6g

二诊：服药次日痛减，原方：加熟地12g、当归9g。

三诊：前方连服4帖，安。

案四

某女，33岁

初诊：1998年8月21日。双侧乳房检查均有肿块（小叶增生），经前胸乳胀痛。舌苔薄，脉细弦。拟方疏肝消散软坚。

柴胡6g　青皮6g　陈皮6g　昆布12g　大贝母9g　海藻12g　猫爪草15g　瓜蒌仁12g　生牡蛎24g　川郁金6g

二诊：8月25日。症状明显好转，依前法进治。

柴胡6g　青皮6g　陈皮6g　大贝母9g　瓜蒌仁12g　昆布12g　川郁金6g　三棱12g　海藻12g　益母草12g　生牡蛎15g

三诊：8月29日。月经将至，胸乳胀痛明显减轻。舌上苔薄，脉弦。拟方权先畅肝调经。

柴胡6g　当归10g　青皮6g　陈皮6g　赤芍6g　香附10g　抚芎6g　益母草12g　佛手片6g　泽兰12g

案五

某女，25 岁，仪征市朴席镇

初诊：8 月 24 日。左附件囊肿，月前左少腹有时间断性疼痛，但不重，月经尚调。舌净苔少，脉象细。拟方缓图，桂枝茯苓丸加减。

桂枝 10g　云苓 12g　桃仁 6g　延胡索 12g　昆布 12g　三棱 12g　莪术 10g　猫爪草 30g　乳、没各 5g　甘草 5g

二诊：8 月 31 日。连日来服药，腹痛今未发作。苔薄，脉细。拟方续治。

三棱 12g　莪术 10g　大贝母 10g　桃仁 6g　昆布 12g　云苓 12g　延胡索 12g　桂枝 10g　牡蛎 15g　车前子 12g

案六

某女，50 岁

初诊：12 月 7 日。阴虚阳亢，时时上冲，面部烘热出汗，一日若干次，夏日尤甚，病史达 10 年之久。从大补阴丸加味。

知母 6g　川柏 6g　生地黄 12g　熟地 12g　炒白芍 9g　地骨皮 6g　牡丹皮 6g　龟板 15g　五味子 5g　生龙骨 18g　生牡蛎 18g

二诊：12 月 15 日。夜间仍有烘热出汗，苔黏黄，脉细。

生地黄 12g　熟地 12g　白芍 9g　川楝子 3g　炒黄芩 5g　川柏 5g　知母 6g　甘草 5g　龙骨 15g　牡蛎 15g

三诊：12 月 31 日。外感已退，偶尔仍有烘热（一日二三次），便干。苔泛黄，脉细。

番泻叶 10g　生地 10g　白芍 10g　白薇 10g　地骨皮 12g　牡丹皮 6g　知母 6g　甘草 5g　煅龙骨 15g　煅牡蛎 15g

四诊：1 月 9 日。背为阳，腹为阴，有时背部发热出汗。苔黏，脉细。此属阴虚阳热偏亢，拟方滋阴抑阳，使之平衡，则汗自止。

生地黄 12g　熟地 12g　炒白芍 10g　麦冬 10g　知母 6g　牡丹皮 6g　川柏 6g　五味子 6g　生龙骨 15g　生牡蛎 15g

外科医案

案一

某女，71 岁

初诊：1998 年 12 月 24 日。患带状疱疹，见于左上肢以及手部，至今已个月，手部疮疡尚未消退，手肿胀握不成拳。舌苔白，脉象滑。此湿热滞于经络，拟方解毒泻热，活血和络。

野菊花 8g　连翘 6g　紫花地丁 30g　赤芍 10g　乳、没各 6g　丹皮 5g　生薏苡仁 15g　车前子 10g　地肤子 10g

二诊：12 月 28 日。痛减，手尚麻，握不能成拳。拟前方：加延胡索 10g、白鲜皮 12g、僵蚕 10g，去薏苡仁、车前子、地肤子。

案二

某男，53 岁

初诊：2007 年 11 月 2 日。下肢牛皮癣，大部消退，但仍有新生皮癣，瘙痒不宁。苔色泛黄，脉弦偏滑。拟方调治。

野菊花 10g　紫花地丁 30g　苦参 15g　黄柏 10g　土茯苓 15g　川连 5g　丹皮 6g　紫草 15g　乌梢蛇 10g　车前子 12g　生甘草 5g

二诊：12 月 3 日。大腿皮癣增多，皮肤依然瘙痒。苔薄黄，左半边苔少，脉象弦数。拟方继续加重凉血解毒、祛风止痒。

生地 12g　丹皮 10g　紫花地丁 30g　黄柏 10g　苦参 15g　川连 5g　地肤子 12g　紫草 12g　白鲜皮 10g　乌梢蛇 12g　土茯苓 15g　甘草 5g

案三

某男，79 岁

2007 年 11 月 7 日。下肢及背部疮疡，瘙痒难安，遇热加重。苔色浮黄，脉数。此血分热重，拟方凉血清热。

银、翘各 10g　丹皮 6g　紫花地丁 30g　黄柏 10g　乌梢蛇 12g　川连 5g　苦参 15g　地肤子 12g　白鲜皮 12g　生甘草 5g

案四

某女，21 岁

2007 年 11 月 14 日。面部痤疮，此起彼伏，迁延数年。舌苔薄黄，舌质偏红，脉细小数。拟方凉血解毒。

银、翘各 10g　丹皮 6g　紫花地丁 30g　山栀 6g　野菊花 10g　川连 5g　白鲜皮 10g　地肤子 12g　生军 6g　生甘草 5g

案五

某男，15 岁

初诊：2018 年 12 月 2 日。湿疹全身皆有，下肢尤多，瘙痒不适。舌红，苔黏泛黄。拟方凉血解毒、清湿热。

紫花地丁 30g　丹皮 6g　银、翘各 6g　白鲜皮 15g　苦参 15g　川连 4g　地肤子 12g　蝉衣 6g　乌梢蛇 12g　粉甘草 5g

二诊：12 月 9 日。肤痒颇减，仍宗原法步进。

银、翘各 6g　丹皮 5g　地肤子 12g　白鲜皮 12g　紫花地丁 30g　川连 3g　蝉衣 5g　防风 5g　乌梢蛇 12g　僵蚕 10g　生甘草 5g　川柏 6g

三诊：12 月 16 日。大部分湿疹已结痂，瘙痒止。拟方继续调治。

银、翘各 6g　丹皮 6g　苦参 15g　白鲜皮 15g　地肤子 12g　川连 4g　蝉衣 4g　紫花地丁 30g　赤芍 8g　生甘草 6g

案六

某女，23 岁

2018 年 10 月 24 日。面部皮疹，成块出现，色红瘙痒，有时起疱，反复出现，延已年余。此属血分湿热之毒外化，拟方从凉血解毒、清化湿热入手。

蝉衣 5g　苦参 15g　薏苡仁 15g　白鲜皮 15g　山栀 6g　川连 5g　沙参 6g　丹皮 6g　银、翘各 6g　紫花地丁 30g　地肤子 12g

案七

某女，30 岁

初诊：2018 年 8 月 21 日。患牛皮癣八九年，病情曾短期缓解，后服中药年余，皮癣基本已消，头发间尚有两三块，绿豆大小，瘙痒较轻。舌红，苔白黏。

紫花地丁 30g　丹皮 6g　苦参 15g　川连 4g　地肤子 12g　连翘 6g　山栀 6g　白鲜皮 12g　甘草 5g

二诊：8 月 28 日。牛皮癣治疗已近尾声，拟方继续调治。

银、翘各 6g　丹皮 6g　紫花地丁 30g　白鲜皮 12g　地肤子 12g　川连 3g　苦参 12g　土槿皮 10g　土茯苓 15g　甘草 6g

案八

某男，37 岁

初诊：12 月 1 日。吹风或下冷水，则局部或全身出疹块，瘙痒延已六年之久。舌苔薄白，脉象细弦。拟方养血祛风，温阳散寒。

羌活 6g　防风 6g　当归 10g　炒白芍 10g　乌梢蛇 12g　蝉衣 6g　白鲜皮 6g　地肤子 12g　桂枝 12g　甘草 5g　连翘 6g。

二诊：12 月 8 日。症状明显好转，依前法出入步进。

羌活 6g　防风 6g　蝉衣 6g　乌梢蛇 12g　当归 10g　赤芍 10g　桂枝 12g　白鲜皮 6g　地肤子 12g　连翘 6g　白蒺藜 12g

三诊：12 月 14 日。皮疹渐好，拟方巩固。

桂枝 12g　细辛 3g　羌活 5g　独活 5g　当归 10g　赤芍 6g　地肤子 12g　白鲜皮 6g　白蒺藜 12g

案九

某女，43 岁

初诊：7 月 4 日。肛门坏肿，时感疼痛。舌红苔黄，脉细数。拟方解毒消肿止痛。

地榆 12g　野菊花 10g　紫花地丁 30g　金银花 15g　乳香 5g　没药 5g　皂角刺 10g　赤芍 10g　槐花 12g　延胡索 12g

二诊：7 月 6 日。病情大好。

银、翘各 10g　红花 6g　蒲公英 15g　乳香 5g　没药 5g　赤芍 10g　生甘草 5g　槐花 12g　皂角刺 10g　北沙参 12g

案十

某女，61 岁

2008 年 1 月 4 日。左腿内侧足跟上 5 厘米处，局部肿硬，无红肿热痛，按之作痛，迁延 2 月。苔白，脉细弦。

玄参 15g　大贝母 10g　银花 10g　乳、没各 6g　赤芍 10g　忍冬藤 15g　白芍 10g　紫花地丁 30g　甘草 5g

医论选萃

一、浅谈急性传染性肝炎的诊断与治疗

刘延龄

急性传染性肝炎，是临床常见的一种传染病。早期极易与上感、胃病等混淆，误诊以这两种病为最多，他如胆囊炎、胆系感染、胰腺癌、肝癌晚期等，都可能出现黄疸，临床时务必加以认真鉴别，切勿误诊而致延误病机。

急性肝炎是近代西医的一个病名，其临床症状表现，与祖国医学的黄疸病相似。早在二千多年以前，《内经》一书中就有文字记载。如《素问·气交变大论》中指出："湿热相交，民多病疸，已食如饥者胃疸，目黄者黄疸。"汉代医圣张仲景所著《金匮要略》一书，将黄疸分为五种，曰"黄疸、谷疸、酒疸、女痨疸、黑疸"，并提出了一些治疗大法，同时指出，黄疸病当以十八日为期，治之十日以上瘥，反剧为难治。巢元方《诸病源候论》又将黄疸分为廿八候，及至宋代《圣济总录》更将黄疸演为卅六黄，分类更细，头绪繁杂。元代朱丹溪先生指出，廿八候、卅六黄，头绪太繁，不便指导临床，即便仲景将黄疸分为五种也属多余。他说："疸不分其五，同时湿热，如盦麹相似。"他的这种提法也带有片面性，正如《临证指南》指出："丹溪之论，只能治阳黄而不能治阴黄也。"真是要言不烦，一言破的。迄至明朝罗天益先生，将黄疸分为阳黄和阴黄两大类，后世多宗其说，从而为我们今天治疗肝炎病提供了理论依据。

阳黄属实，阴黄属虚，阳黄多因外感湿热，阴黄多因内伤气血之虚。《千金方》指出："天行热病，多内淤发黄。"沈金鳌先生指出："黄疸可以形成瘟疫。"这里所指的"天行""瘟疫"，是泛指具有传染性的疾病而言，在当时的历史条件下，提出这种看法是很了不起的。

对于黄疸分型，历代医家各有不同的看法，有从阴阳主论的，亦有从三焦分型的。如王损庵先生考据《内经》，从上中下三焦分别立论，说"目黄曰黄疸，少阴司天，溽暑皆发黄疸”，这是上焦湿热；又云“食已如饥曰胃疸，与脾风发疸，腹中热出黄，又脾脉搏坚而长，其色黄，《灵枢》所谓脾所生病黄疸”，是中焦湿热；“溺黄赤，安卧者黄疸”，皆下焦湿热也。今人据《内经》之旨，从三焦分型论治，亦出于此耳。总之，皆从湿热着手，而有三焦之分，此说亦只适用于治阳黄，而不能治阴黄也。

仲景先师独具只眼，窥《内经》之秘，曰：“邪热入里与脾经（湿邪）相交则发黄，或阳明热盛无汗，小溺不利，湿热无出路亦发黄；内热已盛，复被火灼（误以针、熏之类），两阳相搏亦发黄；或发汗已，身面目皆黄，是湿在里不解，故发黄。”是知非皆湿热发黄，而寒湿亦能发黄也。但寒湿之黄，晦暗不明，湿热之黄明如橘色，此从色泽而辨阴阳也。大抵黄家属太阴，太阴者脾土也，胃为燥土，脾为阴土，为湿所蒸，本色外现。《临证指南》指出：“不拘阳黄、阴黄，都是胆液浸淫皮肤所致。”由此可知，无问阳黄、阴黄，都是湿邪所致，阳黄属实属热，阴黄属虚属寒，如此而已。

在祖国医学典籍中，治疗黄疸病的方剂是很多的，但最著名的方剂还是仲景先师《金匮要略》一书中的茵陈蒿汤，如运用得法，效果颇为卓著，这是治疗阳黄的一张主要处方。在阴黄一证中，《金匮》只提出“寒湿中求之”，并未出其方。明代名医罗谦甫先生，根据仲景先师这一指导思想，运用茵陈四逆汤治疗阴黄，取得卓越的效果。当然，我们在运用古方时应随症裁方，切忌生搬硬套。正如先哲李士材先生所说：“以古方治今病，譬之匠人拆旧屋盖新房，未有不加斧斲者。”这一比喻，深入浅出，颇能说明问题，发人深思。同时还应强调中医辨证论治的重要性，因为这是祖国医学的长处所在，必须加以充分发挥。

现按急性肝炎（急肝）分型分别论述于下：

一、阳黄

来势较急，初期常有寒热头疼之表证，或伴有呕恶不食，口干口苦，喜饮，舌红苔黄，便秘腹胀，目、溺、皮肤皆黄等。现分三型分别论述如下。

1. 热重湿轻型：临床重点多表现在胃，如身热口渴，心烦脘闷，溺出觉热，舌红苔黄，脉多弦数。治疗以清利湿热退黄为主，以茵陈蒿汤出入。盖湿热内蕴阳明，热不能外越，复不能下泄，瘀热在里而发黄，当泻之于内。茵陈能除热邪留结，山栀泻三焦之热以通水道，大黄以泻胃腑之实，共收清热利湿退疸之功。

2. 湿重于热型：临床重点多表现在脾，如身重困倦，肢楚乏力，脘闷纳呆，食入䐜胀，口淡不渴，或渴喜热饮，面色板滞，苔多浊腻，舌质多淡，脉象濡细或柔弦，治宜苦温淡渗并进，茵陈胃苓汤出入。茵陈除热邪留结，平胃散苦温燥湿去满，五苓散导利水湿下行，共收清热燥湿去满，水利退疸之功。

3. 湿热并重型：临床具有 1 与 2 型的临床症状，口渴心烦，脘闷纳呆，舌苔厚腻色黄，口有秽味，大便或结或溏，便多黏滞味秽，脉多弦数，或滑数。治以清热化湿并进，选用治疗湿温病的重要方剂甘露清毒丹化裁出入，移用于治疗黄疸湿热并重型颇为合拍。

加减法：初期伴有寒热头痛表证者，可用桂枝汤；有寒热往来呕吐者，小柴胡汤可以考虑；表实无汗者，麻黄连翘赤小豆汤可以化裁；既无表实亦无里实者，宜选用栀子柏皮汤。湿重者可选芳香化浊之藿、佩，热重者芩、连可以酌情选用。呕者加半夏，因热而呕者轻则竹茹，重则川连、法半夏。食欲不振可加和胃之谷麦芽、鸡内金、神曲，气胀者加木香、大腹皮。疏肝的柴胡、枳壳，化瘀定痛的乳、没、元胡、桃仁等，均宜随症变化出入，不可印定。

二、阴黄

其人平素脾阳不振，或命火式微，或阳黄治疗失当，过用苦寒克伐生生之气，因而转为阴黄，其证面色晦滞不明，精神困乏，纳呆，食入饱胀，甚则不食亦胀，大便多溏，口和不渴，舌淡不红，形体怯寒，四肢欠温，脉多迟缓，治宜温阳化湿退疸，茵陈四逆汤出入。茵陈祛湿利疸退黄，四逆汤温阳以退阴黄。气虚者懒言怕动，宜加人参、黄芪；溺少者加茯苓、泽泻；气胀加木香、砂仁；呕者加生姜、半夏；胃纳差加鸡内金、谷麦芽。方剂如小建中汤、补中益气汤、香砂六君子汤等，均可随宜选择运用。

阴黄一证，大都有食后腹胀之症，皆缘脾气虚寒，健运失常所致。先哲云："水、火即人身熟腐水谷之气，得其本谓之水火，失其常谓之湿热，湿热相搏，气不得而生黄矣。"王海藏云："伤寒病遇太阳太阴司天，若下之太过往往变成阴黄。一则寒水太过，水来克土，一则土气不及，水来侵之……故身冷畏寒，湿胜脾虚，二便清利，脉沉而微，或弦而迟缓，皆阴黄也。若夫阳黄转阴，皆缘诛伐太过，或过用苦寒，损其脾胃，使热去湿留。"书谓：留得一分湿，则多一分虚。所以临床运用攻下之方、苦寒之品，皆宜慎重，切莫损伤脾胃冲和之气，轻则拖延病程，重则脾虚胃败，转为坏症，此医之过也。

三、阻塞性黄疸肝炎（肝郁气阻，湿热互蕴）

临床上以大便呈陶土色，且时间较长不变为依据，尿检尿胆原（－）。此型病人有湿热偏重的，亦有寒湿偏重的，务宜据证明辨。此型病人，黄疸往往迅速增高，用常规方剂效果均不理想，个人通过在临床上摸索、观察，选用调气疏肝利胆的药物，退黄作用明显。根据前人的经验，结合个人的一些体会，自拟了一个方剂，暂命名曰利疸汤。其方剂由金钱草、枳实、川郁金、茵陈、木香、柴胡、赤芍、车前子、滑石九味药组成，临床运用，效果比较满意。热重者加山栀、炒黄芩，另以猪胆汁冲服；便秘腹胀者加大黄、玄明粉；胆热甚、口苦腹胀，可酌情加龙胆草、金铃子，一旦热除，药当减量，或去除，切不可过用，反有损伤脾胃之弊。

四、无黄疸型肝炎

无黄疸型肝炎的临床症状，除无黄疸出现外，其他临床症状与黄疸型肝炎大致相同，且症状亦较轻。其治疗大法，亦与黄疸型肝炎大致相仿，常用方剂如茵陈五苓与柴胡疏肝汤化裁出入。但此类轻病人每被忽略，延久而成慢肝者甚多，临床务必注意，不可疏忽。

急黄：［西医谓之急性（亚急性）肝萎缩、肝坏死］

临床上称之为重症肝炎，中医谓之急黄者是也。顾名思义，本病来势迅猛，证情险恶，变化急速，每每迅速死亡。临床表现：身目俱呈深度黄染，状如涂金，溺色深黄，如豆油之状。饮食不香，精神萎靡，时时泛恶，神烦不安，牙龈出血，甚则呕血。病情如进一步发展，遂进入昏迷状态，腹水，溺量微少，躁动不安，苔多黄腻，舌红或绛，口干欲饮，饮不解渴，甚或舌绛干无津，脉多弦数有力，一派热毒猖獗之势，瘀斑毕露。按温病学术分析，此时病已进入营血阶段，病情至此颇难收功，临床常以清营凉血、解毒透窍为其要务，同时必须参以退疸利尿之剂，方如清营汤、犀角地黄汤，成药如牛黄丸、至宝丹、紫雪丹等。少许病例肝性昏迷危险脱离，但肾气衰竭（肝肾综合征），小水不通而每每导致死亡。总之，此证颇难取效。

二、吴克谦先生医案拾零

刘延龄 李跃谦
任思聪 戴金樑

风暑内闭案

王某，女，11岁。

初诊：9月5日。T：39.6℃。病经3日，初来晕厥作惊，惊定而吐，时在午后，甦转后神情尚好，逾数时惊厥作吐，两日来昏睡不醒，触知尚有知觉。脉息浮数，苔白舌红。据证推断，昏厥作呕是晕后之症，晕之起因为风邪所致，昏睡不醒是暑闭之象。拟从风暑内闭治。处方：

羌活 防风 薄荷 明天麻 石菖蒲 钩藤 黄连 益元散 生姜 荷叶

另玉枢丹，研末开水送下。

二诊：9月6日。T：36.1℃。药后汗出甚透，热退神清，舌苔厚腻，舌强不和，不能出语。此风暑外解，痰浊上阻机窍，当于原方撤去风药，增入涤痰之品。处方：原方去羌活、防风、钩藤、薄荷、玉枢丹，加陈皮、法半夏、陈胆星、黄郁金、炙远志肉。

药后苔化舌和，语言恢复。经仔细询问，患儿自诉于起病之初，确有头脑晕转之症状。

按：此病时在9月初旬，正是“乙脑”流行季节。初来惊厥作吐，继而昏睡不醒，合参苔脉，诊断为风暑内闭。据症状推测，从眩晕而起，因用羌活、防风、薄荷驱在表之风邪，合钩藤、天麻平熄内风以定惊；川连、益元散、荷叶、清暑解热；石菖蒲、玉枢丹以涤痰开闭；佐生姜以通神明。服药汗出表解，热退神清，但舌强不语，此为风邪迅解，痰浊独留，阻碍机窍，即去解表疏风之味，加入涤痰之品。此证用药平淡，取效甚捷，颇足效法。

温病伤阴案

张某，女，16岁。1962年12月24日。

温邪晚发，已届冬令雪降之时，身热温温，邪羁不退，形肉消脱，神萎如迷，脉细肢冷，舌质干瘦，上结硬壳，叩之作木质声，不可言语。此温邪久羁，阴液耗竭，神气欲脱之象。急以养阴扶正，仿加减复脉汤法，大剂进投。处方：

西洋参　白芍　茯神　元参　麦冬　甘草　大生地　干石斛

3剂药后，津复舌软，已能言语，神清好转。

按：温病有余者火，不足者水，故治疗大法以存阴为第一要义。邪至下焦，津液耗竭，不独慎用攻下淡渗，即苦寒清热亦在慎用之例。是证延已旬余，询知未经过中医治疗，自无上述之弊，然始终自服合霉素甚多，殆苦味化燥，燥则伤阴之极。

热入血室案

曹某，女，24岁。门诊号：5924。1962年3月26日。T：39.5℃。

寒热不清，头痛身疼，微咳少汗，口苦干呕，渴喜热饮，懊侬不安，便秘溺少。昨日经水来而复去，所行亦不多。脉息浮弦而数。慎防热入血室，转生变端，先以和解达邪。处方：

淡豆豉　炒山栀　薄荷　炒柴胡　法半夏　炒黄芩　桑叶　杏仁　赤芍　荷叶

二诊：3月27日。T：39.0℃。寒热往来，夜间谵语，口苦呕恶，烦渴喜饮，头痛体重，身如杖击，舌边尖布紫碎点，今晨鼻衄，六脉数疾。此热入血室，瘀热互结，仿小柴胡汤加减。处方：

炒柴胡　炒黄芩　赤芍　竹茹　生地　红花　桑叶　炒山栀　炒杷叶

三诊：3 月 28 日。T：37.6℃。热降呕止，渴烦已定，余症悉减，脉息未静。仍虑反复，守原方，去栀子，加紫草、紫丹参。

四诊：3 月 29 日。T：36.5℃。热退脉静身凉，诸症悉平，唯夜来咳嗽。拟方清肺止咳，兼祛血分余邪。处方：

杏仁　桑叶　瓜蒌皮　桔梗　前胡　川郁金　紫丹参　紫草　麦冬　炒杷叶

按：热入血室一证，仲景《伤寒·少阳篇》已有论述，且以浅深分别立法，其邪深者，云如结胸状，谵语者刺期门，随其实而泻之，是从肝而泻其邪。其浅者，云往来寒热如疟状，无谵语，用小柴胡汤，是从胆治也。盖寒热往来，是伤寒少阳证，故以小柴胡汤主治，提出陷入少阳之邪，则血室之热亦可随之而解。而肝脏胆腑相为表里，故深则从肝治，浅则从胆治，以导泻血室之邪也。

陶氏对仲景小柴胡汤法有所发展，去参、枣，或加生地、丹皮、桃仁、红花、丹参、紫草等凉血化瘀；或加香附、郁金、陈皮等行气破滞。其后王孟英氏更立“三法”，如经水适来，因热邪陷入而搏结不行者，宜破其血结；若经水适断，而邪热乘血室之空虚以袭入者，宜养营以清热；其邪热迫血妄行致经水未及期而至者，宜清热以安营。

就本证而言，初诊经水适来复去，而头痛身疼，寒热不清，口苦干呕，渴喜热饮，脉浮弦并见，是表证尚在，而邪气已达少阳，取方和解达邪。次诊寒热往来，夜间谵语，是表邪虽解，而热入血室之证已成，故取小柴胡汤法领邪外出，加入生地、红花以凉血化瘀。

至于谵语一症，原不与阳明混淆，热入血室谵语如见鬼状诸症，伤寒少阳篇论之极详，云往来寒热，昼日明了，暮则谵语，与阳明胃实谵语、潮热者显然有殊。

再，热入血室，多因瘀血阻络，而身体重痛，又非若阳明狂躁之轻旋便捷也。

血结胸案

赵某，男，20岁。10月31日。

猝然发病，身热如灼，烦躁如狂，神志迷闷，身有少数紫斑，小便癃闭，舌苔灰黄，脉犹浮数，在前便如红酱。此温邪挟血，已是蓄血之势，所有见症，与陶氏所云血结胸者相似。拟方清热透邪，破血化瘀。处方：

淡豆豉　炒栀子　炒金铃子　炒川朴　炒川连　炒黄芩　红花　桃仁　赤芍　连翘　陈胆星　石菖蒲

二诊：11月1日。狂躁渐定，神识已清，小便如血，热退瘀化。势已大定，以原方出入。处方：

炒山栀　赤芍　黄郁金　茵陈　通草　桃仁　炒金铃子　六一散　生谷芽　橘白

服药2帖，诸象皆平。

按：此证为温邪挟血之证，书云："血结于上，其人善忘，血结于下，其人如狂。"蓄血之证，脉当沉结，小便当利，今小便癃闭，脉见浮数，则又当下焦蓄血之别；热瘀互结，心经受邪，故见烦躁如狂之症，脉浮是知邪在上焦，而不在下焦也。身见斑点是温热迫血之征。方用豉、栀透邪，领邪外出；连翘、芩、连、川朴，清心泻热除满；桃、红、赤芍、金铃子，疏肝行血化瘀；胆星、菖蒲，涤痰通窍，防其瘀血、痰热互结为患也。药后溺出如血，邪夺路而出，遂狂定神清。如此重险之证，仅二诊即化险为夷，可谓出神入化。

阳明温毒发斑案

曹某，女，12岁。3月31日。T：39.5℃。

初诊：患儿于3月28日突然发热头痛，呕吐痰水夹有食物。次日高热持续不退，头痛不止，四肢厥冷，精神委顿，身见紫斑，而由西医小儿科收治入院。经检查血常规：白细胞 19800，中性 90%，淋巴 10%；血培养：金黄色葡萄球菌，血浆凝固酶阳性；脑脊液常规：清，无颜色，白细胞 16，潘氏反应（－）；大便常规：脓细胞 50－100；瘀点出血片：G＋球菌找到，诊断为：（1）败血症；（2）中毒性菌痢；（3）华佛氏综合征。经予樟脑水、洛贝林、青霉素、金霉素、四环素、可的松等药物治疗，病情未能控制，故请中医会诊。顷诊：肤热如灼，昏痉、狂燥不安，继而呕血，色如猪肝，舌苔薄白，脉象并不数疾，斑迹遍布，大者过掌，小者及钱，其色青紫而黑，足底连成一片。证属阳明温毒，燔胃发斑，症情极险，舍苔脉而从症治，拟犀角地黄汤加味。处方：

犀角尖　大生地　赤芍　粉丹皮　连翘　紫花地丁　黑元参　紫丹参　石菖蒲

二诊：3 月 2 日。T：38.0℃。连进上药 2 帖，身热递降，惊定神清，呕止厥回，斑转红润，上见水疱，擦破之处，流出黏水，痛不可触，背部斑迹，少数已化。拟解毒化湿法。处方：

紫花地丁　紫丹参　大生地　粉丹皮　焦薏苡仁　藿梗　六一散　泽泻　鲜扁豆花

三诊：3 月 3 日。T：38.0℃。紫斑上毒疱已渐平敛，斑周红圈复见散展，且有鲜红颗粒，周身皮肤隐隐如玫瑰色，触之并无灼热感。苔薄，舌淡紫。症情演变，均由血分热毒未清，湿热乘势外泄，法当对症作治，婉转处方。

大生地　粉丹皮　赤芍　紫丹参　紫花地丁　焦薏苡仁　炒川柏　细木通　甘草　荷叶络　鲜扁豆藤

四诊：3 月 7 日。T：37.6℃。连服 4 帖，身热已净，紫斑明显减退，周围红肿消，疼痛大减。唯毒疱又见复起，治疗应手，随机赴之。原方：去生地，加马料豆、泽泻。

上药服 3 帖，斑全化，毒疱收敛，血培养检查已正常，上方增损，以善其后。1 个月后追访，诸症悉平，一如常人。

讨论

发斑一证，中医典籍早有记载，如巢元方说："斑毒之病，是热气入胃，而胃主肌肉，其热挟毒蕴积于胃，热毒蒸于肌肉，而赤斑起。"汪讱庵说："伤寒下早，热毒乘虚入胃，则发斑，下迟，热留胃中，亦发斑。"吴鞠通说："太阴温病，不可发汗，发汗而汗不出者，必发斑疹。"由此可见，发斑皆由阳明热盛，邪入营血，迫血妄行，外溢肌肤而致。

就本证而言，初来身热、头痛、呕吐，自属温毒侵袭阳明气分；由于邪未外解，内传营血，迫血妄行，上逆而呕血，外溢而发斑；其瘀热在腑，故所呕色如猪肝；热盛燔胃，故斑色紫黑；邪袭心包，热扰神明，故神昏谵语，狂躁不安；热盛动风，故痉搐时作。考发斑一证，每见舌绛无苔，脉多洪数有力，而本病舌苔薄白，脉息并不数疾，但临床已见上述症状，可知营血邪热已炽。温病以舌苔为主，前人治疗每多舍脉从苔，兹于特殊情况下，自可舍苔脉，暂从症治。

此时不清其热则血不宁，不滋其阴则火不熄，不化其瘀则新血不生，若非运用清营凉血、解毒化斑之方，何堪救治？故用犀角地黄汤加味，一剂惊定神清，再剂斑转红润，脱离险境。此方甘苦咸寒，虽云清热而实滋阴，虽云止血而实化瘀。方中犀角咸寒，清心胃之火而解毒滋阴；生地甘寒，滋阴凉血而解热除烦；芍药和阴血而泻肝火，赤者尤引恶血；丹皮味辛苦微寒，泻血中伏火，更以丹参助丹皮凉血化瘀；地丁、连翘助犀角清热解毒；元参、生地养阴泄热；引菖蒲一味，兼以辟秽强心通窍，至该证不属肝经，热降神清，则惊搐自定，故无取平肝熄风之品。

兹进论并发毒疱：紫斑发疱，临床殊属鲜见，良由患儿平素湿热两盛，互蕴已深，湿盛固能酿热，热盛复能蒸湿，阴阳互根，湿热互化，自然之理。从四诊大法推断，当其热扰心营，已进昏迷痉搐状态，而舌苔薄白，脉不数疾，气分之邪不及外达可知。经血分发斑，气分留邪可从外解，此时标本邪湿互结，急夺出路，所以斑上发疱，破溃疼痛，正如火灼伤组织破坏，腠理水分随作水疱一般。故在治疗过程中，当其热降神清，去犀角、元参、菖蒲等品，即加薏苡仁、泽泻、藿梗、六一散之类，化利气分湿邪。又如黄柏、木通、扁豆花、扁豆藤、马料豆等，次方出入加减，亦无非清热解毒之间，不需乎化湿。至于初方选用犀角地黄汤，并不采取重剂，也正因舌苔薄白，脉不数疾，预留了有余地步，便于变化灵通。终于热清斑褪，湿去疱收，达到取法不异于寻常，收效能归于平淡。

吐泻案

一

夏某，男，1 岁。门诊号：65435。1960 年 4 月 23 日。

初诊：吐利六七日，神疲嗜饮，睡中露睛，目稍凹陷，啼无涕泪，舌苔满布腐浊。此利伤脾气，吐伤胃气，脾胃虚弱，运化无权，皆缘饮食不节，复感时令不正之气所致。拟方急扶正气，兼以疏风。

藿梗　煨诃子肉　炒大麦芽　党参　生白术　姜汁甘草　醋半夏　姜皮　乌梅肉　云苓　陈皮

二诊：4 月 24 日。神情好转，舌苔转黄，口渴喜饮，大便色白，有热秽味。此正气得振，伏热外化之征。原方：去诃子肉、姜皮，加煨葛根、炒银花、煨木香。

三诊：4 月 26 日。泻止，精神渐振，舌苔黄。原方：去葛根，减乌梅肉，加炒扁豆仁。

四诊：4 月 28 日。精神饮食、二便均已正常。苔白，有干意。拟方调理善后，嘱服二帖。

乌梅　炒银花　生白术　茯苓　橘白、皮　生谷芽

二

姜某，男，3 岁。门诊号：65678。1960 年 4 月 26 日。

初诊：暴泻黄白黏物似冻，续作吐，吐蛔 3 条，泻止，吐未已，喜饮，

饮入随吐，神疲露睛。苔腐，色黄。拟方急扶正气，兼解余邪。

煨葛根　炒大麦芽　醋半夏　藿梗　炒银花　生白术　乌梅肉　党参　陈皮　姜汁甘草

二诊：4 月 27 日。吐止，神情好转，口渴喜饮，夜烦不安。唇赤如朱，舌苔渐褪。此正气得振，邪热复炽，拟方清热扶正。

煨葛根　炒大麦芽　生白术　鲜石斛　炒黄芩　银花　乌梅肉　党参　荷叶　姜汁甘草

三诊：4 月 28 日。烦躁不安，精神大振。唇舌转淡，舌苔渐褪。前方加减，以善其后。原方：去荷叶、党参，加米炒麦冬、米炒空沙参、煨白芍、茯神。

按：夫吐利一证，为幼科临床常见病，四时皆有，而以夏秋两季发病为多。盖小儿脏腑娇嫩，胃肠最弱，每多饮食内伤；或外感六淫之邪，以致脾胃功能失调，清浊逆从，气机逆乱，则吐利病作矣。其治疗大法，虽然是扶正祛邪，但治疗不当，每易伤津亡阳，变症百出，故审察务必精细，否则危亡立见，可不慎乎？

先师学术精湛，立方遣药，轻灵活泼，处处以扶正为主，驱邪辅之，使驱邪而不伤正，扶正而不碍邪。从以上两案中，则可见一斑矣。

咳嗽惊风案

董某，男，4 岁。1963 年 5 月 19 日。

初诊：百日咳经廿余日，并发肺炎、脑炎，昏迷搐搦，时时龂齿。苔黏白。拟方先与熄风开窍，平肝清肺。

双钩藤　石决明　重楼　鲜石斛　银花　陈胆星　青龙齿　黄郁金　石菖蒲　望江南　羚羊角

二诊：5 月 20 日。原方：去龙齿、羚羊、郁金，加炒山栀、明天麻，另：牛黄清心丸一粒，冲服。

三诊：5 月 21 日。时时搐搦，气粗不平，牙关紧闭，痰涎颇盛，热不甚高。此肝风痰浊上蒙清窍所致，拟方熄风开窍。

冬桑叶、络　炙远志肉　连翘　双钩藤　海浮石　黄郁金　炒栀子　青防风　瓦楞子　天竺黄　大贝母　石菖蒲　青龙齿

另：至宝丹一粒，研冲。

四诊：5 月 22 日。昨药服后，夜十时至今晨偶见小搐，时时哈欠，有时齘齿，时而阵咳。上方：去至宝丹，加法半夏、化橘红、白前、旋覆花。

五诊：5 月 23 日。病情无明显进退。

蒲公英　桑叶、络　陈皮　重楼　大贝母　天竺黄　石菖蒲　海浮石　紫丹参　炙远志　双钩藤　川郁金

另：玉枢丹一粒，研冲。

六诊：5 月 24 日。抽搐连日来大作，双足强直，嗜睡不醒。舌苔灰滑。更方调治。

法半夏　佩兰　炒冬瓜仁　杏仁　薏苡仁　络石藤　炒枳壳　木防己　京菖蒲　化橘红　陈胆星

另：苏合香丸一粒，研冲。

七诊：5 月 25 日。神志已清，牙关已开，抽搐未作，咳嗽亦止，然两足强直不松。舌苔灰滑，舌下破皮。原方：去苏合香丸，加川萆薢、益元散、淡竹叶、谷芽、麦芽。

八诊：5 月 27 日。迭进化湿祛痰通络 2 帖，强直已松，手足均可活动。苔转薄灰，舌破亦敛。继方化痰湿，通络脉。

薏苡仁　络石藤　京菖蒲　川郁金　木防己　法半夏　木瓜络　川萆薢　陈胆星　路路通

服药三副，诸症痊愈。

按：百日咳肺炎并发脑炎，中医谓之咳嗽惊风，盖此证系邪犯心包，热动肝风，故出现神昏搐搦、齘齿者，明是肝热内盛；气促者，肺失肃降也，因挟痰浊，故现痰涌气塞，其治疗大法当以清心涤痰开窍、平肝熄风、肃肺平喘为其要务。此例病情极其危重，若治疗失当，每每痰壅气促，汗脱而死，若治疗得法，每能挽回生命于一旦。先师行医数十年，治疗幼科疑难杂症，

独具匠心，用药轻灵，变化入妙，诚可师法者也。

暑痫（乙脑）

一

肖某，儿科，男，6岁。8月21日。T：40.5℃。

初诊：病4日，初发热有汗不退，呕吐饮食，晚间曾一度闭厥，第1日复闭厥不醒，遂住院治疗。近来无汗，手脚扰动，神昏不语。苔白，舌淡。风痰阻塞清窍。

防风　天竺黄　橘红　鲜荷叶　炙僵蚕　陈胆星　法半夏　双钩藤　鲜石菖蒲　菊花　石决明　望江南　炒山栀

另，玉枢丹1粒，研冲。

二诊：8月22日。T：40.0℃。热度不退，肢冷未转，药后惊定，顷诊舌苔转淡黄，舌根苔腻，脉不甚数疾，舌尖不甚红，喉中有痰声，间有咳嗽。气机不展，继续宣痹达邪。原方：去防风、僵蚕、菊花、石决明、玉枢丹，加豆豉、射干、黄郁金、杏仁。

另：小儿回春丹1粒，研冲。

三诊：8月23日。T：38.5℃。热降，知觉渐复，但神疲，眠中偶见惊惕，已得自解大便。舌苔白而浮黄。

双钩藤　橘皮　连翘　薏苡仁　望江南　法半夏　炒山栀　桑叶　石菖蒲　陈胆星　黄郁金　佩兰

四诊：8月24日。T：37.6℃。热退几净，神识清楚，疲倦懒言，小溲畅。苔全化。继续清化。

炒山栀　浙贝母　橘络　赤芍　全瓜蒌　薏苡仁　桑叶　连翘　僵蚕　荷叶蒂

续以调理脾胃善后，痊愈出院。

二

姚某，女，4岁。住院号：13433。1963年7月30日。

初诊：病3日，初一日，晨发热少语，次日肢搐、窍闭、不知，呼吸迫促，痰鸣辘辘，肤干无汗。一度高热以冰降温，至常温以下，复以温水运之，体温复增高不退，而邀我科会诊。视其唇红，苔白满布，略泛黄色。证颇涉险，再三审察，病属暑温挟痰，拟方缓其势，恐中途生变。

银花　青蒿　益元散　连翘　海浮石　川贝母　香薷　紫丹参　黄郁金　法半夏　荷叶

另：至宝丹1粒，研冲。

二诊：7月31日。T：39.5℃。热虽未解，而气促渐平，痰涎仍盛，舌苔未褪。守原法步进。原方：去至宝丹、香薷，加陈胆星、青皮、陈皮、炒莱菔子、淡竹叶。

另：玉枢丹2粒，研冲。

三诊：8月1日。T：38.5℃。神志时明时昧，时而能语，偶有小痉，肤间发现紫斑如蚊迹者甚多。苔渐退。暑温之邪部分由气分已传营血，气分之证未已。

银花　海浮石　石菖蒲　连翘　益元散　蒲公英　桑叶　丹参　黄郁金　青蒿　贝母

另：牛黄清心丸1粒，研冲。

三诊：8月2日。窍开神清，已能言语，紫斑已退，喉中有痰，上肢拘急。舌苔花剥。原方损益之，去青蒿、牛黄清心丸，加双钩藤、石斛、珍珠母、石决明。

另：紫雪丹1粒，研冲。

四诊：8月3日。抽、痉大减，嗜睡，苔白不匀。

石斛　大贝母　石决明　双钩藤　海浮石　碧玉丹　紫花地丁　紫丹参　连翘

五诊：8月5日。症平，拟方调理。

冬瓜仁　连翘　海浮石　炒薏苡仁　大贝母　干石斛　生谷芽　陈皮　紫丹参　荷梗

按：流行性乙型脑炎，是一种季节性传染病，无问长幼，均可染得，而以小儿罹此患者为多。其临床症状，与祖国医学中之“暑风”“暑痫”，以及“暑湿”“伏暑”等病的某一阶段的临床症状相类似。其治疗大法仍不离乎温病三焦、卫气营血学术的传变规律，加以辨证施治，有表者透之，热者清之，痰者涤之，闭者开之，惊者平之，驱邪安正。

先师治疗热性病颇有创见，而治疗“乙脑”一症尤为娴熟，从上二案中可见先生立方遣药，出入变化，无不中款，可谓出神入化。所举案例虽然不多，但是仍然可以从中看出先生学识、阅历之深。先生用方，师古而不泥古，灵活而不离规矩，可为后学楷模。

三、吴克谦先生治疗麻疹并发肺炎经验点滴介绍

扬州市第三人民医院　刘延龄
扬州市工农兵医院　戴金樑

先师吴克谦，业幼医，兼通内妇，尤擅长治疗儿内科疑难杂症，行医四十余年，名驰维扬，遐迩莫不知先生之名。先生一生活人无数，曾经救治者，无不赞叹先生医术精湛，精思过人。先生治学严谨，博览群籍，熟读中医经典。先生于历代医家中，尤推崇叶、吴二家学术，持论平正，立法精细。生前在市妇幼保健医院任中医儿科医师，市中医学会副理事长等职，为江苏近代名老中医。今将先生治疗麻疹并发肺炎的临床经验稍加整理，选择数案介绍，以供同道参考，由于水平限制，谬误之处难免，敬希批评指正。

案例

例一：王某，女，1岁半。门诊号：3104。

初诊：1963年3月8日。T：39.8℃。母代诉：身热、咳嗽，鼻流清涕，已经6日，曾经呕吐、惊惕，近2日便秘挟冻，昨日麻疹见点。诊得：面色黯滞，目赤多眵，气急鼻翕，口唇作干，咽部红肿，舌苔黏厚，点粒稀疏，色紫不鲜。此痧毒外泻不畅，肺热壅盛，症颇涉险，亟虑喘陷昏痉之变，急以透托，麻疹畅出，始为佳兆。处方：

荆芥一钱二分　薄荷八分　桑叶一钱半　桔梗一钱　研牛蒡子二钱　炒山栀一钱　银花二钱　连翘一钱二分　生山楂二钱　赤芍一钱二分

二诊：3月9日。T：38.7℃。麻疹出现，色泽略转红润，气喘仍剧。舌质红，苔黄厚。肺热甚重，仍虑歧变，宗原方出入，去荆芥、山楂；加炙桑皮二钱、射干一钱二分、炒枳壳一钱二分、炒黄芩一钱

三诊：3 月 10 日。T：38.0℃。身热挫降、气喘渐平，痧点渐回，大便挟冻，舌红乏津，痧毒未清，阴津已伤。拟方养阴清热解毒。处方：

银花二钱　连翘一钱半　炒栀子一钱二分　桑皮二钱　炒青皮一钱二分　炒黄芩一钱　玄参三钱　鲜石斛三钱　赤芍一钱二分　炒山楂二钱

服上方 2 剂，热清气平而愈。

例二：邵某，男，4 岁。门诊号：0187。

初诊：1963 年 4 月 22 日。T：40.0℃。痧回 3 日，高热持续不降，气喘鼻翕，唇口焮肿，苔薄而干，舌质紫晦，脉细数疾。此热毒内搏于肺胃，且有侵营之势，拟方凉血解毒，清泻肺胃。处方：

炙桑皮三线　杏仁三钱　炒黄芩一钱半　银花二钱　连翘一钱半　紫花地丁四钱　大生地三钱　黑玄参三钱　干石斛三钱　干枇杷叶二钱

二诊：4 月 23 日。T：38.8℃。舌津渐回，脉仍数疾。毒火尚炽，原方：去石斛，加桑叶二钱、炒地骨皮三钱、青蒿一钱、赤芍一钱半。

三诊：4 月 24 日。T：39.0℃。身热持续不退，症情依然重险，喘急鼻翕，唇舌红紫，脉数而浮，迄无汗液。当于清热泄肺之中佐以达邪。处方：

淡豆豉三钱　炒栀子一钱半　炒黄芩一钱半　炙桑皮三钱　杏仁三钱　研牛蒡子三钱　银花三钱　连翘一钱半　赤芍一钱半　大生地三钱

四诊：4 月 25 日。T：37.2℃。得汗热退，喘势亦平，唇舌转红，咳有痰声。原方去豆豉、桑皮，加大贝母二钱、干枇杷叶二钱。

连服 3 帖，症平而愈。

例三：宋某，女，1 岁。

初诊：1964 年 1 月 5 日。T：39.9℃。痧见 2 日早收，高热咳嗽，气喘鼻翕，口渴思饮，自利黏液，舌苔黏厚。病急涉险，拟升麻葛根汤加味，重剂轻投，望颐股手足，续发新枝。处方：

炙升麻六分　葛根八分　薄荷六分　炒黄芩六分　甘草二分　桔梗一钱　银花一钱　赤芍八分　陈皮一钱　荷叶络二钱

二诊：1 月 6 日。T：38.8℃。颐股疹点续布，色红细碎，肺热外泻，喘息渐平，然腹泻转频，有痧毒挟滞传肠之势。原方：去升麻、葛根、薄荷，加生山楂一钱半、广木香三分。

三诊：1月7日。T：38.5℃。痧渐回收，便秽夹滞，日十余行，舌红苔少。拟方清热止泻。处方：

煨干葛一钱　炒黄芩八分　白头翁一钱半　秦皮一钱半　炒银花二钱　生山楂一钱半　陈皮八分　干扁豆衣一钱半

例四：吴某，男，5岁。住院号：15631。

初诊：1964年6月4日。发热4日，时高时低，咳嗽流涕，目红多眵，痧见一日即回，连日神志昏迷，气急鼻翕，有时惊惕，面色晦黯，舌干苔黑，脉细数疾。此痧毒内攻，袭肺陷营之证（西医诊断为麻疹肺炎并发心力衰竭）。拟减味清宫煎送紫雪。处方：

大生地三钱　粉丹皮三钱　玄参三钱　连翘心三钱　竹叶心一钱　犀角磨冲四分

紫雪丹，冲服四分。

二诊：6月5日。昨药因故未服，午间家属复邀会诊，情况愈危，喘息愈甚。原方不变，另加麦冬二钱、炙桑皮二钱、地骨皮二钱。

三诊：6月6日。神识渐清，气息渐平，黑苔渐退，舌津亦回，腑气以导而通，身热尚未稳定。毒火逗留，治以清热解毒。处方：

银花二钱　连翘二钱　炒黄芩一钱半　炙桑皮三钱　地骨皮二钱　粉丹皮二钱　大生地二钱　玄参三钱　麦冬三钱　六一散二钱　犀角尖二分冲服

四诊：6月8日。热退神清，气息全平，便解如酱，舌苔已褪，咳嗽渐宁。拟方善后。

炙桑皮三钱　地骨皮一钱半　大生地二钱　玄参三钱　麦冬二钱　连翘一钱半　六一散二钱　干枇杷叶二钱

讨论

麻疹合并肺炎，是现代医学病名。中医书中仅有麻疹喘（出疹期喘），或疹后喘之记载，其所描述的高热喘咳等症状，与近代麻疹肺炎相似。

麻疹合并肺炎是属麻疹逆证之一，可见于麻疹期的各个不同阶段。其发生常与发疹期之失于宣透清解，或疹后余毒未尽，或护理不周，冒风伤食，积滞停留，或素体阴亏，或治疗不当等原因，以致疹毒未能畅泄而内陷，热郁于肺，毒火刑金，肺失清肃遂成肺炎。轻者常见高热不退，咳嗽频仍，喘促虽不明显，但检查肺有湿性啰音，胸透有肺部实质阴影（本文所举数例，均经西医胸透检查确诊）。重者除高热不退外，常见麻疹早收内陷，或疹出紫滞密布，喘咳气粗，或躁扰不安，舌绛脉数等营分症状。如并发于麻疹末期（疹收靥期），每每见有热毒伤阴之证，如低热羁留不退，舌光红少苔，口干并不多饮，脉象细数等。

吴老先生认为，麻疹虽属胎毒，必因感触疠气而发，而疠气之袭入，必由鼻之窍而入于肺系，此乃麻疹发病之机理也。痧为阳毒，视见肺卫之证，故治疗大法仍宗温病卫气营血学术分层论治。而以宣透皮疹，疏清肺气，宣泄营热为治疗原则。再结合麻疹内陷五脏之说综合分析，自然病无遁情。

若值麻疹初期，疹点未出，或出而不透，并发肺类，则辛凉透疹亦为急务。如本案例一，麻疹初期而出现气急鼻翕等症状，先生认为，此时若纯用苦寒之品直折里热，反使肌表被寒凉闭遏，冰伏其毒，痧毒势必不能外泄而内攻，有关门揖盗之弊。更不可用辛温升发之品，伤津劫液，致使麻毒上攻，并发音哑气喘等变症。所以选用桑叶、薄荷、荆芥等轻清疏泄之品，俟麻疹大现，疹毒得以外泄，肺热不清，然后再投桑皮、炒黄芩清泄肺热。倘若肺热鸱张，则非苦寒辛凉同时并进不可。

吴老先生说：麻疹初期，宜解肌透表，若见形期或收没期，则当分别采用清热解毒，养阴清热等法。如于此时并发肺炎，除用清泻肺热外，主以养阴解毒，而采用加减泻白散、增液汤等方剂，配以银花、连翘、地丁等品，则阴津复而身热降，症状自平。亦有药之当应不应，症状不平者，除防其过肺入营而外，更加考虑其气分郁邪是否悉从阳化，当因其势而达之，使转卫分汗泻而解，是亦一法。如本案例二，初方中桑皮、炒黄芩、连翘、银花、地丁清热解毒，生地、玄参、石斛滋液养阴。次诊症状未退，舌津稍回，便于前方加入青蒿、桑叶启其外透之机。三诊唇舌虽紫，脉数而浮，终以清气之品，更加栀、豉达邪，遂得汗热退喘平。

吴老先生特别强调，麻疹见形为热毒外泻，自以出得齐，站得住，热毒方毕泄无遗，所以治疗方法虽多，终以透齐为贵。如本案例三所示，见点一日即回，热毒内收，归肺发炎，自无疑义。一日即回，为期太速，唯其太速，则距离见点时间尚短，仍可望其续布，热毒得泄自可分肺炎之势。更因口渴、自利黏液，有传肠化痢趋势，取法径捷，最宜升麻葛根，迨其麻疹复出，随证易方。

若邪热既不能外泄于皮毛，复不能下行于肠胃，则势必陷入心营，而出现舌质紫绛，神识昏迷，躁扰不安，惊惕、癫痫等险症。吴老指出，此时则当以清营泄热为主，根据临床所见，营热得清，气热亦减，不专治肺，而肺炎亦平。如本案例四所示，吴老先生抓住病机，辨证明确，心灵手巧，用药精当，取清宫、紫雪清泻营热，神清之后，气息亦转平，可谓临危取胜，颇可效法。从这数例中不难看出吴老先生审证精细，立法严谨，配伍灵活，恰到好处，疗效显著。

吴老先生在治疗麻疹合并肺炎过程中常谈到，麻疹为阳邪热毒，必须排出体外，澄清疹毒而后已。其证多属实热，如果透发不密，痧毒宣泄不清，后患无穷。先生之经验认为，疹色红润，头面匀净而多者轻，红紫暗滞状如片状者重，疹点密集成瘢而紫绛者重；发透三日而渐没者轻，暗滞干枯一出即没者重；二便如常者轻，移热大肠变痢者重；言语清亮，咳嗽不剧者轻，咽喉肿痛、声哑不出、喘粗气急者重；鼻煽，眼赤，掀胸耸肩，手足颤抖，四肢冷厥，上下出血，二便俱秘，闷乱如见鬼神，大惊大搐，汗出不已，摇头扭项，唇焦舌燥，口臭牙疳，不食中恶，呕吐蛔虫，昏睡不醒均属重危之症，当然，这仅是一般规律而已，临床必详细审察辨证。

先生特别强调辨舌亦属重要，发疹期大多舌苔中心白腻而厚，至回收期，舌苔渐化；若回收期而苔厚浊腻不化者，乃是痧毒逗留不清；舌红无苔乃胃阴已伤；舌质红绛起刺，扪之无液，唇焦起裂，烦躁不安，则为邪已入营。在治疗麻疹肺炎过程中吴老先生指出，必须慎用辛散、伤津、耗气之品，因患儿为纯阳之体，阴液未充，麻疹究系阳毒之邪，不同于风寒表证，用药宜透表肃肺清热为主，并要时时顾护阴液。同时麻疹肺炎患儿，体质消耗较大，极易气阴两伤，化燥伤津，误用伤津耗气及辛散之品必致伤津劫液加重病情，在热盛阴津干涸的情况下，药物也不宜过于滋腻，应以救阴清热存津为要的药为主，如玄参、麦冬、石斛、芦根等，否则易使邪热不解，痰浊胶固，反致病情缠绵难愈。

四、小儿温病高热神昏发痉的治疗

扬州市第三人民医院 刘延龄
扬州市中医院 戴金樑 李跃谦 任士聪

夫小儿与成人之病，不尽相同。盖小儿身心发育尚未健全，气血未充，脏腑娇嫩，胃肠薄弱，易虚易实。书谓“稚阳未充，稚阴未长”，如护养不周，每易饮食内伤，或感六淫之邪，发病急骤，传变极速。临床诊察之际，稍有疏忽，辨证不清，治疗失当，则变症蜂起，轻则延误病机，重则可以偾事。特别是治疗小儿温病之高热、神昏、发痉等症，其病理机制极其复杂，若不悉心研究，诚非易事。今就儿科临床中常见的几种类型。分别论述如下：

（一）风热发搐

外感风热，初在卫表，寒少热多，有汗或无汗，口渴或不渴，或鼻塞流涕，或咽关作痛，或咳嗽目赤，面色红，多呵欠，热盛则额热肢凉，热深厥深，舌红、苔白或微黄，脉息浮数。此时病邪原较轻浅，但小儿神气怯弱，不耐外感，热势一扬，遂神志昏昏。小儿肝常有余，热盛则烦躁不安，而惊作矣。甚则目窜发搐，俗谓急惊风。其实是因邪遏肌表，热邪不得发越，遂尔转热转惊。此时，治疗重点应以辛凉解肌，达邪出表，热势挫降，惊惕自安。然热盛而搐，是热动肝风，故平肝熄风之药可以佐之。

此型病人，临床多以银翘散、桑菊饮、四逆散等方出入化裁，兼有食积者，小儿必乳食不香，嗳腐食臭，脘次畏按，便出恶臭，宜于方中加入消食之品，磨食消积；挟痰者，二陈可以选用，药虽平淡无奇，若辨证明晰，用之得法，每获良效，切不可以为平淡而轻视之。

案例：

徐某，女，4 岁，10 月 11 日。T：39.8℃。

发热三四日，咳嗽流涕，肌灼无汗，连夜抽掣，肢搐作摇，双目直视，项强不和，有时作惊恐状，饮食不思。口唇红，苔黏黄。此属风热发搐也，治当清散，佐以平肝熄风。药用：桑叶、菊花、薄荷、豆豉、山栀、桔梗、法半夏、橘红、钩藤、决明子。次诊热退，惊未再作，饮食不香，微咳，守原方加杏仁、神曲、枳壳，撤去钩藤、决明子，连啜 2 剂。诸症悉退。

按：小儿风热外感，高热发搐，甚则神迷嗜睡，视之可畏，然辨证明晰，药用得法，收效亦捷。如症见壮热无汗，是知邪郁肌表，豉、栀为必用之药；若有汗，荆、防、桑、菊较为合拍；有食积者，宜消导；惊者但加一二味熄风定惊之品，不必深求，临床常用钩藤、望江南，搐甚始加石决明、炙僵蚕。本案风热无兼挟之症，故但以清散风热，一帖即安。

（二）痰热扰肺

“温邪上受，首先犯肺”，肺为娇脏不耐受邪，受之即病。温邪挟痰，壅扰肺经，肺气失宣，则肃降之令不行，故证见咳嗽喘憋，气急鼻煽，痰声辘辘，高热烦躁，神迷昏睡。热盛则动风抽搐，面色浮红，甚则肢凉唇紫，口鼻旁泛青，舌红苔黄，脉息滑数。此缘温热挟痰，气机被阻，肺气失宣，治宜宣肺泄热，涤痰平喘。麻杏石甘汤，虽有开肺泄热平喘之功，但用于痰热壅盛，恐嫌涤痰之力不足。先师吴克谦，生前于此等病症，常以桑皮、炒黄芩、射干，泻肺经之热，用豉、栀透邪出表，海浮石、瓦楞子、瓜蒌仁、甜葶苈子泻痰热。他如杏仁之宣肺止咳，麻黄之开肺平喘，临床用之，每有良效。若舌苔厚浊黄腻，腹胀便秘，又当加入硝、黄，釜底抽薪，效果尤捷。

案例（肺炎）：

朱某，男，4 岁，4 月 28 日。T：40.0℃。

病延 3 日，高热咳嗽，气急痰涌，鼻翼翕动，有时面部发紫，上有紫斑 2 块，舌红苔黄厚腻，大便挟有白冻。此缘痰热扰肺，中宫壅滞，肺失肃降。人小病笃，防喘急痰涌生变。方用桑皮、叶、射干、炒黄芩、葶苈子、海浮石、小青皮、枳壳、杏仁、神曲、通丝。次日热退喘平，痰涌亦定，斑迹自化，舌苔仍然黏腻色黄，守原方去桑皮，加赤芍，2帖安。

按：此证为痰热扰肺，中宫壅滞，以致肺气失宣，肃降之令不行。药用桑皮、叶、射干、炒黄芩，泻肺经之热；海浮石、葶苈子，泻肺经之热痰；青皮、枳壳、神曲，疏利中宫之壅滞；杏仁宣肺止咳下气，助桑皮以平喘；通丝利尿以导热。病虽重险，而药用得法，一帖即获大效，再剂症退。由此可见，辨证论治，是何等之重要。若以一方以治一病，亦未必均能合拍，何况以一方而治百病，更恐不切实际。

（三）热盛气分

热病传变急速，卫分之邪未尽，每又波及气分者甚多。病由表入里，由卫入气，证现高热气喘，大汗烦渴引饮，但恶热不恶寒，舌红苔黄，脉之可凭者必洪数有力，此为气分热盛之标志。而娇弱小儿，何堪如此高热蒸灼，故每每出现昏睡状态，有时谵语、烦躁不安，扬手掷足，或睡中惊叫，神志时明时昧。治疗大法，无非清气，辛凉重剂白虎汤为第一方。体虚者加入人参，阴虚者加元参、石斛，挟湿者加苍术、六一散，脉虚喘咳欲脱者，又宜生脉散矣。凡属温热病，不论邪热由卫入气，或从心营转出气分者，但有以上见症，咸宜此方主之，不拘何种温病也。石膏为本方之主药，性凉质重，非生用、重用不能取效。如系暑温、伏暑，脉症同前，若无汗，又宜随证变方。

案例（西医确诊化脓性脑膜炎）：

江某，女，15岁。

病延七日，高热神昏，项强不和，双目对光反应消失。舌质干绛，脉象数疾。知是温热挟痰内陷心营，包络受邪，投清营解毒，涤痰开窍之银花、连翘、元参、生地、天竺黄、人中白、陈胆星、海浮石、淡竹叶，另至宝丹1粒，为一方。连服两帖，病情无进退，改投神犀丹化裁（方中犀角未配到），另至宝丹2粒。服药1帖，抽风大作，病家心中惶惶不安。至午惊定，神志似较前稍清，视舌上布满黄苔，脉象洪大，右脉尤显，是知邪有从营转出气分之象，身虽无汗，仍投以白虎汤加入元参、银翘、菖蒲（鲜）、天竺黄、海浮石、灯卷心，另以牛黄清心丸 1 粒，去壳研化送下。遂神清能语，双目对光反应正常，黄苔转灰，舌质仍然干绛，脉象稍静（104 次/分），同时解酱便 1 次。守前方去石膏，加冬麦、生地，连啜 2 帖，苔退津回，神志清楚，语言欠清。后以养阴化痰调理，病复如初。

按：此证邪热已入心营，舌光绛，投清营解毒涤痰之剂，忽尔惊风大作，一再推敲，认为药证无误，无须变方，嘱令病家继续进药。至午惊定，神志较清，舌上又布黄苔，但壮热依然，脉见洪大，此时虽无渴、汗，乃是邪将转出气分之征，佳兆也，改投白虎汤加味，1 帖热退神清。凡病从卫入气，阴未大伤，故多大汗大渴之症。此由心营转出气分，舌见光绛无津，是知阴津已经告竭，迭进清营解毒养阴之剂，邪将转出气分而解，故此时多无渴、汗之症，不可以为无大渴、大汗，白虎即不可投，所谓知常达变，此之谓欤？

（四）热结胃腑

小儿热病传变之规律，仍不外乎卫气营血与三焦。叶天士说："在卫汗之可也，到气才可清气……"然则气分之邪不解，多内结于阳明之里，而成可下之腑实证。有谓伤寒下不嫌迟，温病下不嫌早，伤寒下燥矢，温病下结热也。热病最易伤阴，因此存阴保津又为治疗温热的第一要义。书云阳明胃实，证见潮热谵语，腹满便秘，小便短赤，舌苔老黄，当用攻下，此自然之理。但小儿与成人有间，因小儿热病传变迅捷，阴气易伤，临床如见舌苔厚浊黄腻，腹满便秘，热势又盛，虽未到焦老燥裂的程度，即宜下之。正如戴北山先生说："时疫不论表证罢与不罢，但兼里证，即应下，待痞满燥实俱全，是为下之太迟。"虽然温病下不嫌早，但亦不可妄下。我们临床中，但见苔腻浊腹满，腑气不通者，即加入（瓜）蒌（大）贝、枳壳、元明粉，消导软坚，润通之，不使有形之积与无形之热狼狈为奸。但是，也有治之不得其法，或病邪深重，虽然治法无误，而病邪仍然步步深入，搏结胃腑，而成可下之证，临床每每有之。三承气汤中，调胃承气用的机会较多，而大、小承气则较少，因温病嫌枳、朴耗气燥津也。他如增液汤、增液承气、牛黄承气、宣白承气，临床中亦经常应用。也有腑热熏蒸上冲，包络受邪者，又宜配合“三宝”，一以通腑泄热，一以清心开窍。

案例（西医确诊乙脑）：

王某，男，11岁，8月5日。

暑温无汗，烦扰不安，目视上窜，经日不语，在先头疼呕吐，治以清暑透邪，方用：青蒿、葛根、香薷、薄荷、豆豉、山栀、川连、连翘、益元散、石菖蒲。次诊身热不降，谵语，神志欠清，昨日作痉2次，腑气未行，小溲赤少，腹部胀满，舌苔黏黄。腑热熏蒸，包络受邪，仿牛黄承气例，药用：生军、风化硝、益元散、川连、山栀、连翘、荷叶络，另牛黄清心丸1粒，去壳研化开水送。夜得酱色大便1次，谵妄略平，神志渐清，舌苔中心仍然黏厚，守原方加蒌、贝、瓦楞子。服后又得溏便2次，神志全清，语言神态正常，热未复作，舌苔根厚，以消运育神为治。方用：蒌、贝、枳壳、生谷芽、山栀、茯神、橘白、丹参、赤芍、石菖蒲、荷梗，连啜2帖。后以此方出入调理，病遂脱体。

按：暑温无汗，高热发痉，不语，重用透邪清暑之药，身热不衰，昏痉依然。证见腑气不通，腹满溺少，苔布黏黄，改投牛黄承气，遂腑通热降，谵妄渐定，神志渐清，药既见效，毋庸更张，守原方去山栀、甘草，加六曲，连服2帖，又得溏便2次，诸象皆平，改用消运育神之法渐安。

（五）邪陷心营（心包）

温病逆传，内陷心营，心包受邪，证见高热痉厥，神昏谵语，烦躁不宁，舌质鲜绛无苔，脉两寸独大，口反不渴，甚则舌謇肢厥。小儿稚阴未长，若受邪热劫灼，更虚于大人，每每热盛痉厥，俗谓之急惊风，其实是邪灼心营，火极生风。但宜清心凉营，俟其热退，则昏痉自解，切不可浪投发散之剂，益虚其阴，则祸不旋踵。临床常以清营汤、清宫汤、牛黄、至宝、紫雪等化裁，热毒猖獗者，神犀丹尤佳。

案例：

居某，男，4岁，8月6日。

暑温邪热侵脑，惊抽得吐而定，目滞无光，神志不清，舌绛苔黄。先以清营，方用：连翘心、元参心、大贝母、天竺黄、川连、炒黄芩、陈胆星、鲜石菖蒲，牛黄清心丸1粒，去壳开水送下。次诊热减退，苔腐厚，神志半明，头时作摇。温邪痰热弥漫三焦，继进连翘心、元参心、大贝母、天竺黄、山栀、川连、瓜蒌仁、鲜石菖蒲、石决明，另牛黄清心丸2粒，去壳开水送服。药后神志转清，邪热痰浊，弥漫仍重，热稍作，守前法少佐透邪之品。方用：鲜青蒿（次下）、炒黄芩、山栀、连翘、川连、瓜蒌仁、大贝母、枳实、瓦楞子、石决明（先煎）、火麻仁、茯神、鲜菖蒲、大贝母、生谷芽、六曲、枳壳。连啜2帖症平。

按：暑温初投清营化裁，因其阴未大伤，邪热炽盛，故用苦寒直折之，加之痰浊较重，故不取冬、地之滋腻，而伍以清心涤痰之品。次日神志转清，但痰浊弥漫不易即去，加之热又升高，因于方内加入青蒿透邪外达，余药与上方略有出入，药后热退，痰浊亦平，病入坦途，后以清邪消导之品而收全功。

青蒿一味，先师吴克谦于温热病中经常用之，谓吾辈曰："青蒿性虽苦寒，而不伤胃，为幼科透邪第一妙品。夏令多取鲜者，效果尤佳。无论邪在卫、在气、入营，但邪机向外，均可选用，引邪外透。"此诚先师经验之谈。

（六）浊秽蒙清

长夏初秋，天暑地热，湿浊弥漫，小儿触之即易发病。初始但觉头昏，继之发热，温温不甚，进而嗜睡无神，逐渐进入昏迷，偶有抽搐，但不若暑热之邪来势凶猛也。舌质多淡或微红，苔多浊腻厚垢，一派秽浊弥漫现象。面色多晦滞，牙垢重，时做深呼吸状，此为秽浊上干，清窍被蒙，即偏于暑之湿者也。治宜芳香辟秽，启窍通神，佐以清暑之品。所谓暑中有湿，湿中有暑，治疗大法，宜乎前后互参，方如藿香正气散、三仁汤、四物香薷等出入化裁，权衡其轻重而用之。温开之药，首推苏合香丸，玉枢丹亦可选用，如湿浊酿久化热，又宜至宝丹矣。若无大热，"三宝"亦属禁则，切忌大苦大寒，冰伏其邪，使湿邪不得化。慎之！慎之！

案例：

张某，女，8岁，8月6日。

病延7日，初诉头昏，不思饮食，及暮头额微热，次日温热不退，嗜睡无神。问之但答头昏，夜间梦中呓语，有时叹气。及至第3日，遂神迷不语，目时上翻，手脚微搐，面色板滞。舌质淡红，苔布厚浊，脉濡。据脉据证，皆属湿浊蒙蔽清窍，当从芳香逐秽，涤痰开窍入手。方用：杏仁、薏苡仁、佩兰、草豆蔻、川朴、炒黄芩、法半夏、橘红、石菖蒲、川郁金，另苏合香丸2粒，每日1粒，去壳研化开水送下。连服上方2帖，温热已退，清窍已开，目滞无神，但云胸闷，苔尚厚浊未化。守原方，加冬瓜仁、云苓、瓜蒌仁，玉枢丹2粒，每日1粒，去苏合香丸。又服2帖，得溏便二次，苔垢渐退，神志全清，目光灵活，知饥欲食。后以和中化湿，以善其后。

按：本例诊断要领，全在身热不扬，舌苔厚浊，舌质淡红，脉濡，面晦，一派湿浊弥漫之象，用芳香化浊透窍，苦温燥湿，少佐苦寒，以清湿中之热。认证准确，效如反掌。

（七）热搏肠胃

夏秋季节，天时酷热，暑湿弥漫，小儿嬉戏于烈日之下，感触暑温之邪，或饮食不洁之物，内外合邪，猝然发热，恶心欲吐，或一时吐利交作，或便下脓血，腹痛，里急后重，口渴神烦，饮入即吐，或渴不多饮，或热盛神迷，或抽风痉厥。正虚者尤易内陷，挟表者多憎寒壮热，挟食者必嗳腐食臭，体虚者睡时露睛，阴伤者舌多光绛无苔等等。临床变化不一，但需认真分析病机，抓住主要矛盾，病情虽然复杂，亦能迎刃而解。

案例：

吴某，女，7岁，汤汪公社，6月12日。T：38.0℃（肛门）。

高热吐利，延今廿余日，住院虽经输液服药治疗，身热始终不退，吐利依然。口渴喜饮，饮入辄吐，泄利如注，一日10多次，舌苔干黄，唇舌如朱，目陷露睛，烦躁难安。此属暑湿内搏肠胃，久热吐利，气阴两伤，暑邪尚炽。急当扶正救津，清化暑湿，人小病重，延久恐生歧变。方用：北沙参、乌梅、石斛、葛根、姜汁、炒川连、炒黄芩、银花、山药、橘白。次诊体温已降（T：37.5℃），吐利并止，唇舌渐淡，舌上满布灰黑腻苔。热虽平降，湿浊未化，宗原法去沙参、山药、橘白，加入薏苡仁、生谷芽、藿梗。服药1帖，T：37.7℃，吐利并复作，苔仍灰黑。守前方，加麦冬，遂身热退净，精神好转，灰苔渐化，舌上生糜，更方继续调治，方用：银花、连翘、山栀、甘草、川连、淡竹叶、冬瓜仁、生谷芽、太子参。另人中白散、冰硼散，交替吹舌上，一日数次。经内外合治，次日口腐即退，灰黑苔前半褪尽，守上方，加生白术、云苓。不数帖，诸象皆退，小儿嬉笑一如平常。

（八）邪热久羁，阴虚肝热动风

温病邪热久羁，真阴告竭，水不涵木，木燥生火，火急生风，则惊风作矣。小儿欲惊之前，每每睡卧动惕不安，手指时有蠕动，或口角眼睑轻微抽动，即当防止惊厥之变，不必待其已惊而后治，急宜滋阴潜阳，平肝熄风，则抽搐自定。《温病条辨》下焦篇中之三甲复脉、大小定风珠，即是示人以法，阴虚动风，虚多邪少，方为合拍。若阴虚挟携肝火，又当于滋阴潜阳之中，加入泻肝之品，始能与病情吻合。

案例：

王某，女，5岁，8月14日。

温病个月，热退复作者再。近六七日，身热始终不退，今夜忽然抽搐，口角掣动流涎，目频眨动，时咬牙磨齿，偶见摇头，手握作痉，环唇有青意，舌光红少苔。此缘温病日久，阴津大伤，木失滋涵，肝火独胜，则诸象皆现，治当滋阴涵木，泻肝镇惊。方用：生地、白芍、石斛、桑叶、钩藤、龙胆草、青龙齿。连服2帖，诸症皆平，舌仍光滑。阴伤日久，不易骤复，后以甘寒养阴以柔肝木，调治遂安。

按：此病原系暑热纠缠，屡经反复，以致气阴大伤，水衰不能涵木，木火独亢，肝风大作，故有以上种种见症。阴伤是本，抽风是标，治本兼标，标本同治，所以收效快捷。若以三甲、大小定风治疗本证，则不能合拍矣。惊风原有虚实，更有虚中夹实，本案即是。外感风热，热盛动风，暑风发搐，皆属于实。温病邪入下焦，阴虚动风，是为虚。所以治疗惊风，必须明辨虚实，即不致动手就错。

（九）阴竭阳脱

热邪久羁，阴津日耗，或素体虚弱，或汗下太多，以致正不胜邪，遂尔脱汗淋漓，面色顿然失色，呼吸低微，脉细虚数，或沉伏欲绝。四肢厥冷，鼻息微微，痰浊重者，此时痰声亦平。温病极期，麻疹逆证，每每有此见症。王孟英氏曰："须知阳脱者亦由阴先亡，而阳无所依，如盏中油干火灭也。"诚如斯言，比喻确切，深入浅出，虽未出其方，但是已揭示了阴竭阳脱的病理真谛，虽无方，而方在其中矣。经云："阳在外，阴之守也；阴在内，阳之使也。"今阴竭于内，不能为阳内守，孤阳无依而致暴脱矣，欲救之法，惟补阴敛阳以固脱。若四肢厥冷，脱汗不止，鼻息微微，舌质转淡，又当急急回阳固脱，参附龙牡又不可稍缓，迟则阳脱不可救矣。如气阴欲脱者，生脉散为宜；如肝肾阴津涸竭，而致虚阳欲脱者，地黄饮子出入为宜。

案例：

贾某，男，8 岁。

患儿高热抽搐延已 7 日，由江都县（现江都市）人民医院转来我院儿科住院治疗，诊断为"乙脑"。经西医治疗廿余日，高热始终不降，神昏抽搐，因大便秘结不解，故作灌肠，得溏便甚多，旋即脱汗淋漓，面色苍白，口唇青紫，气息迫促低微，神志昏沉，四肢厥冷。体温、血压不升，脉伏，病势重危，因邀先师会诊。诊毕曰：此为暑温久热伤阴，阴气告竭，又因通便致使孤阳无依暴脱，拟参附龙牡救之，药后汗止热升，神志转清，后以养阴和胃调治，竟获痊愈。

体会：

一、中医能否治疗小儿急性热病？我们的回答：能。长期以来，不少人对中医治疗小儿急性热病持怀疑态度，殊不知中医典籍早有记载，有许多至今仍为行之有效的抢救措施和方药。我们在随先师吴克谦学习期间，以中药治疗小儿急性热病者，亦屡见不鲜。本人所举例均为典型急性热病，病情虽然危重，但经辨证治疗，每每能迅速化险为夷。我们的认识是：对急性热病不要怕“急”，而要敢于辨证施治，同时还要注意辨病的结合，即对不同特异病原体所致的疾病，进行辨因治疗（如抗菌、抗病毒、抗螺旋体、抗原虫等)。对急性热病要具体分析，在疾病的发生发展过程中，抓住疾病发展不同阶段的主要矛盾，结合小儿机体的生理病理特点，强调辨证的治疗原则，采取相应的治疗措施。切忌就“急”论“急”，惊慌失措，无所适从，甚或盲目乱治，更不可求助于一方一药，来解决各种不同性质的急性热病。

二、本文根据小儿高热昏迷发痉的不同临床表现，结合中医理论，试分上述九个类型，旨在有助于临床掌握一般辨证施治规律。但首先要明确“在疾病发生过程中，‘型’是可以转化的，所以不能静止地以阶段概括全程，以局部代替整体（注一)”，必须根据辨证施治的原则，从客观证候的变化出发，灵活地进行处理，不可拘泥于一病固定几型，一型固定一方的俗套，本文所举病案中已有所示。

三、高热神昏发痉，是小儿急性热病中的常见症状，切不可见热治热，见昏治昏，见惊治惊。尽管清热法、开窍法、解痉定惊法，为治疗中的紧急措施，但终属治标之法。况且这三个症状，不一定在每个患儿、每个急性热病中都同时出现。因而，对于高热、神昏、发痉之患儿，必须辨清其热、神昏、发痉的性质，积极治疗其引起发病的基本原因，这才为治本之法。另外，对于急性热病恢复期的调理，也不可忽视，如若邪去正虚，不认真调治，以致功亏一篑，或者外邪虽去，而正气已伤，疾病未能彻底解除，以致遗留后患。

四、掌握小儿特点，注意疾病传变。祖国医学提出：“小儿为稚阴稚阳之体”，“脏腑薄，藩篱疏，易于传变；肌肤嫩，神气怯，易于感触（注二)”。说明小儿阴阳未充，脏腑娇嫩，不耐邪侵，且病情传变亦速，在治疗中必须见微防渐，防患于未然。我们赞成老前辈严苍山、张谷才先生之见解，热性病也要注意进行治疗未病，小儿尤为重要。“在卫汗之可也，到气才可清气，入营犹可透热转气……入血直须凉血散血”，固然是治疗温病的基本规律，若不知变通，因循守旧，往住延误病机。况小儿急性热病，变化极速，朝暮迥然，岂可忽之？若不能预见其传变，往往在治疗中就处于被动地位，所以，在临床治疗时，病在卫而兼清其气，病在气而兼清其营、或凉其血等，所谓防患于未然，预杜传变。

五、给药途径及剂型改革。我们在治疗小儿急性热病中以中药煎剂为主，凡不能口服者均进行鼻饲，不可避免给治疗带来一定困难。但就我们中小型地区和医院来讲，条件设备不可能进行剂型改革的情况下，我们认为，煎剂仍为治疗小儿急性热病的重要剂型，当不可轻视，更不可偏废。诚然，中药汤剂急需改进，这已普遍地引起中医儿科工作者和广大群众的重视和要求，我们必须创造条件朝此方向努力。

六、中西医结合问题。中医能治小儿急性热病，决不是替代，更不是排斥西医西药。鉴于高热神昏发痉，往往是温热病的极期危证，采取中西医结合的治疗方法，是降低死亡率的必要措施，这已为实践所证明。尤其在严重脱水休克、呼吸衰竭、心力衰竭、急性酸中毒等情况下，尤为必要。本文所举案例中，就有西医邀请中医会诊的病例，通过中西医通力协作，抢救而愈。所以有关西医的急救措施和护理工作实不可缺少，因不属本文讨论范围，故不赘述。

由于我们水平所限，本文谬误之处难免，敬请各位同道老前辈不吝批评指正。

注一：岳美中《试谈分型论治局限性》

注二：吴鞠通《温病条辨·儿科总论》

五、乙脑后遗症一例经验介绍

扬州市第三人民医院　刘延龄

姓名：蔡胜清，性别：男，年龄：4岁。9月20日。

住址：邗江沙头公社，幸福大队，八圩生产队。

治疗经验简介如下：

八月初，时值盛夏，天气炎热，患儿猝然高热昏痉，经当地医院确诊为乙脑，进行抢救治疗，六日始渐脱险。逾数日神志又复昏蒙，不能言语，目不能视，耳不能闻，辗转治疗，病情反有转增之势，家人遂惊恐，后至我院门诊求治。当时患儿神呆不语，目光迟钝，不能视物，两耳失聪，手置胸前，下肢瘫软，不能坐立，喂以粥食能进，二便亦调，喉中时闻痰鸣声。察其舌质淡红，苔布薄黄。此原属暑风挟痰之证，暑风一证，良由暑热极盛，金被火刑，木无所畏，风从内生。况小儿为纯阳之体，两阳相得，是以猝然高热昏痉。高热数日，阴津大伤，筋脉失调，不待言矣，所以上肢屈曲置胸前，下肢痿疲，痰蒙复闭窍机，是以神志昏聩。治当培补肝肾，以濡养筋脉，涤痰开窍，以复神明，未卜能应手否。

熟地12g　淮山药10g　甘枸杞12g　石斛12g　半夏10g　远志肉5g　天竺黄5g　陈胆星5g　橘红5g　木瓜6g

9月29日：前投培补肺肾，涤痰开窍之方，连啜7帖，清窍渐开，目光灵动，但不能言语，上肢舒展，手亦放松，并能持物，下肢依然痿软不能坐立，舌苔褪净。前投之方已对证，当守原议出入续进。

甘枸杞12g　石斛12g　白芍6g　生、熟地各12g　远志肉5g　川郁金5g　天竺黄5g　陈胆星5g　秦艽10g　木瓜6g　嫩桑枝15g

10月7日：连服7帖，痰浊已降，窍开语出，阴津渐复，筋脉得养，已能坐稳，尚未能站立。病情稳步好转，佳兆也，当击鼓再进。

生、熟地各 12g　甘枸杞 12g　山药 10g　茯苓 6g　紫丹参 10g　远志肉 5g　陈胆星 5g　秦艽 10g　怀牛膝 6g　木瓜 6g

10 月 16 日：迭进培补肝肾，涤痰开窍，佐以舒筋通络之法，病情明显好转，已能安坐，并能行走，但不稳定，语言仍不多。舌淡，苔白。改以涤痰通窍为主，佐以补肝肾之品，以求进步。

法半夏 6g　橘红 5g　川郁金 5g　远志肉 5g　陈胆星 5g　石菖蒲 5g　熟地 12g　山萸肉 6g　怀牛膝 6g

10 月 20 日：上方连服 7 帖，语言能力已恢复正常，行走亦较前稳，左腿屈曲欠利，抬高、移步欠灵活。当转为重补肝肾，濡养筋脉，以期进步。

生、熟地各 12g　山萸肉 10g　山药 12g　茯苓 10g　麦冬 10g　甘枸杞 12g　石斛 10g　丹皮 5g　木瓜 6g　川郁金 5g　石菖蒲 5g

11 月 2 日：连啜 7 帖，行走已稳，惟左腿抬高尚乏力耳。仍守原法，以图进境。上方去丹皮、川郁金、石菖蒲、茯苓，加川断 10g、龟板 12g。

11 月 14 日：步履已正常，屈曲亦自如，左腿稍乏力耳。守方继续进。

熟地 12g　淮山药 10g　山萸肉 10g　茯苓 6g　当归 10g　川牛膝 10g　川断肉 10g　木瓜 6g

11 月 23 日：语言动作、行走活动均为正常。原方加丹皮 12g，嘱服十帖以善其后。

治疗小结

本证原属暑风挟痰，暑热极盛，挟痰上蒙清窍，治疗后热降窍开，终因痰浊复聚，窍机开而复闭。暑热之邪最易伤津耗液，筋脉失之濡养，故上肢出现屈曲，下肢痿软不用。初进平补肝肾，兼以涤痰开窍之剂，窍机渐开，神志渐清，筋脉得养，上肢舒展，手指放松，并能持物。继以原法出入，窍开语出，津液渐复，关节得以濡养，故坐立正常，屈伸自如。后以涕痰开窍为主，语言能力恢复正常，治疗重心转于培补肝肾，佐以养血和营，舒筋通络，诸症遂恢复正常。

六、幼科急诊医案五则

扬州市中医院　刘延龄

幼科急诊，内容是极其广泛的，历代医家在长期的医疗实践中，积累了许多宝贵的临床经验。现将先师吴克谦所遗留的医案，选录五则，略加按语分析，与同道们共同研究。由于水平所限，谬误难免，敬希同道、前辈指正。

一、温病津涸告危，甘寒扶正得效

张某，女，3岁，8月13日。

温病延久，形肉消脱，神昏烦躁，肢凉脉伏，舌质枯瘦，结成硬壳，叩之有声。津伤液涸已亟，神气欲脱，病势危笃，急以大队甘寒养阴扶正，频频进服，以望万一。药用白人参12g、玄参15g、麦冬15g、生地15g，鲜石斛30g、白芍6g、茯神10g、炙甘草5g，待其煎好，日夜频进。1帖而津回躁安，手脚转温，脉象渐起，再剂而热退神清，病遂脱险，续以原方出入，或加沙参、山药，或加栀子、枣仁，调理半月，危疴竟获得救。

按：伤寒伤人身之阳，故救阳为治伤寒第一要义；温病伤人身之阴，故存阴保津为治疗温病第一要义，所谓“留得一分津液，便多一分生机”。今病延日久，阴津涸竭，阳气固随时有暴脱之险。盖阴阳互根，阳在外，阴之使也；阴在内，阳之守也，今阴竭于内，而阳气易于暴脱明矣。故以人参、茯神，补气固脱，养心安神；增液汤合白芍、石斛养阴救津，必大剂日夜频服，始能救此垂危之急。若剂量不足，亦犹如杯水车薪，无济于事。先生学验俱丰，用药精当，诚可师法。

通过本例分析，可见辨证论治是何等重要，若辨证不清，方药又焉能中的。虽有救人之心，而无救人之术，可乎？故为医者，必博览群书，勤于实践，始能有学有识。虽遇重险之证，亦不致临事彷徨。

二、正虚暑陷临危，扶正清暑转安

孙某，女，2岁，7月21日，T：38.4℃。

病已3日，初一日下利数行，次日又增渴饮，饮入即吐，吐蚘一条，随即嗜睡不醒，呼之不应，此暑邪内陷也。人小体弱，最属危候，急以扶正清暑救之，迟则恐生变端。药用太子参、生白术、麦冬、香薷、炒川连、益元散、法半夏、乌梅肉等，立时配方煎服。待至次晨，身热退净（T：36.5℃），神志清醒，泻减尿少。因守原方，去香薷、太子参、益元散，加入北沙参、六一散，续进1帖，诸症悉平，舌心苔色转灰。遂于原方减去乌梅、麦冬，加入藿香、薏苡仁、生谷芽，连服3帖，灰苔变薄，病入坦途而停药。

按：时在七月下旬，适值暑湿当令之时，感触暑湿之邪，初始发热下利，继而作吐，进而神昏。此一吐一利，正气先伤，暑邪因而内陷，遂有神昏之变。取人参、白术、麦冬补气养阴以扶正，香薷、川连、益元散清暑化湿，半夏止呕，乌梅味酸，既可生津止渴，又可佐半夏止吐，乃是一味极妙之品，虽然味酸，然屡屡用之，并无留邪之弊。服药1帖，遂热退神清。舌布浮灰之苔，盖暑邪每多挟湿，验之于临床，确有至理。因于方内加入芳香、淡渗化湿之品，不二三日，病已霍然。此病虽重，但辨证不谬，用药精当，故能收事半功倍之效。

三、暑温病笃涉险，清暑透邪得救

赵某，女，11岁，8月3日，T：40.5℃（乙脑）。

暑温高热无汗，头诉昏痛，烦躁不安，复吐宿食，进而神志迷乱，循衣摸床，舌红苔白，肢凉脉伏。人小症险，慎防昏陷惊痉之变。法取清暑透邪，药用香豆豉、香薷、薄荷、山栀、炒黄芩、川连、醋半夏、竹茹、荷蒂等。服药1帖，身热稍降（T：39.3℃），烦躁略安，神志不爽，合目不语，苔色转黄，手脚转温，脉象渐起。续予清暑透邪利窍继之，原方去香薷、法半夏、荷蒂，加入葛根、鲜石菖蒲。药后始终未得透汗，身热持续不退（T：

39.0℃)，舌苔枯黄。再三推敲，良由中焦积滞互结，表气不能畅遂，故于原方中裁去葛根、豆豉，加入青蒿、瓜蒌仁、大贝母，进药以后，遂得畅汗，热退几净，神识转清，舌红转淡，苔渐变薄。因守原方减其制，续服1帖。至8月7日，脉静人安，病始脱险，但面垢至今未解，宜小心调摄，勿复乃昌。因于方内去青蒿、芩、栀，加入空沙参、丹参、连翘心、生谷芽、荷蒂。后得面垢祛而诸象皆平，改用养阴和胃育神之法，以为恙后调理。

按：暑温者当壮热渴饮，汗多脉洪大，斯为白虎之的证。今高热无汗，舌红苔白，知暑热之邪犹在乎太阳之表，故首用解肌清暑透邪之剂，诸症向有好转。次日加解肌之葛根，透窍之菖蒲，始终未得透汗，身热虽降，减不足言。书谓“里疏通，外畅透”，今中焦积滞互结，表气不能畅通，故选蒌、贝以化中焦之积滞，重用芳香清透之青蒿，一剂而竟得透汗，遂尔热退神清。青蒿为夏秋之令解肌透邪之佳品，鲜者尤妙，用之得法，每能建奇勋。此证神昏烦躁，循衣摸床，颇似邪入心包，但舌不绛赤，则非邪陷心包之证。盖表热太盛，心君受其热灼，亦有其症出现，临床不可不识。既非邪入心包，故不选清营、清宫、牛黄和至宝等方。而症现肢凉脉伏，此热深厥深也，切不可以为阴证，而误投温补，否则祸不旋踵。

四、风温邪热恋肺，清金泄热获效

王某，男，14岁，4月15日，T：39.5℃（大叶性肺炎）。

病延5日，寒热不清，咳嗽气喘，右胸刺痛，咳血衄血，色皆呈紫，痰如锈色，苔花不匀，口渴欲饮，便秘溺赤，脉浮细数，神形萎弱。证属风温邪热恋肺，治宜清金泄热、止咳平喘，佐以宁络止血。药用桑皮、桑叶络、射干、炒黄芩、川郁金，旋覆花、桔梗、枳壳、川贝母、白茅根、赤芍等。服2帖，身热平降（T：36.8℃)，出血停止，痰色转淡，气亦渐平，切脉数而不鼓，两手相较，右手有力，知上焦气分之邪未尽，咳则胸背引痛，再守原方，加知母、山栀、六一散，去桑皮、枳壳。续进2帖，咳止痛定，脉细小数，睡醒咽干，但不欲饮，皆是热病阴伤之象，改用北沙参、麦冬、石斛、桑叶络、川贝母、炙甘草、荷叶络等养阴清络，以善其后。

按：风温袭肺，金气失宣，则肃降之令不行，壅而上逆，损及络脉，故有以上种种见症。药用桑皮、射干、炒黄芩宣肺泄热平喘；桑络、旋覆花、郁金、桔梗、枳壳调气疏络而止痛；川贝润肺化痰止咳；茅根、赤芍凉血化瘀止血，不数帖而诸象告平。

五、肝热惊风发搐，泻肝清肝何疑

洪翠某，女，1 月，3 月 8 日。

病经 6 日，头项强直，频频抽搐，两目上视，手握成拳，振动有力，肠鸣腹膨。舌苔枯黄，口唇干红。钱氏云："肝热则目直视，得心火而搐"，今从泻肝清心入手，方选龙胆泻肝汤化裁，药用龙胆草、山栀、石决明、钩藤、生地、桑叶、菊花、川连、黛染灯芯等。续进 2 帖，项和惊定，而腹膨依然，再守原方，加入金铃皮、石斛，续服数帖，膨消症安。

按：此证在幼科临床中并不少见，总缘肝热偏亢，得心火之助而动风发搐，迳用大苦大寒之品直折之，佐以清心平肝之品，厥少之火既清，惊风之症自平。若非实火，苦寒之药宜慎用，恐伤生生之气也。

医话选录

一、太少合病

肖某，女，42岁。1982年5月24日。病延四五日，头痛目胀，口舌干苦，入暮寒热更作，汗后热退恶风，纳呆，泛泛欲吐，身倦乏力，大便干结，小溲短赤。舌苔黏黄，脉细弦数。此为伤寒太阳之邪未罢又传入少阳，遂成太少合病，投桂枝柴胡各半汤三帖，而病霍然。

二、温毒化斑

赵某，男，12岁。6月13日。T：39.3℃。三日前，清晨先觉腹痛，继而呕吐，所吐为咖啡色水，正午发热，烦躁不安，鼻衄甚多，同时肢体散有紫斑。经西医儿科收治，诊断为过敏性紫癜，用激素、抗生素等治疗二日，身热不衰，鼻衄未止，肢肤痛益剧。中医会诊：察其额热肢凉，舌红目赤，身热气粗，斑疹散见于四肢腹背，大者如钱，小者如豆，斑色青紫，腹痛拒按，二日未更衣。苔白舌淡，脉象细数。此属温毒郁于阳明，延血伤络，舍舌苔从脉症，予通便泄热，解毒化斑，方用犀角地黄汤合调胃承气汤加味（丹皮、玄参、生地黄、大青叶、蒲公英、紫花地丁、生军、生甘草、玄明粉、水牛角）。药后腑气畅通，连下数次燥矢，臭秽甚重，身热渐降，腹痛渐松，气息渐平，鼻衄停止，斑色粉红。苔布黄燥，舌唇深红，脉象稍静，T：38.2℃。续予凉血、解毒化斑，原方去硝黄，加重楼、失笑散。连服二帖，发热退清，腹痛停止，斑疹渐化，神疲思睡，苔布黏黄，舌淡不红，脉象如前。拟方养正护阴，兼以清解余毒，以增液汤加北沙参、石斛、大青叶、薏仁、丹皮、赤芍、荷叶。又服药二帖，诸症渐平，先后服药五帖，病情遂入坦途，后以调胃养阴之法调治三日而安。

按：吴又可先生："邪留血分，里气壅闭，则伏邪不得外透而为斑。若下之，内壅一通，则卫气亦从而舒畅，或出表为斑，则毒邪亦从而外解矣。"

三、冲任不和，虚火上冲

翁张氏，女，69 岁。自觉腹部作热上冲，冲至巅顶，难受而痒，已经半年余。近来时有抖颤，有异常感，平素背部畏凉。此阴碍于阳而抖颤，冲任不和，虚火上浮之象。予：金铃子三钱、绿梅瓣一钱、山栀一钱、龟板三钱、龙骨三钱、牡蛎三钱。服药三帖，气已不上冲，守原方去绿梅瓣，加白芍，又服三帖，症平。

四、眉棱头疼

张某，女，39 岁。每至入冬后，眉棱疼痛，立春后自止，延已数年。今年交冬，宿恙又发，察舌质红，苔薄黄，脉滑偏数。拟方清散平镇，药用：羌活、防风、细辛、钩藤、天麻、白芍、炒黄芩、辛夷、山栀、石决明、荷叶。连服 3 帖，头痛遂定，守原方出入调治，遂不再作而安。

五、肝热头痛

严某，女，54 岁。偏头疼延已月余，在左一侧，脉弦。此肝热上扰，法当清平，药用：钩藤、白芍、决明子、山栀子、龙胆草、菊花、生地、杏仁、薏苡仁。连服两剂，痛遂宁。

六、肝热挟痰

石某，男，成人。面之左半，时发热冲火，至夜身不能覆被，盖则气痹难展，延已数月。舌左侧有青斑一块，大小如豆，脉象弦滑，从肝热挟痰治：钩藤、桑叶、天麻、竹茹、丹皮、山栀、茯神、陈皮、半夏曲、旋复花。服药三帖，热减，身能盖被。守原方，加海浮石、赤芍，又续进三帖，遂安。

七、盗汗

王某，患夜间盗汗数年不止，舌红苔白，投玉屏风散加浮小麦之剂，汗止。愈半月复作，投原方加川柏数分，汗遂止不发。又治楚某，盗汗 6 年，夜间时易出汗，投玉屏风散加浮小麦六剂，三剂渐止。后加桑枝、川柏，汗遂不作。

八、刘延龄问答录

说明：刘；刘延龄。周；周新华，师母。黄：黄小龙，北京学苑出版社。邱：邱浩，北京中医药大学。

周：你读过幼科哪些书？

刘：学儿科的时候，首先要学“内科”“妇科”，以及经典著作，除了这些以外，还有儿科的专科书。儿科的专科书籍非常多，我曾经读过的部分儿科书籍，现在说一下。第一个《小儿药证直诀》，（其他如）《幼科三种》《幼科金针》《幼幼集成》《增补幼幼集成》《幼科直言》《幼科痘疹金镜录》，还有《傅氏幼科》。这些幼科书当中，各有千秋，过去这些书籍当中对“天花”“麻疹”等的内容写得非常详细，但是现在这些病基本上已经没有了。儿科当中，在开始读这些书的时候，必须先要有内科的基础，然后才能够学这些书，否则的话你学幼科书学不好的。所以说老师教我把这些幼科的书摆在最后一部分学，先把主要的四大经典著作先读通了。

周：哪四大经典？

刘：《伤寒论》《内经》《温病条辨》《金匮》这些书，然后专门学儿科，儿科的书，这些书太多了。

周：四大经典是基础吗？

刘：这些书，你每本书都要详细地读，详细地看，背诵它的一些主要内容。以前幼科当中分得非常细，常见病如咳嗽、哮喘、痰喘、小儿吐逆、小儿肿胀，还有一些小儿的其他常见病，如小儿口疮、吐逆、腹痛，还有小儿疝气。

刘：“小儿的目疾”就是眼睛的毛病，小儿的疝气、小儿的肿胀。

刘：小儿的疮疡。

刘：小儿伤食、小儿虫痛、小儿惊风、小儿抽搐、小儿斑疹。

刘：小儿血尿、小儿便血。

刘：小儿耳聋、小儿自汗、小儿疮疡。

刘：还有一些小儿的疑难病症，包括现在的脑病的毛病，脑病出现昏迷，眼睛看不到，耳朵听不到，不能走路，种种的疑难病症。这些在中医当中，治疗的效果也是非常好的，我们以后选其中一些病例来说明这个问题。

周：对于初学中医的人，应该从哪些方面学起？先读哪些书？

刘：如果老中医带徒学习的话，近代有医学院编的一些教材也可以用的。过去中医带徒学习，开始的时候主要学习基本的东西，比如说《药性赋》《汤头歌诀》《脉诀》，这些开始要背熟，要把它理解清楚，以后再进一步地读一些经典著作，如《伤寒论》《金匮》《温病条辨》，这些经典的东西要摆到后一步才能学习。前面基础打好了，再学习四大经典著作，然后老师慢慢带入到临床上，结合临床上讲授，慢慢进入中医的殿堂，学习在临床上怎么看病，怎么切脉。这个脉要讲清楚了，脉诀要懂，不懂脉诀根本就不知道什么脉。二十七种脉讲起来很简单，但是真正理解它的时候就比较困难。我们中医最常见的脉有 8 种：浮、沉、迟、数、滑、实、大、缓，《伤寒论》当中提出有 10 种脉：浮、大、滑、动、数、沉、弱、涩、弦、迟。理论上要先了解它，这个脉是什么样子。我举个简单的例子，什么叫“滑脉”？“滑脉”怎么理解？这个脉诀上是这样讲的：“滑脉如珠替替然，往来流利却还前。莫将滑数为同类，数脉惟看至数间。”其他的比如说：“涩缘血少或伤精，反胃亡阳汗雨淋”，还有“滑脉为阳元气衰，痰生百病食生灾。上为吐衄下蓄血，女脉调时定有胎”，“寸滑膈痰生呕吐，吞酸舌强或咳嗽”。

周：想不起来就不想了，反正这个是书上的。

刘：现在年龄大了，有的东西记不清了。比如说什么叫“涩脉”？涩脉理论上比较好理解，涩脉细而迟，往来难，短且散，或一止复来，三五不调，如轻刀刮竹，如雨沾沙，如病蚕食叶。在理论上容易，但具体接触病人的时候，如何教学生，怎么让他理解，需要结合病例来说明，逐渐让他深入理解。遇到这个脉想到哪些病，小孩（学生）学医慢慢懂了以后就能理解了。结合临床教他们怎么辨认，比如“滑脉”比较容易，像女同志原来月经很正常的，现在突然停经、过期了，脉象大多出现“滑脉”，那么肯定是怀孕了，这个是比较准确的，这个在临床上很多。

周：首先会搭出来它是“滑脉”？

刘：滑脉主要就是，这个女同志月经近几个月很正常，突然不正常，也没有其他的特殊情况，比如说月经过了40多天，平常（月经来潮）很正常，这个时候切脉，切到滑脉，那么这个病人肯定是怀孕了。这个一点也不错，西医再检查一下，就能确定是怀孕了。

周：小儿肺炎怎么治？

刘：西医诊断小儿肺炎，（主要症状）是发高烧、咳嗽、气喘，我们中医诊断小儿肺炎也是一样，小孩子必须具有几个症状，第一就是连续地咳嗽很多天，咳得很激烈，同时要伴有高烧、呼吸急促。这个时候，有的小孩子鼻翼煽动，喘得比较厉害，这些就是中医小儿肺炎的诊断，中医怎么治疗呢？

周：中医（病名）叫什么？

刘：中医就叫“咳嗽气喘”。

周：不是，是你刚才说的“风热咳嗽”什么的？中医是什么说法？

刘：小儿肺炎相当于中医的“风热咳嗽”引起的气喘、呼吸急促，特别是过去麻疹肺炎的时候，小儿发高烧，咳得很激烈，呼吸急促，鼻翼翕动，这个时候诊断是西医的小儿肺炎，也是中医所说的小儿高热气喘。治疗一般来说，主要的是采用清除肺热、止咳平喘的方法。常用药，常用的方子，我们书上有一个“泻白散”，但单靠这个方是不行的，必须要加解肌、清解肺热的一些药物，才能控制肺炎。我在临床当中，有一个方子专门治肺炎，效果非常好，方中的药是这几种：桑叶、桑皮、射干、黄芩、鱼腥草、杏仁、白前、前胡、香豆豉、山栀、甘草，连续服用2～3天烧就退了，咳也减轻了，喘也平了，以后再用一些清肺热、化痰的药物来收尾。这个病在临床上非常多，而且治疗非常得心应手。

刘：整个的肺炎（治疗）是比较复杂的，它里面所用的方剂也比较多，常见的比如说“泻白散”“麻杏石甘汤”等，这些方子都是治疗肺炎比较好的方子。一般来说，肺炎主要是小儿有发烧，咳得很激烈，呼吸急促，严重的时候，小儿会有口唇发绀、发紫，有的甚至于会昏睡，再严重的时候还会抽搐。一般小孩发高烧的时候，同时高热、气喘、呼吸急促，有的有汗，有的无汗。上面讲，一般来说小儿肺炎，不出汗才用上个方子（泻白散）。如果有汗，而且咳喘也比较厉害，高热得比较厉害，舌色红、苔黄，脉数，像这种情况，就应该用“麻杏石甘汤”来治疗这个肺炎，当然“麻杏石甘汤”这个方子，还要根据情况加减变通，才能效果明显。

刘：“麻杏石甘汤”这个方子，实际是《伤寒论》上面的一个方子，它的原文，我来想一下。

周：不急、不急，《伤寒论》。

刘：《伤寒论》的原文，它好像是这样写的：“汗出而喘，无大热者，可与麻杏石甘汤。”有的人认为麻黄是发汗的，它现在有汗，为什么要用？实际上不是这个道理。麻黄实际上它是宣肺透表的，石膏是直接清肺胃之热的，杏仁是止咳平喘的，甘草是和中的。当然在这个方子基础上，我们还可以用一些其他的药物配合起来，效果就更佳了。“麻杏石甘汤”我们可加点桑皮、射干、鱼腥草、前胡，根据情况来决定用药。当然严重的肺炎还会引起心衰，会有神志昏迷、呼吸急促，容易嗜睡，这个时候它容易引起肺脑，严重的时候会造成心衰。像这类情况，单纯是中药抢救往往还不够，必须中西医结合，配合一些抢救的、治疗心衰的药物，这样的效果才会更好。并不是我是中医，我就非要什么病都全用中医（治疗），有的西医好的，还要配合治疗。

周：也不要排斥（西医）。

刘：这样两方面才能结合得好，效果更好，肺炎基本上就这么个情况。

周：小儿惊厥中医怎么治？

刘：小儿惊厥，从一些病例来看，小儿高热容易引起惊厥。什么原因引起的高热呢？首先要把高热的原因找出来，而不是直接治疗惊厥，因为高热一退，惊厥自然会好。小儿发高烧，绝大多数都是感受风寒，或者是受风热引起高烧，这个时候（治疗）应该要解肌清热，再加一些定惊的药，很快地

（病情）就能控制了。比如说，一般小儿外感的时候，出现什么症状呢？发高烧、咳嗽、鼻流清涕，同时热得厉害的时候手脚发冷，突然（出现）惊厥，这个时候要迅速地治疗，先把高烧退掉，高烧一退，惊厥也就随之而愈。

周：惊厥用什么药？

刘：在治疗的过程当中，除了清热解表以外，还要加点镇惊的药。镇惊的药当中，比较常见的是用点熄风平肝的药，熄风的用“钩藤”“石决明”。严重的（病情）可以用点“全蝎”“僵蚕”，可以定惊的，吃下去很快地就控制了，小儿惊厥一般都是这样（治疗）的。

周：中医把癫痫叫什么？

刘：“癫痫”就叫“癫痫”，中医也叫“癫痫”，老百姓叫“羊角风”。这种癫痫是比较难看的，治疗也非常慢。但是只要认准了这个病，知道它的病机，知道它的治疗大法，我们再用一些平肝熄风、涤痰、镇惊这些药物，病情可逐步稳定。

刘：有一个小孩，他的名字叫曹某某。西医诊断为抽动症，其实是癫痫。

周：他开始是什么样子？

刘：这个小孩从1岁多的时候，没有原因，没有发烧，也没有其他明显诱因，就突然出现抽搐，反复发作，一天好多次，少时3～5次，多的7～8次。这个时候，小孩的母亲带他到南京儿童医院进行检查治疗，最后确诊是小儿抽动症，但是经过很长时间的治疗，病情没有得到真正的控制。发作时除了抽搐以外，有的时候还伴有喊叫的声音，后来这个病人经过其他病人的介绍，到我这里来进行治疗。

周：改用中医治疗。

刘：他这个病已经好多年了，根据小儿发病的情况，由于长期的发病，他的智商受到了严重的影响，平时不会说话，也不与人交流。每次发作1～2分钟，或2～3分钟，才逐渐平复。刚开始我治疗的时候，舌上没有黄苔，舌色也不红。

周：中医是怎么辨证的？

刘：根据他的病情，反复发作、反复抽搐，而且有时神志不清，相当于过去中医所说的“癫痫”，实际和中医的“癫痫”是一样的。根据中医的治疗方法，从平肝熄风、涤痰开窍，从这个方面入手治疗。经过这样治疗以后，他的发病逐渐减少，4 ~5 个月后，病情已全部控制，再也不抽搐了。到现在已经治疗了 8 个月了，已基本正常，他的智商也明显改善，外观与正常人没有明显区别。也开始和家人进行交流，能说话，也能喊“爸爸、妈妈”，以及其他一些简单的语言。

周：中医治疗了 2 年。

刘：到现在一切都很好了，目前仍然在治疗当中。

周：已经上幼儿园了，已经与人交流。

刘：现在他的情况，因为已经到了（上学的）年龄，而且一切都基本正常了，所以可以进入幼儿园上学了。但是虽然入学了，这个病人还要进行一段时间的治疗，来改善他的智慧，促进智商发育。

周：中医用什么方法？

刘：中医治疗的方法，主要是补肾、益脑、开窍，常用的方药，比如：熟地、山萸肉、茯苓、白附子、胆南星、半夏、橘红、川郁金、石菖蒲，补肾、涤痰、开窍，这样使他的智商逐渐改善，我想要不了多久，他的语言能力、交流能力会明显得到改善，现正在治疗中。

周：西医的抽动症，中医是怎么诊断的，怎么辨证的？

刘：所谓小儿抽动症，它的具体表现，在临床上比较多，经常出现的一些症状：如摇头、转肩、眨眼睛、嗅鼻子、努嘴等，严重的会反复地抽搐，双手痉挛，持续 1 ~2 分钟，症状才能缓解。在临床上，有的小孩一天要发作多次（若干次），多的有 3 ~5 次，更多的 7 ~8 次。有些病人通过治疗以后，症状可以逐渐缓解，最后全部恢复正常。

这些症状，实际上，中医认为是一种“风”的现象，也就是中医认为有热，热极容易生风。这个动、抽，实际上就是一些动态，如扭肩、嗅鼻子、努嘴、眨眼睛、挤眼睛，这种其实是一种“风”的现象。这个“风”从哪里来的呢？实际上就是（从症状上）感觉有风，肝经有热，热极容易生风，所以在中医治疗的时候，一般用一些平肝熄风的药治疗，效果还是比较好的。

常见的一些药物包括：羌活、防风、桑叶、钩藤、僵蚕、全蝎、石决明。假如说舌色红、苔黄的，可以加点山栀和黄芩。这类病通过这样的治疗，症状可以逐步减轻，逐步逐步减轻，而不是一下就能治好。因为这个病治疗比较慢，必须要1~2个月时间才能慢慢缓解，慢慢消失，所有的症状慢慢平定。所以医生看这个病，病人往往因为（吃药）3~5天不见效，往往要换医生，过几天又换别的医生，这样周转，说不定1~2年都不会好。你如果认为这个医生对你的这个病能够治疗，对他信任，就必须要坚持治疗，不能半途而废，也不能频繁换医生，只有这样，这个病才能逐渐好转。我在临床上看这类病是非常多的，现在仍然有很多的这种病例。

范某这个小女孩，她从出生6个月左右开始，经常出现抽搐，一日数次，因此到南京儿童医院进行检查治疗，初步诊断，认为是小儿抽动症，经过脑电图检查，发现小儿脑电图是异常的，病情还是比较重的。经过一段时间的西医治疗，抽搐仍然发作，时轻时重，治疗几个月并没有好转。因此在1岁多左右，经人介绍到我这来治疗，当时小孩反复抽搐，有时会尖叫，一日若干次，眼睛看不到，当然也不会走路，神志不清，也不会说话，什么反应也没有。根据她的这些症状，中医认为是脑部有问题，不是简单的抽动症，肯定是脑部出现一些问题，才会造成眼睛失明，不会说话，不会与人交流，什么也不会。这个病，我认为是先天带来的毛病，属于先天的，肝肾亏损不足，同时有一些痰浊和肝风，是肝风内动、痰浊内阻引起的一些症状。在治疗当中，经过我用药治疗一段时间，她的病情逐渐好转了。

周：当时用的什么药？从哪方面入手？

刘：经过用药，抽搐的症状明显逐渐减少，但神志仍然不清，眼睛仍然看不到。治疗几个月以后，有一天来的时候。突然眼睛看到东西了。

周：有反应了？

刘：并且能跟人交流了。

周：你是用的什么药呢？

刘：不到一个星期以后，这个小孩眼神与正常的差不多了，而且可以逐步行走了。

周：你当时用的什么药？

刘：以后明显与人交流，父母教她喊“爸爸、妈妈”，她也能跟着学习了。不到半个月，她的行走、眼神都有改善，走路非常稳，能叫爸爸、妈妈了，会说简单的语言，这个病情明显好转了。目前我的中医治疗，治法仍然是补肾、涤痰、启智、开窍，让她的脑部发育加快，能够改善，使她的病情逐渐恢复到与正常人一样。目前所用的方子是：熟地、山萸肉、茯苓、茯神、白附子、川郁金、半夏、橘红，石菖蒲、山药、龙骨、牡蛎。

周：在这个里面加减？

刘：根据这个方子加减，正在治疗中，今后有什么情况我会继续把它写出来。

刘：现在小孩基本正常，不再抽搐，行走（和正常人）一样，眼睛能看到了，与人能交流了，也能说话了。我建议她在短时间之内，到儿科医院复查，根据她的情况再进行进一步治疗。

周：西医的伤寒，中医是如何辨证治疗的？

刘：西医说的肠伤寒，要经过检查才能确定，西医说的肠伤寒一定要检查“肥达氏反应”，如果测出来是阳性的话，才确诊是伤寒。这个伤寒，一般的在夏秋季高发，特别是秋季是高发期，（中医）是如何解释的呢？相当于中医的湿温病。但中医的湿温病是广义的，西医的肠伤寒是狭义的，中医的湿温病包括了西医的肠伤寒，但是湿温病不代表个个都是肠伤寒，这个是要确定的。中医所谈的这个湿温病，《温病条辨》上面这段条文，我来想一下，它开始是这么说的：“头痛恶寒，身重疼痛，舌白不渴，脉弦细而濡，面色淡黄，胸闷不饥，午后身热，状若阴虚，病难速已，名曰湿温。”说明了这个病开始的时候，跟感冒差不多，有头痛恶寒，所不同的是（湿温）有面色淡黄，胸闷不饥，到了午后才发高烧，脉象是濡脉，而不是浮脉，舌苔才开始是黏白。治疗湿温病，我们中医的方法比较多，比如说三仁汤、黄芩滑石汤，根据发病的时间段来决定它的治疗，中医治疗这个病效果非常好，后面我会举个病例来说明这个问题。

周：中医治疗胃炎有什么特色？

刘：郑某某，女，58岁，这个病人胃病时间已经很长了。她的主要临床症状就是感觉烧心、口舌干燥，这个症状持续了很长的时间，曾在省中医院、省人民医院治疗。

周：夫子庙南京市第一医院。

刘：（在那里）治疗的。

周：看了好几年。

刘：这个病人还曾在省中医院、省人民医院，以及省第二人民医院先后看了两三年，但是烧心、口舌干燥这些症状始终没有得到控制。然后经人介绍，到我这里来治疗的时候，她的症状还是这样子。感觉到心里烧，嘴里干燥，想喝水。察看她舌苔上面比较干燥，苔是黄苔，脉象是滑、数，偏快。根据这个情况，按中医诊断，她是胃经有火，阴津已伤，胃阴已经亏损，所以我主要的治疗方法，就是滋阴，就是甘寒养阴，用养阴的方法和清除胃火的方法来治疗她。我用的主要方子是知母、麦冬、五味子、佩兰、川连、山栀、石膏、天花粉、芦根、玄参、甘草。这个方子的主要治法是滋阴泻火。经过治疗以后，吃过药以后，病人烧心的症状明显开始好转。然后继续治疗的方子：藿香、川连、黄芩、山栀、玄参、麦冬，知母、天花粉、竹茹、芦根。先后看了3次，服药21天，病人的这些症状基本消除了。然后继续用甘寒养阴，以及和胃的方法调理，这个病人就全好了。

周：西医所说的盆腔炎、妇科炎症，中医怎么辨证论治的？不孕是怎么治疗的？

刘：我先介绍一下，这个病人叫严某，33岁，2018年4月份到我这里来进行治疗。这个病人的西医诊断是：两侧输卵管通而不畅，经过治疗，几年没有能怀孕，因为她在2012年曾经流产过一次，并且清宫了。然后她每次来月经的时候肚子疼，行经的头一天肚子非常疼，而且有大量的血块。她的舌色淡红，舌苔并不黄，也是正常的舌苔，脉象弦。我根据她的这个情况，开始用温经散寒、活血化瘀，以及通血络的药物进行治疗。第一次处方用的药：淡吴萸8克，肉桂5克，当归15克，赤、白芍各8克，失笑散12克，桃仁、红花各6克，红藤30克，香附10克，王不留行15克，川芎6克，艾叶10

克，吃了七天。到了第二次来治疗，正好在4月11日的时候来月经了，到了19日还没有干净。因此我改变治法，用益气养血的方法，加一点止血消炎的药物，第二次处方用的是：党参15克，焦白术10克，黄芪30克，当归15克，炒白芍10克，茜草根15克，柏、枣仁各12克，红藤30克，忍冬藤20克，广木香6克，艾叶炭5克。药吃过以后月经就干净了，腹痛减轻了。治疗一个月多以后，到了5月13日月经来潮，这次月经量比上次要多一点，原来很少，这次来的量比较多，腹部疼痛也明显减轻了。我开始用养血通经活络的方法进行治疗，处方如下：红藤30克，王不留行15克，香附10克，川芎6克，当归15克，赤、白芍各8克，失笑散12克，乳香、没药各6克，三棱15克，延胡索12克，艾叶8克。这个方子主要起什么作用呢？按近代药理来说，它具有消炎活血、散瘀止痛的作用。这个方子吃下去之后，可以促使她的输卵管炎症慢慢地消失，输卵管就可以逐渐通畅了。后面经过三、四个月的治疗，方子基本上按照这个方法变化。然后到了8月几号的时候月经来了，她的经期也正常了，月经量也正常了。但是她这个月经有个特点，就是间月多少，比如说7月份月经少，8月份可能量就多一点。这个在临床上也常有，因为两次排卵的时间不同，可能这个月多，下个月少。

8月份来的时候，月经量正常了，时间也正常了，腹部也不疼了，腰还有点酸。然后我再开的方子如下，用的是：熟地12克，当归15克，白芍10克，红藤30克，王不留行15克，杜仲12克，川断15克，沙苑子15克，肉苁蓉15克，川芎6克，香附10克，艾叶6克，这个方子一共吃了七天。

周：9月14号复诊的时候已经怀孕了，9月14号，这张是8月份吃的方子。

刘：到了9月14号，经过复诊，这个时候她的病情已经基本上好了。痛经啊，腰疼啊，月经量少啊，基本上全好了。9月份复查的时候，她已经怀孕了。

周：病人非常开心。

刘：然后为防止她流产，用一些药物进行保胎。

周：最后一次方子她带走了，没有留下来，你一般保胎是用什么药？

刘：保胎的药我是这样子开的：熟地12克，当归15克，白芍10克，山药15克，杜仲12克，川断15克，苎麻根15克，党参15克，黄芪30克。

周：基本上就是这些。

刘：这个方子开了10付进行保胎，到目前为止，这个病人怀孕各方面都很正常，然后就停药了。

周：治疗偏头疼，中医是从哪方面着手的？是怎么辨证论治的？

刘：我介绍一个头疼的病人，这个病人叫什么名字呢？叫胡某，当时他头疼得很厉害，西医怀疑是脑炎引起的，但是经过检查，脑电图检查以后，是颅内血管痉挛引起的头疼，而不是真正的脑炎。但吃西药吃了一段时间，头疼没有控制住，然后转到我这里来治疗。根据头疼的症状，疼在两侧，头的两侧疼痛，舌苔没有明显的变化，薄苔，脉象是细弦。经过中医的诊断，这个在中医叫作肝阳头痛，是肝阳上亢引起的头疼。我头一次开的处方，用：桑叶10克，菊花10克，钩藤12克，白芍10克，僵蚕10克，全蝎5克，牡蛎、龙骨各20克，甘草5克，连续服药七天，头疼不发作了，症状完全平定了。然后继续用平肝熄风的药，第二次开的处方：桑叶10克，钩藤12克，白芍10克，菊花5克，全蝎5克，僵蚕10克，川芎10克，石决明20克，连服七天，头疼全部好了，然后停止服药了。这种头疼，在临床上比较多，中医治疗的话，像这种情况，效果也是非常明显的，只要诊断清楚，用药比较准确，恢复得比较快。这个病在西医那看了以后，头疼虽然诊断为痉挛性，但用的药物并不能控制，中医用平肝熄风等药物，明显地就好了。所以说有很多东西，有很多的病，可以用中医方法治疗，两者（中西医）各有所长。

周：这就是中医的魅力。

刘：可以互补，有的中药治得好，有的西药治得好，也有的很多的病，中西医配合效果很好。所以不能认为学的中医，就什么都觉得中医好；也不能因为你学的西医，什么都是西医好。不能盲目反对，中医有中医的长处，西医有西医的长处。

周：需要辨证？

刘：一定要辨证。

周：神经性耳鸣，中医是如何辨证论治的？

刘：这个病人叫邱某，女，32 岁，患耳鸣两年之久，曾经西医治疗，诊断为神经性耳鸣，因为治疗以后这个耳鸣没有好，之后找我来看。这个病人病了两年多，根据我的经验，这个病人舌苔黏黄，脉象弦而细，属于中医的阴虚肝热所导致。所以我当时用滋阴降火平肝的药，吃了半个月，耳鸣停止了。这个病人没有继续治疗，停药了半个月，又出现耳鸣了。因为这个病没有完全治疗好了，没有巩固，所以它容易反复。现在这个病人耳鸣，也不是太重的，舌苔黏黄，脉象细弦，再用滋阴平肝的方法来治疗，用的处方是：桑叶 10 克，菊花 6 克，炒黄芩 6 克，山栀 6 克，白芍 10 克，钩藤 12 克，石决明 30 克，泽泻 10 克，生地 15 克。这个方子主要的是滋阴平肝，治疗以后看她的效果，以后看情况再说吧。

周：现在还要巩固治疗。

刘：现在还是要这个方法巩固治疗，正在服药期间，等她下次来复诊的时候，就知道她的效果怎样了。

周：西医皮肤病，中医是怎么辨证的？

刘：皮肤病虽然很多，但是各种疮疡，包括：湿疹、皮炎、牛皮癣，虽然名称不同，但是从中医的角度上来看，这些疮疡大多是存在血分的湿毒、热毒，或者（内有）风邪所产生的，因此治疗各种皮肤病，大都运用凉血、解毒、清化湿热这几个大法。比如目前看的一个病人叫戴某，男，他患这个疮疡。

周：他在中医院看了很长时间。

刘：他的疮疡全身都有，已经有一年多了，曾经在中医院皮肤科，专家看了 3 个月没有好，结果这个医师把他转到南京皮肤病专科进行治疗 1 年，但是病情仍然没有改善，因此经人介绍找我来看。我通过他的各种症状加以分析，他全身皮肤疮疡，反反复复到现在已经 1 年多，舌苔是黄的，舌质是红的，脉象偏数，所以按照中医的诊断，他属于血分当中的湿热偏重。我用方如下，主要的治法是凉血解毒清湿热，方药如下：紫花地丁 30 克，野菊花 10 克，丹皮 6 克，黄芩 6 克，川连 5 克，白鲜皮 15 克，紫草 12 克，山栀 6

克，苦参15克，淡竹叶10克，生甘草10克。这个方子吃了10天，他的疮疡大部分已经开始结痂，证明这个方子跟这个病情非常吻合。因此仍按照原来的方法进行治疗，又吃了10天，这个皮肤症状基本上好了。但是还有一点血中的余毒未清，我继续用前一个方子（加减）：紫花地丁30克，野菊花10克，丹皮10克，苦参15克，银翘各6克，川连4克，炒黄芩6克，山栀6克，白鲜皮15克，地肤子12克，生甘草8克。连续服药10天，来复诊的时候皮肤病全部好了，我叫他停药了，这个病的治疗就结束了。

周：对于世界顽症牛皮癣，西医大多是治不好的，中医为什么能把它治好？

刘：牛皮癣是一个比较顽固的皮肤病，治疗比较困难。中医整个的治疗大法，主要根据他的病情，有的牛皮癣皮肤瘙痒得很，但是有的局部的牛皮癣，皮肤有时并不瘙痒。根据各种情况的话，中医的治疗，它主要采取的一些治疗大法：如凉血、解毒、清湿热，有的时候会加一些祛风的药物，达到止痒的目的。但这种病在短期内，有的时候看不出中医的治疗效果，必须要坚持一段时间，病情才能够稳步地好转，只要按照中医的这种治疗大法，坚持治疗下去，到一定的时候，病情会稳步地得到好转，到最后全部能治愈。但在治疗过程当中，还必须要忌嘴，有很多东西不能吃，一定要配合，否则的话会反复。中医治疗治这个病，最主要忌哪些嘴呢？其实各种皮肤病，忌嘴都是差不多，最主要的就是像肉类：公鸡、鲤鱼、羊肉、牛肉，这些最好都不要吃；还有一些蔬菜，如：韭菜、菠菜、香菜、竹笋、辣椒，还有洋葱，最好都不要吃。只要坚持治疗，基本上都能好，快的话，一般七八个月就能好，慢的要一年多，才能够把它全部治愈。在我一生当中治疗的（病例）非常多，通过我的实践，我总结的经验就是要用凉血、解毒、清热、祛湿、祛风，这几个方法结合，根据具体的情况加减配合，就能治愈。

周：请举例说明。

刘：有一个病人叫刘某，这个病人患牛皮癣有几年了，他是徐州人，在西医看了很长一段时间，但病情没有得到控制，最后经人介绍到扬州来找我。我帮他治疗了将近一年，病情全部好了，我举个简单的例子。

周：现在停药多长时间啦？停药有1年多了？停药2年了？

刘：我举个药方给你看看，才开始用的一些药：野菊花、紫花地丁、丹皮，这些是凉血解毒的；川连、地肤子、黄柏、银花、连翘、土槿皮、苦参、生地、薏苡仁、白鲜皮、土茯苓、甘草等等。如果痒的时候，我会加一些什么药呢？加一些蝉衣、乌梢蛇配合。通过治疗，在这个药方的基础上加加减减，坚持用这些方法治疗，将近1年，这个病人的病情已经痊愈。到目前为止，我追问这个病人，已经看好3年了，到目前为止也没有复发。

周：停药3年了。

刘：3年，将近3年，基本上好了，到目前为止也一直没有复发过。

周：西医所说的更年期综合征，中医是怎么辨证的？

刘：一般更年期综合征，主要的特点就是月经快要完了，或者月经刚刚结束（绝经），这个时候出现一系列的症状，最明显的就是会出现烘热出汗，一天可有若干次，同时出汗多了以后，会出现心慌，没有力气，感觉疲劳。

周：潮热？阵发性的潮热？

刘：她的这种发热出汗，有个明显的症状，首先身上觉得亢热，然后脸上红，然后出汗，出过汗之后身上还有点怕冷。一两个小时又来一次，一天多的十多次，少的有五六次。根据中医的诊断，它属于中医的一种叫作“阴亏热重、阴虚阳亢”的症状，所以说治疗主要是滋阴、潜熄风阳，主要的方剂是当归六黄汤，加浮小麦、糯稻根、龙骨、牡蛎进行治疗。坚持治疗一段时间之后，它的烘热、出汗、心慌，逐渐逐渐地好转。按照这个方法，进行加减出入，继续治疗一段时间以后，这个烘热出汗，包括心慌、气短、没有力，这些症状基本上就能全好了。中医治疗这个，在临床上这个病比较多，特别是女同志到了更年期或者经绝期，月经没有了，她还有这种更年期的症状，用这种方法治疗，效果都非常好。

刘：我现在介绍一个病例，她的症状典型，我来说明一下。这个病人叫蒋某，女，49岁，她进入更年期后症状还是比较明显的。病历我是这样写的：进入更年期，阴阳容易失衡，阴虚阳亢，阴不潜阳，火热上冲，面部烘热出汗，一天有若干次，多的可达十多次。这个病人绝经已经有两年了，这些症状比较明显，一天烘热出汗达到七八次之多。她的舌苔是薄黄苔，舌色红，脉象细，稍微偏数。我治疗的方法，用滋阴泻火、滋阴潜阳的方法，处方如下：生、熟地各12克，丹皮6克，黄柏8克，川连4克，黄芩6克，白芍10克，山栀6克，糯稻根20克，五味子5克，龙、牡各20克。这个方子吃了五天，烘热出汗明显减少了，睡眠改善了。复诊：舌上苔少，脉象细，按照前方加减，第二次处方所用的药如下：知母10克，天、麦冬各10克，五味子6克，柏、枣仁各15克，生、熟地各12克，浮小麦15克，远志6克，夜交藤20克，川连3克，龙、牡各20克。连续吃药7天，睡眠好了，烘热出汗基本消除了，病情基本上控制了，这个病人看了3－4次基本全好了。

周：还有一种女性常见的自汗，怎么治？

刘：蔡某，女，30岁，在2018年10月11日来找我看病。这个病人主诉就是汗多，出汗多，但是怕风，月经刚刚过去七八天。舌苔是白苔，脉象细而虚数。按照中医诊断，属于营卫不和，气虚、卫表不固，因此按照这个思路，根据这些症状，我用桂枝汤，还有一个玉屏风散，两方化裁，主要的方子如下：桂枝10克，白芍10克，甘草5克，白术10克，防风5克，黄芪30克，当归15克，糯稻根15克，浮小麦15克，龙骨、牡蛎各20克。连续服药6天，营卫和了，出汗止了，也不怕风了，但是仍然感觉没力气，神倦、想睡觉。我第二个处方：党参15克，黄芪30克，白术10克，茯苓10克，茯神10克，当归15克，白芍10克，浮小麦15克，黄精15克，红枣七个，甘草5克，连服10天，精神渐振，气血渐复，各项症状明显改善，以后按照原方出入，继续调理七八天就全好了。

周：中医治疗便秘，有什么好方法？举例说明。

刘：一般的大便干燥、难解，有的人五六天，有的七八天才解一次。这个病例叫吴某，19岁，大便数日1次，解的时候非常困难，已经好多年了。

周：她一直吃果导，这些西药没有用吗？

刘：对，虽然经过多年的治疗，但是始终不能从根本上解决问题，转到我这里来看的时候，她的大便五六天解一次，而且非常困难。舌苔没有多大的变化，脉象一般，没有出现特殊的脉象，就是一般正常的脉象。所以说这个病人，只能够根据这个症状，不依靠舌苔，也不依靠脉象，而是依靠症状来治疗。中医就是根据这个情况，用养阴、补血、润肠通便的方法，吃药一个星期以后，现在大便已经非常顺畅，每天都有。处方是：羌活5克，当归15克，白芍10克，玄参12克，火麻仁15克，大贝母10克，枳壳5克，槟榔15克，生军8克，甘草5克，连续吃了几天，现在大便每天都有，而且也不困难了。同时在治疗的过程当中，要求病人多吃素菜，多吃粗粮，也可以吃点水果，这样配合。这个病人经我看了3次，到目前为止，病人现在大便每天都有，而且也不困难了。

周：中医治失眠，效果很好？

刘：这个病例叫吴某，女，47岁，患失眠多年，虽然经过中西两法治疗，到目前为止，夜间仍然不能睡眠，而且睡中经常惊醒。这个人的舌苔黏浊，脉象细滑，根据舌苔脉象，诊断属于痰热扰心，不能睡眠，因此用加味温胆汤进行治疗，处方如下：半夏10克，橘红5克，茯苓、神各10克，远志6克，柏、枣仁各15克，竹茹10克，川连4克，夜交藤20克，珍珠母30克。连续服药7天，现在已经能够安睡，仍守原方继续调理，第二方用：丹参12克，远志6克，茯苓、神各10克，柏、枣仁各15克，川连3克，半夏10克，橘红5克，竹茹10克，黄芪30克，龙、牡各20克。又连续吃了7天，现在睡眠比较好，而且停药以后，一直到目前为止，睡眠一直保持都蛮好的，因此后面用药调整的时候，在原方的基础上把黄连拿掉，加当归15克，然后继续治疗了半个月，现在病人失眠基本上好了。

周：现在来就是巩固一下，什么症状都没有了。

刘：已经全好了。

周：关节炎的治疗呢？

刘：这个病例，女，70岁，她的病主要是左足踝关节肿痛，已经经过4年治疗，到目前为止没有见到明显好转，曾经吃过中药，吃过西药。

周：到处看。

刘：现在病人已经（患病）4 年了，也丧失信心了，然后转到我这里来看。我发现她的左踝关节红肿、疼痛，走路就疼得加重，严重的时候不能走路，舌苔少，舌光苔少。根据她的这个情况，我认为系阴虚、下焦湿热引起的。因此在治疗当中，我用三妙汤，先用的是：黄柏 6 克，牛膝 12 克，薏苡仁 15 克，防己 12 克，忍冬藤 20 克，乳香、没药各 6 克，延胡索 12 克，丹皮 5 克。吃了 7 天以后，疼痛明显减轻。

周：肿好得多了。

刘：红肿慢慢减轻了，减少了，然后按照原方出入，换了方子，用：知母 10 克，生地 12 克，牛膝 12 克，丹皮 5 克，车前子 12 克，乳香、没药各 6 克，延胡索 12 克，茯苓 10 克，泽泻 10 克，甘草 5 克。经过治疗以后，现在肿痛基本上消除了，疼痛也很轻微了。然后按照原方继续调理，又吃了大概 7 天，在原方的基础上，我改了一个方子：知母 10 克，黄柏 6 克，生地 12 克，丹皮 5 克，乳香、没药各 6 克，延胡索 12 克，茯苓 15 克，甘草 6 克。连续吃了 7 天，症状基本上消除了，疼痛也没有了，目前只有走路的时候，稍有一点不适的感觉，其他的都基本好了。

周：继续巩固治疗。

刘：已经基本好了。

周：过敏性紫癜中医是怎么治疗的？

刘：主要用凉血化瘀，加上止血的药。

周：我看中医治疗的效果很好。

刘：主要的一个方子是犀角地黄汤，加了一点止血散瘀的药。这个病在临床上非常多，中药治疗非常好，目前我看了很多，最近都好了，你可以查方子，我上面都有记录下来了，每次都留下记录了。最近不是看了好几个吗？现在全好了。

周：您的老师有哪几位？

刘：我有两个老师，我的名字（医名）就改成一个“颂”，一个“谦”。“蒋颂南”我用了一个“颂”，“吴克谦”我用了一个“谦”，我医名就叫

“刘颂谦”。当时扬州有一个著名的篆刻家给我印了一个章，名为：颂谦。

周：扬州这个篆刻家叫桑宝松。

黄：吴克谦是跟谁学的？

周：你是问吴克谦的老师是谁？

黄：对，就想把扬州谦字门画个表格。

刘：杨佑谦，我老师的老师叫杨佑谦，是我老师的姨父。

黄：这个儿科谦字门，是哪位老师创立的？就是第一位，最老的医生。

周：谦字门是哪个创始的？

刘：这个搞不清了。

黄：吴克谦的姨父是杨佑谦。

周：杨佑谦的上面是谁？

黄：到底是不是从杨佑谦开始的呢？谦字门传下来有几代？

周：那就不知道了，那可能要查了，到图书馆查。

黄：最老的就是这本书了，没有其他书了。

周：最老的就是这本《扬州名医录》。

黄：没有人去真正把这个谦字门（的师承）捋过。

刘：写这本书的是我的朋友。

黄：目前看来，刘老下一辈的弟子，应该有徒孙了吧。

刘：我有孙子，孙子现在在南京中医药大学读二年级。

黄：这样来算的话，就有 1 辈、2 辈、3 辈、4 辈、5 辈，到这个杨佑谦。

刘：杨佑谦、吴克谦、刘颂谦、我儿子、我孙子就 5 代了。

黄：对，杨佑谦上面就查不到了。

周：杨佑谦上面再查，百度上能查到吗？

刘：我的老师吴克谦，他的老师是他的姨父杨佑谦。

黄：上面没有写是他的姨父。

刘：他是跟姨父学的。

黄：吴克谦是跟他姨夫杨佑谦学的。

周：杨佑谦上面是谁？他肯定是有师傅的。

黄：谦字门可能就是从杨佑谦开始才有名气的。吴克谦他的本名是不是叫吴克谦啊？

刘：扬州还有一个郑汝谦，也是谦字门。当时在扬州有两个谦字门，跟我老师差不多一个年代的，上面可能不同，我来查一下就知道了。扬州有几个大“门”字的，妇科叫“曾”字门，王效曾是妇科门字；“谦”字是儿科；内科是“然”字门，任继然、任达然都是然字门。你看杨佑谦的老师有了，叫闵德谦，一个个要朝上找他们的老师。

周：又找到一个谦啦？

黄：杨佑谦的老师找到了。

周：那往上面再找。

黄：先看病，我等下再问他。

周：吴克谦有几个弟子？除了你，你是大师兄，还有哪个？

刘：好几个呢，有的几个都不在了，我来想一下，有个女的老早就去世了，叫缪筱谦。

周：戴金樑、戴什么谦？

黄：先捋一下儿科谦字门，戴金樑应该属于妇科？

周：戴金樑属于内科，跟任三学的。

刘：戴金樑也不在了，黄同捱，搞行政了。

周：你明天给兰夫起个什么谦啊？

刘：没有起。

周：给他起。

刘：哈哈哈。

黄：这些都不是谦字门的人了？戴金樑和黄同捱都不属于谦字门了，对吗？

周：他们跟吴克谦学过。

黄：学过，但没有谦的名字？

周：但是他们不止吴克谦一个老师。

刘：哪个啊？

周：戴金樑不是跟苏北人民医院的任三（任继然）学的吗？

刘：先跟我老师学的，后来老师去世了，学生全分开了，他就到然字门去学了。

黄：所以名字没有谦，这个女的还有一个谦字，至少还算谦字门。这两个都没学成，老师就不在了。

刘：对，不在了，就转其他老师了

黄：对，估计只能到这个程度了。

刘：那个时候，带了好多呢，带了一大堆，最后全跑了，不学了，学学就走掉了，他们跟着老师约一年，老师过世了，就分了，走掉了。

周：只有他（刘老）跟吴克谦学的时间最长。

黄：刘佩谦、闵德谦是最高辈分的谦，上面还有什么谦，暂时就查不到了。（陈里谦为第一代，刘佩谦为第二代，闵德谦为第四代。）

刘：当时儿科，麻疹最多。

周：还有乙脑、脑膜炎。

刘：各种脑炎。

周：现在这些病没有了。

刘：特别对乙型脑炎，治疗效果特别好，还有各种消化系统的病，肠胃病效果非常好，西医看不好的，中药一吃就好了。到目前为止，拉肚看不好的，中医一看就好了，这就是中医特点。

刘：治疗脑炎非常好，病毒性脑炎、化脓性脑炎、结核性脑炎，这些脑病，中医治疗效果相当好。

周：还有一个任思聪，后来他也不学医了，搞什么计算机了，改行了。

刘：任思聪，最后搞数学了，黄同捱，搞行政了

黄：所以中医后继乏人了。

刘：没事，我孙子上来了，我孙子大学二年级了。

黄：我想问一下，谦字门儿科有没有固定的一些特点，吴克谦有没有总结过的，原则性用药的方法？

周：吴克谦有没有跟你说过，用药的原则或方法？

刘：过去的老师呢，他不是像现在老师上课一样的。临床碰到什么病人，

看着病他会给你解释，这个病怎么看，为什么要这样看，不像老师讲课有头绪的。

黄：临床当中，有什么病就教什么病？

刘：对，有什么病就看什么病。

黄：那有没有指定要读什么书？

周：指定你读什么书？

刘：我读的书太多了。

黄：有没有重视哪个书？

刘：儿科书吗？

周：特别重视哪个书叫你读？

黄：吴克谦有没有要求？

周：吴克谦要求你读什么书？

刘：要求读的多了，各种各样的都叫读，你看我买了多少书啊？

黄；主要想问，谦字门有没有特别重视《伤寒论》，或者《金匮》？哪本古籍是他们最重视的？

刘：《幼幼集成》。

刘：我读过内科、儿科的都有，他也不是教你单纯看儿科。那个时候，他叫我买书，你看《幼科直言》《古代医科》《小儿药证直诀》《幼幼集成》，这些是各家名医的医案，这还有《幼科金针》。幼科的书我读的多了，不然看了那么一点点书到哪能行呢？还有《幼科三种》《增补幼幼集成》，这是儿科的，这是经验方，不相干。

周：这个《幼幼集成》我经常听他讲，我们6点钟就去吃饭吧。

黄：这是个抄本。

刘：这个是《幼科发挥》。

周：这个是手抄本。

黄：这个是谁抄的，也不知道后面有没有落款。

周：你是中医药大学毕业的啊？

黄：对，我是北京中医药大学毕业的，研究生是从北京中医药大学毕业的。

周：本科在哪里读的？

黄：本科我是在中南大学读的。

周：中南在哪里？

黄：在长沙，也是985重点大学。

周：反正你学医的才能做这个，不学医的肯定做不了这个。

黄：这个手抄本是谁抄的？

周：哪个抄的？

刘：前人抄的，不是我抄的。

周：前人抄的有落款啊？

黄：看看序言有没有？最后有没有？

刘：除了儿科还有内科的书，各家名医的医案你要看，你必须要看书。

黄：这个是个认真学医的人抄的，抄得那么工整。

周：这个要花点心思抄呢，现在人不耐烦的。

黄：乾隆年间抄的这个本子。

刘：时间蛮长了，乾隆的，不为良相便为良医。

黄：这个书要是好的话，我们可以影印出版，影印一两百本，看情况。这本是人卫的书，这是现代书，人卫出版社。

刘：明代的，这些都是我看过的书。

黄：民国的书。

刘：现在的小孩都是小毛病，能有多大的病啊？

黄：做医生还是很辛苦的，刘老几几年出生？

周：1936年。

黄：谦字门有没有代表性的经验方？

刘：一个主要的方子，比如说治哮喘的方子，这个都不是固定的，而是有变化的。但是儿科的主要的一些常用的方子，大家都熟悉，跟内科一样的。

黄：就是所有的方子，都是来自这些古书里面，进行加减变化。

刘：加减变化，对的。

黄：在这些古方里面加减变化，都是这么用方的？

黄：我想问的是，谦字门这么多年，有没有形成自己相对固定的名方，《小儿药证直诀》里面就有相对的名方，在这个方子的基础上，你们自己谦字门，有没有形成这样的方子一个两个？

周：好像没有吧，他们就是因病看病。

黄：用的方子基本上还是传下来的老方。

周：传下来然后根据自己的临床经验（加减）。

黄：我就是想问问有没有扬州谦字门（自己的方）？

周：有没有形成谦字门的独特的方子？

刘：没有我谦字门独特的方子，方子大家都有。

周：像吴克谦看肝炎就是很有特色。

刘：那个只能说临床上的东西，随着他（病情）变化，用药都没有什么固定的东西。

周：吴克谦看肝炎很出名，他虽然是儿科谦字门，儿科是主要的，但是他看肝炎也很好。

刘：我用的这些方子，古代都有，就是根据不同的病情，随时诊断，随时加减变化。

周：有没有形成自己的风格？

刘：你要是说哪个先生都有自己的风格是不可能的。

黄：理解，我就是问一下而已，像安宫牛黄丸就是吴瑭自己发明的，（谦字门）有没有自己的发明的这种成药，一些丸药，自己做的。

黄：像安宫牛黄丸，就是自己独特的，安宫牛黄丸是吴瑭（发明的），温病他用的这个安宫牛黄丸，就是他自己发明的，他的思路。

黄：他也是根据古人的方子改的，形成自己的方子。

周：根据古人的方子，形成自己的方子。

刘：现在这些方子早就已经形成了，小儿科最主要急救的，特别温病上面的，比如安宫牛黄丸、至宝丹、紫雪丹已经形成了。现在儿科只要有这个病的，比如说安宫牛黄丸，主要是以定惊为主，退烧都不是主要的，有的是以开窍为主，有的是以涤痰开窍，有的是以清热开窍。

黄：但这几种药，也是在清朝才出现的，也是根据清以前的方子，吴瑭自己再发明出来，创造出来的方子。你们谦字门有没有在民国，或者清朝的时候，一直到现在，有没有自己独特的这种方子？

周：恐怕说不出来，谦字门有没有独特的方子？

黄：刚刚刘老说的好几个，刘老都记得，紫雪丹、至宝丹、安宫牛黄丸，那些都是吴瑭根据前人（的经验），自己再发明的，然后就变成自己的名方，又变化出来一个方子。

刘：各种医学，外科也好，内科也好，妇科也好，到了清代之后基本上都蛮成熟的了。

周：成熟归成熟，有没有谦字门在这些的基础上，再来一个发展成自己的一个独特的方子？

刘：这个有什么发展不发展啊？我看病都是根据病人的情况来随时辨证。

黄：其实古方已经够用了，加减变化已经够用了，但是有个别人，或者是某一个门派，治某一类病比较多，然后就会有一个相对固定的方，然后慢慢地就全国流传，就像刚刚说的那几个。

周：有没有相对固定的方子？

黄：可能没有，那就不问了。

刘：你要是说突出的话，恐怕没有，真的，我也没有。

周：像你这个治牛皮癣你就有独特的方子。

刘：这个也不算独特，书上都有了，但是我用得比较好，病人来了，我知道什么情况，我诊断清楚了，药下去肯定好。

周：那不是你独特的。

刘：这不算是独特的，前人都有了。

周：他看这个小儿咳嗽也特别好，小儿感冒、咳嗽、发热，退烧快得很。

刘：这些都是小毛病。

周：现在小孩一感冒，一咳嗽就跑去挂水，挂到最后都已经形成抗药性了。

黄：你看儿科的病，一般用药不会太多吧？

刘：这个不一定。这个说法也不妥，为什么？有的药，像小儿科有的药，我用了一辈子，用 20g、30g 的都有，主要根据病情。

黄：因为北京好多看儿科的，每一种药都不超过 10g、5g、8g、6g、9g 这样子。

周：他根据病情来的。

刘：你像我治疗肾炎的时候，这个小儿科的，像黄芪很多人一般用 3g、5g，我会用到 20 克，为什么？轻的没有用，重了效果就好。这个临床上要注意，但有些重要的药不能多，像麻黄、细辛这些药都是有规定的，只能用几克。

周：有的是有毒性的。

刘：像国家规定的，像杏仁一般不能超过 5 克，因为它有毒。

黄：比如小孩的病，一般一个方子，药的种数不会太多吧，就是看小孩的病。

刘：药不要多，药味不要多。

黄：一般就几种，不超过 10 种。

刘：一般的 7 ~ 8 味药。

周：他基本上都这样。

刘：过去的话，我看病的话，药味不多。现在的人，如果我处方开 3 ~ 5 味，7 ~ 8 味，5 ~ 6 味药，病人就有意见了，就这么点药啊？他就有意见了，他认为好像太少了，一般的用药大概 7 ~ 8 味药，8 ~ 9 味药。

周：他一般开方不超过 10 味。

刘：一般 10 味药。你看古典方子的话，药多不多？

黄：很多啊。

刘：温病上面用的药，基本上药很少的，比如说麻杏石甘汤，就这么几味；白虎汤，就这么几味；承气汤，就这么几味；大承气、小承气、调胃承气，药味都不多。

黄：麻黄汤、桂枝汤，总共才 4 ~ 5 味药，三拗汤就三味。

刘：你现在到医院里面去，3 ~ 5 味药医生不开，为什么原因？病人认为就这么点药啊，就喊起来了，他实际上不懂，也没得办法。

黄：北京有个老先生，有个姓姜的老先生，东直门医院的，他开方子有 33 味，治疗女性肺结节。

刘：实际上这种方法我也知道，北京有几个先生，开的方子（药）特别多，其实不起作用。

邱：要把您的学术思想整理出来传下去，您的父亲刘少椿先生，他弹古琴的，古琴的意境跟中医的养生，他都是通的，要静。

刘：静则思。

邱：您的祖父刘茂春先生，他也很了不起。

刘：我的祖父是盐商，他是在扬州做盐商的。

邱：那您祖父上一辈，你还记得吗？家谱里面还有吗？

刘：我有一个表哥在陕西富平。

邱：与习近平总书记是同乡。

刘：台湾还有一个，他是跟我父亲母亲有联络的，当时家里比较贫寒。

邱：就是想把您的学术思想传承下来。

刘：蒋颂南，他原来为什么学医的呢？那个时候容易有天花、麻疹，他曾经有两个孩子，但是都得病去世了，最后自己没有孩子，收养了一双儿女，以后带大了都蛮好的。我的蒋老师原来是做教师的，因为两个小孩都不传代了，他就不做教师，就改做医生了。蒋颂南在临床上看病，开的方子都比较规规矩矩，用成方比较多。

周：蒋颂南是看内科的吗？

刘：他也看小儿科，因为他的两个孩子都没传代，带（收养）了两个孩子。

（中间是患者就诊的对话）

邱：您用的是独活寄生汤？

刘：对，独活寄生汤，秦艽、片姜黄、威灵仙，止痛的；鹿角片、川草乌、怀牛膝，地鳖虫是温阳活血的；乳香、没药、延胡索，这个方子是小活络丹，最主要的就是乳香、没药，还有一个地龙。乳香、没药、川草乌、地龙，它是活络丹，活络丹专门治寒湿的，她站也站不起来，蹲也蹲不下去，经络不舒了，温经舒络的。

刘：带状疱疹疼的时候，有疼七年的，但有的人带状疱疹不疼，什么原因呢？他在肚子这边神经少就不疼。肋间神经痛、头上痛也是非常严重的，我看了几个，给看好了。一个人就在这边疼了，要自杀，农村人他又不懂，用草鞋底在上面摩擦，容易感染，疼得要上吊，家里人日夜看着，然后在我手上看了六个月，就不疼了，那个人住在黄金坝。

邱：用的什么方法？

刘：像他这种情况，主要的是凉血、解毒、清湿热，还有活血、通络止痛的方法，配合治疗。还有一个人疼了两年，我看了九个月，不疼了，一般短期不会好，有的人不相信，说哪有疼这么长时间的。疼了两年之久了，好了之后什么都没有了，就是神经痛。药方：川郁金、忍冬藤、赤、白芍、失笑散、乳香、没药、蜈蚣、延胡索、红藤、生甘草。这味药（蜈蚣）抗癌很好，它还有一个特殊作用，治结核性脑膜炎特别好。我看过一个病人叫房某，结核性脑膜炎头疼，在苏北人民医院住院，后来坐三轮车到这边来看，我给他治疗，治了两个月好了。结核性脑膜炎头疼，疼得不得了，我们中医叫头痛如劈，像刀劈一样，然后我给看好了，叫房某。为什么我记得这么清楚呢？他原来得的是胸膜积水，我老师给他看好的，有病就一直在我手上看，以后老师不在了，他得了这个病就找我看，所以我记得特别清楚。

邱：您用的是什么思路呢？给这个房某用的什么方法？

刘：我最主要最常用的几味药，一个六味地黄配合全蝎、僵蚕、蜈蚣，然后配个芍药、甘草，其他药配起来用，然后就好了，然后就不发了。

邱：您怎么会考虑用六味地黄呢？

刘：你要知道这个病，本来就是肾气不足，本来害过肺结核，得过胸膜炎，然后再得这个病。得这个病之后，就住在苏北人民医院，没有用，疼还是止不住。我还有一个同学叫江某，她的婆婆也是得的化脓性脑膜炎，苏北人民医院拒绝了，带回来之后请医生回来看，说不要看了没有用了，然后又找我。我给她看好了，我的同学的婆婆，所以我记得特别清楚。

刘：我看了很多病，很多疑难杂症，蛮多的。比如说，有一个病人住在解放桥那边，靠在蛋厂那边，也是苏北人民医院回下来，然后寿衣都穿起来了，但是人说要死，却又不死，给他流质吃，他也死不掉。然后找我帮他看，我也帮他看好了。还有一次，我和我爱人到邵伯那边出诊，什么病啊？我出诊的那个病人，都不是很重的。有一个病人知道我在邵伯，他们在门口等我，家里棺材搁在中间，旁边搁一个门板，一个人寿衣都穿起来了，然后就把我拦住，无论如何请我搭一下脉，（判断）什么时候死？我说这个还要找我看？人家医院都回下来了，医院原来替他挂的水（治疗），最后替他拔了，不给看了，水停了。我替他切脉了，我那个时候年轻气盛，搭过脉之后，我说这个病死不掉。

周：为什么死不掉？

刘：我开了三剂药，两颗丸药，实际上是什么病？夏天中暑昏迷，影响到脑子了，西医说没得办法，挂水没有用，我用清暑解毒的，加了两颗丸药。

邱：是什么药呢？

刘：丸药我记得是……我想一下，牛黄清心丸（成药），那个时候买一颗几块钱，吃了两颗，其他的药清暑解毒、涤痰、开窍。吃过了药以后第三天，他的家人从邵伯带了一篮子鱼虾，到我家来，告诉我说病人好了，我说太好了。因为这种病在城里看得比较多，农村看得比较少，我在医院病房的时候，老师查病房的时候，病房里都是这些病，脑昏迷、抽搐太多了。

刘：还有一个病人住在仙鹤寺，尼姑，无论如何请我出诊，我说我没有功夫，我都已经退休了，在药店坐诊很忙。信徒来了以后求我，我说好吧，我下午坐诊一结束，马上就到你那边去，后来我就骑车过去了。多少信徒日夜看着这个人，等她这口气断，也是医院里面回下来了。然后我去了，我开了两剂药，开了一颗丸药，第三天，病人起来了，坐黄包车送到我这个店堂来，我说好啦？她说好了。

刘：过去我们那个时候，年轻的时候看的病多了，所以说治疗也比较得心应手。因为老师比较好，他看得多。像过去这些脑膜炎、乙型脑炎，西医没有好办法，经常都是我老师给看好。我跟他下病房，一个夏天季节，这个脑膜炎多得不得了，住院睡到床上头，二十个都是这个病。

邱：仙鹤寺这个尼姑你用的什么药呢？

刘：她主要的是喘，气喘不上来，有的时候昏迷，我用的是？我想一下，哦，我想起来了，我给她用的是三拗汤，配合二陈，三拗二陈，加个苏子降气，这些方子配合起来，以后用一颗开窍的药。她有时候昏迷，涤痰的，用的小金丹。因为这个东西我那时候用得比较多，后来她好了。那个时候，看各种各样的疑难杂症太多了。

刘：还有过去肝硬化腹水，他们不看，我原来下放到城北，然后还没有上来呢（返城），传染病医院他们那边没人，院长知道我，然后跟卫生局说把我要过去，其实我不想过去。那边专门看传染病，一种是肝炎，一种是肺结核，结核专科医院，然后我就去那边了，待了四年。后来“文化大革命”结束了，恢复政策了，中医院又把我要过去了。我本来在妇幼保健院，我在保健院专门看儿科、妇科的。就是现在的解放桥边的市人民医院，过去叫保健院。这个保健院前身是哪呢？它是从上海搬过来的，那边的儿科医生、妇科医生都是顶配，都非常好，那个时候最有名的，是我们的院长，叫张志粹，还有个妇科主任叫袁宝酬，我们都记得清楚呢。

邱：他们是西医啊？这两个。

刘：西医，但是这个院长，他西学中，脱产上一年，我在这边学中医学了三年，有的时候老师害病不来，我专门顶他，院长不放心到门诊看看，小刘病人还蛮多了，他不放心，院长唉，张志粹蛮好的。我那个时候还查病房，有人住院的。然后“文化大革命”还没结束，保健院就成立了中医科，我就帮他看中医科的门诊。

邱：您是什么时候学中医的？

刘：我在泰州上过师范，然后我就不想学，这个吴克谦老师是我父亲要好的朋友，经常到我家来弹琴，来听我父亲弹琴，我就站在旁边听。这个老师没带过学生，他说小孩子不丑，我们弹琴，他都坐得住的，来跟我学医。我跟爸爸说，我也准备学医了，然后从师范退学。我父亲说你不要老退，老换不好，我说这次不换了，就跟吴老学，然后就跟吴老学医了。正好和蒋颂南在一个科室，他的病人不太多，我的老师病人多。蒋颂南比我老师大一点，老师就让我帮蒋先生抄抄方子，他的方子比较工整，变化不大。他说你先学学规矩，就这么跟他学了。还有个妇科王效曾，也是很有名的，所以我也学妇科，有的时候跑到他那边看看，站在旁边看、望，然后就自己买书，我书买得多，各种各样的书买得多了，然后妇科什么病都看。妇幼保健院专门看妇科、儿科，妇科肯定也学得好了，内科也比较好些。然后“文化大革命”，下放后全看内科，那个时候农村哪来儿科、妇科呢？后来“文化大革命”结束了，就待在中医院。本来“文化大革命”结束，应该还要回到保健院的，但是这边把我要过去了，我就待在中医院了，一直到结束（退休）。

邱：您是五几年跟的吴克谦啊？

刘：我想一下，1953 年上学，1956—1957 年这个阶段，我有资料，我要查一下呢。我老师蛮好的，他看到疑难病症都和我讲，有的时候叫我先看，处方里不对的药，就替我换掉，哪些不要用，哪些要用，为什么要用这个方子，他一定要讲，光自学没有用，老师指点学得快。我那个老师蒋颂南，我就星期天到他家里，学这个《内经》，单独讲《内经》，过去叫《内经知要》，他文学比较好，原来是做教师的，古典文学。吴克谦老师文学也很好，诗词写得好。他闲下来，星期天都会和一些教古文的老师在一起玩玩。医生必须具备两个条件：第一基础的东西要打牢，经典著作一定要读，现在很多人经典著作也不读，只是听听课也不行，像有的东西要熟背，我《温病条辨》从头背到尾，到现在还记得。《伤寒论》我也背，有的东西必须要背熟了，之后在临床上运用的时候你一看就知道了。你比如太阴温病，“太阴温病，不可发汗，发汗而汗不出者，必发斑疹；汗出过多者，必神昏谵语。发斑者，化斑汤主之；发疹者，银翘散去豆豉，加细生地、丹皮、大青叶，倍元参主之”，这些东西你都要背熟了，你不背熟了，用什么药你就不知道。清营汤在什么情况下用？我曾经看一个病人，在保健院，小孩子昏迷不醒，我看他舌头红绛，脉大，我一看就知道了，病已入营，入营转到心包昏迷了，我就给他用了清营汤。清营汤是什么方子？它的原文：“太阴温病，寸脉大，舌绛而干，法当渴，今反不渴者，热在营中也，清营汤去黄连主之。”你必须要熟，然后我就替他开个清营汤。清营汤，那个时候犀角比较贵，清营汤里面有犀角，我就把犀角拿掉，加了一颗丸药，然后他就好了。清营汤里面主要有玄参、麦冬、生地、银花、连翘、丹参、犀角、竹叶，他这个方子到了营分才这样用。如果是斑疹伤寒，就要用犀角地黄汤了。那些方子我们过去经常用，以后就不太用了，什么原因啊？病人少了，没有什么大的、严重的病了。

刘：我记得我离开保健院，下放到了农村了，农村有个小孩子，大队长家的侄子，住在市人民医院，昏迷多少天不好，请我去看一下，我说那个地方不能去，个个知道我。他说你当朋友去看一下，好吧我就去看了，其实是个简单的病：胆道蛔虫。当时西医怀疑是肝脓疡，我去的时候，小孩在那活蹦乱跳地在那边玩呢，他这个时候不疼，但疼起来就要命，已经决定第二天要开刀了。家属晚上一定要请我去看，我一看，这个不像肝脓疡，肝脓疡一定这边很疼，舌头红的，脉象应该是快的，但他没有这些症状，看他这个样子，我说是胆道蛔虫。当时胆道蛔虫特别多，当地没有药，我说有个办法，你先买一瓶醋，开个方子给你，第二天配。晚上就喝点醋下去，他就不疼了，醋是偃虫的。第二天医生不是要开刀的吗？我就建议他，开照开，但是请你再做一次检查再开，结果再一做，不是的（不是肝脓疡）。他后来也不疼了，出院了，这个病我记得蛮清楚的。过去看的脑膜炎特别多，各种脑膜炎我都看过，结核性脑膜炎、化脓性脑膜炎、病毒性脑膜炎、乙型脑炎、甲型脑炎、流行性脑炎，这些在临床上都看过，我老师经常下病房查这些病，你看多了就知道了。

邱：他都是属于温病的范围吧？

刘：对，温病范围。

邱：温病你从卫气营血辨证？还是从三焦辨证？

刘：六经辨证是伤寒，卫气营血、三焦是温病，三阳三阴辨证是伤寒。

邱：脑炎当中有六经诊断辨证的吗？

刘：脑炎这个不会有六经辨证的，不会是伤寒，不可能，夏天是温病，哪有伤寒呢？伤寒方子我都是记得的，效果特别好的方子，我都熟记在脑子里的，小青龙汤专门治哮喘的，它的原文：“伤寒表不解，心下有水气，干呕，发热而咳，或渴，或利，或噎，或小便不利、少腹满，或喘者，小青龙汤主之。”稀薄的叫饮，稠厚的叫痰，饮实际上就是水气，上泛引起哮喘。特别用到这个方子，我就想起一个病人，一个上海的大老板，家里有个儿子患哮喘，在上海看不好，看来看去也看不好，他家有个亲戚在扬州，知道我的名字，后来从上海到扬州来找我，我一看这个好解决，小青龙汤吃下去他就不发了，然后带了几剂药回上海，这个病人好了之后，他家特地从上海回来，送了两个照片框子，带了几部书给我。

邱：您是怎么判断他心下有水气，用小青龙汤的？

刘：他这种喘，气不够用，舌淡苔白，切脉时脉象有点流畅，还是属于滑脉。“滑脉为阳元气衰，痰生百病食生灾，上为吐衄下蓄血，女脉调时定有胎”，这些东西都是要通读的，脉诀也要读。最常见的脉有 8 种：浮、沉、迟、数、滑、实、大、缓，间隙脉当中有 4 种，有规则的间隙，“涩脉细而迟，往来难且散，或一止复来，三五不调，如轻刀刮竹，如雨沾沙，如病蚕食叶”，这些东西必须要背熟了，对照就知道了，不是什么病都能一搭脉就知道，看多了就懂了，一般人不懂。我带了几个学生还不错，一个叫张永蛟，一个叫王倩，还有一个王文江，周兰夫也不错，还有一个在德国，不会讲课也不会谈，这个女孩是物资局的局长姑娘，张谦，前几天还来看我。

邱：基本功都熟，药性要记，你都会背哪些？

刘：《伤寒》《温病条辨》《脉诀》，其他多看各种医案，《全国名医医案选》。

邱：您最喜欢看哪家医案？

刘：王孟英，温病大家，还有一个小儿科的叫《许氏（许豫和）幼科》，还有很多。我喜欢看书，还有一套书是加拿大的病人送我的。

邱：学好中医有两个，一个基本功，还有一个是什么？

刘：还有一个是多临床、多实践，一定要跟有经验的老师学，结合临床经验。

邱：本草的书，你觉得哪个好？

刘：我这有，我拿给你看，吴鞠通的医案，我书多呢，经常看的书。

邱：您就跟着吴克谦、蒋颂南，还有一个王效曾，还有其他老师啦？

刘：没有了

邱：吴克谦老师上面的老师是谁你知道吗？

刘：好像是杨佑谦，我要查一下呢？我老师有个好朋友，赵午桥。

邱：扬州出了不少有名的临床大家。

刘：为医者，必须博览全书，有学要有识，有学无识跟泥古者一样，你光读书，不知道变通，学问高，没见识，不多看病，没用。你有的时候看不好，有的时候想不到，甚至有的时候能跟病人学到东西，你以为病人什么都不懂？一个才出来的医生哪个能懂的？我曾经看过一个病人，没有替他看好，但这个病人后来治好了。我说你找哪个医生看的，你把方子给我看一下，吃的阳和汤，阴证的，自此之后我就买了一部书，专门谈这个理论的东西。

邱：好像是陈实功的《外科正宗》。

刘：我买了一套，以后外科我都看，还有一些眼病，我也会看，其实这个叫作“不务正业”。

周：你那个中耳炎弄的粉子，那个方子呢？

刘：那个一弄下去就好了，然后知道阳和汤之后，就知道什么是阴证了，后来在临床上看了很多阴证，用这个方法确实好。有本眼科手抄本，也是那个上海人送我的。那时年轻，没事就看书，各种各样的书。

邱：我在临床上看到一些慢性病，比如糖尿病……

刘：糖尿病也可以看好。

邱：你看糖尿病一般是怎么个方法？

刘：牛皮癣也能看好，我手上看了很多牛皮癣都好了。

邱：牛皮癣不容易吧？硬的皮不容易好。

刘：我最后把这些牛皮癣都看好了，徐州的一个叫什么名字，我记不得了，姓刘，看了一年多，他来的时候那个牛皮癣一大块一大块的，在别的地方皮肤科看不好，在我这看我帮他看了一年多好了，他经常带病人过来，然后我问他有没有发过，他说没有发过。

邱：用的什么方子呢？

刘：方子基本上是一个道理：凉血、解毒、清湿热，加祛风的，效果非常好，我现在手上还有几个。去年还看一个全身都是（皮损）的，来的时候身上一大片一大片，现在身上皮肤光滑光滑的，一块都没有了。

周：牛皮癣是世界顽症。

刘：不管什么皮肤病，中医只要掌握一句话，也是《内经》上面的：

“诸痛痒疮，皆属于心。”心是什么？心是火，就掌握这条，所有的皮肤病必须清热解毒，牛皮癣也好，脸上痘痘也好，我用这个方法都能看好。

邱：刚才那个口腔溃疡的，心经、胃经有火。

刘：火也是属于这个，西医说扁平苔藓，我们中医不（这么）叫，有火了之后，还有湿，气血瘀滞。有一句话：初病在经，久病入络，经病易解，络病难愈。所谓络病，到了血液里面，需要用活血化瘀的药才能好。有的东西除了读书以外，还要学点古典医书、古典文学，这个里面可以提高你的分析和理解能力，并不是我读书，全读医学书，有的文化的东西，你必须要学，虽然不是直接的作用，可以提高你的分析能力、理解能力、逻辑思维。现在医生读书的太少，现在年轻人不大喜欢看书，有的书也记不得，就光开个方子，有的方子不像个方子，最起码理法方药要懂，这个不懂就不行。

邱：吴克谦先生的资料还有吗？

刘：原来我老师的医案我留了很多，后来一搬家什么都没有了。我从学医开始就做记录，各种大病，我都记下来，小病我也记，然后一搬家什么都没有了，就留了一本我手抄的。那个时候治百日咳效果特别好，西医没有药，中药治疗它，百日咳严重的时候会引起脑膜炎，叫百日咳脑炎，我也看了很多。那个时候各种各样的病多，比如胆道蛔虫、麻疹、肺炎、百日咳、心衰的都比较多。

邱：百日咳一般吴克谦和您用什么方子？

刘：我的老师读的书也多，他的文学也好，临床特别多。他原来到了保健院，你一个中医在这种环境下能够生存，你必须要有水平。看不好的找我老师一看就好，所以主任也好，（普通）医生也好，都非常尊重他。各种大病请他去看，他都能看好。我们现在用药都喜欢多点，以前用药就少点，现在用得很多了，（如果）现在药用得少了，病人会喊：怎么就这几味药啊？经典方子（才）有几味药呢？“麻杏石甘汤”“小柴胡汤”“桂枝汤”“麻黄汤”“理中汤”“附子理中汤”“吴茱萸汤”，药味都不多，所谓经方就是很严谨，不能随便加一味。三拗汤，就是麻、杏、甘，为什么叫三拗呢？麻黄不去节，杏仁不去皮尖，甘草不炙。

刘：过去的医学家在一起不光谈医，也谈谈诗词，谈谈文学，谈谈古琴，我们在旁边也能听到，能获得更多的知识。有的病人看不好的，其他医生看好了，我必须要把他找到再研究，好的必须要学会了。切脉必须要聚精会神，切脉不能和病人谈话，有的时候必须眼睛闭着，为什么要闭着，这样它神才聚。有的脉很难辨，浮、大、滑、动、数、沉、弱、涩、弦、迟等，28 脉必须要懂的。正常人出现代脉对他影响不大，如果大病出现代脉，则必死无疑。我举个简单的例子，有个病人住在渡江桥，我当时出诊到邵伯了，后来他们到家里找我，我的姐姐就说了，我弟弟到邵伯了，然后他们开车到邵伯接我。我说先搭脉，等下再说。温热病搭到了代脉，如果普通病搭到这个没事，但是大病搭到这个脉，没得用了，我就简单开了一个方子，不出三天病人死了。前段时间我还看了一个代脉的，三下子三下子三下子（地跳），吃过药后好了，没得代脉了，这些都是前人的经验积累。这个滑脉，有很多的病都能出现滑脉，“滑脉为阳元气衰，痰生百病食生灾，上为吐衄下蓄血，女脉调时定有胎”。书要熟还要分析，我们有时切脉不懂就问老师，我们就先听着，回来再翻书。

刘：现在人读书没有我们以前那么认真了，我一早起来就读书，我以前住在弥陀巷，到保健院解放桥那里上班，路上一本书就读结束了。重点就强调再背，简单的容易记，但容易忘掉，难的反而记得住。其实自己的心得最好，一定要结合临床看病，这个书上的东西就属于你的了。另外一个，现在的方子拿来一看，上海、南京的专家开的，不行，像杂家班的。医生千万不能骗病人，不能说假话，现在医生开个方子开一大堆，拿回扣，这个风气太坏，我不喜欢这个。一般的病人不需要用川贝，有人不管什么咳嗽都开，我可以用其他的药代替，照样能好。我跟我的学生都说，医生要有医德，假如说这个病人需要用这个贵的药，我都会通知病人。贵重药我也会开，但别人家负担不了，有的家庭穿衣住行没得问题，吃到药就不一样了。我们也经历过穷的时候，不能乱来。我杭州的徒弟张永蛟的父亲也是儿科，我每年过生日他都来，年年来，见到面我都和他们谈谈聊聊。现在在门诊大病看不到，直接住院了，以前门诊都能看到大病。

邱：胆道蛔虫您用什么方子？

刘：一般的胆道蛔虫都是寒，用乌梅丸，治疗不难，温中安中的方法，就不疼了，然后再打虫，最多的打下了三百多条，那个时候（这种病）多，卫生环境差，现在不同了，以前还有绦虫。

邱：百日咳你用什么思路？

刘：百日咳一般的用海浮石、葶苈子、滑石、白前、麻黄，少量的早期用，后期不能用了，百部、川贝母，吃下去就容易好，百日咳是传染性的。现在中医治疗咳嗽的话，比西医治疗好得快。我这个临床天天有，好多都是挂水挂一个星期都没好，然后找中医看，中医用药，比较来得快。近几年看了一些大病，有一个小孩子眼睛看不到，抽搐，耳朵听不到，不会走，我大概帮她看了六个月，之后眼睛看到了，也能走路了，现在说话也好了。还有一个小孩也是，癫痫也看不好，在我这边看了年把年，现在一点儿都不发了。

邱：您用的什么思路呢？

刘：我都有记录呢！

邱：方药里面是不是都是用一些化痰的、活络的？还是？

刘：癫痫主要的治疗大法：平肝、熄风、解痉，还要加一些涤痰、开窍的药。有的时候病人昏迷得挺严重的，我手上有几个都是神志不太清，到现在一点都不发了，好了。目前手上还有一个不行，看了几个月，就是脑子萎缩了，这个不行，其他的三个全好了，都是医院回下来的。

邱：像您这样全科的不多，医院里面分科细。妇科你有什么好的例子、病案？

刘：妇科有几种常见病，血崩的、肌瘤的、盆腔炎、附件炎、阴部瘙痒的，临床上都比较多，都不难治。月经不来的基本都是雄激素偏高，调调就正常了。现在最多的就是月经不调、不孕、带下，还有很多病都没有了，热入血室，昏迷、暂时的昏迷。

邱：清热解毒的还是？

刘：有专门的药，常用的一个方子：红藤、忍冬藤、蒲公英，白芍、失笑散、乳香、没药。治疗附件炎效果很好，剂量要大，红藤要用到30～50g，要用到行气活血的药。白带多、瘙痒、有异味的，中药效果很好，西医用一些塞的药，效果不是太好。

邱：您跟了吴克谦先生多少年？

刘：七年多，一直到他去世。他在世我都不看病，他生病我就单独看，他来我就给他抄方子。

邱：他活了多大年龄？

刘：七十多岁。喜欢吃肉。

邱：哪年去世的？

刘：记不清了，我都写在书上了。

邱：是你自己写的书，还是做的笔记啊？

刘：搬家都掉了。我们那时候听到有疑难病症，跟着（家属）就跑（去看），不收钱，增加自己的临床经验。

邱：这些个方子都是工工整整的，疗效好，味数不多，辨证辨得准。胆囊息肉有什么方法？

刘：其实小的可以用药消掉，比如柴胡、玄参、贝母、三棱、赤芍、牡蛎、海藻，治疗肺结节、肌瘤、胆囊息肉都有效，吃几个月药再去查就没有了。胆囊息肉太大容易恶变，控制就好了。我有个癌症病人治疗十四年了，八年前我要他不要吃药了，他还继续中医调理。消肿、抗肿瘤的药有：半枝莲、半边莲、白花舌蛇草、重楼、守宫、蜈蚣、地龙。地鳖虫主要是活血化瘀的，蜈蚣抗肿瘤和结核比较好。过去肝腹水我看得很好，我在传染病医院专门看肝腹水，现在黑白丑、甘遂这些，医生都不敢用了。

邱：下肢浮肿，一般你用什么药？

刘：温阳利尿的药，桂枝、甘草、附子、白术，和一些利尿的药，他的肿就消掉了。

周：吴克谦会弹琴吗？

刘：不会，他喜欢听我爸爸弹琴。

邱：吴克谦先生胖还是瘦啊？

刘：胖胖的，喜欢吃肉。

邱：他家是扬州的还是？

刘：他家有个姑娘，还有个外孙，“文化大革命”把他分到苏北医院后勤上，后来吴克谦女儿（姐姐）来找我，孩子喊我舅舅，请我帮他把岗位调整一下，那时候我就找人，纪委的人在我这找我看病，我就想办法把他调到苏北医院放射科去了，现在是放射科主任了。

邱：蒋颂南也是谦字门吗？

刘：不是的，他没有门派，他以前是做教师的，抱了一双儿女，给我讲《内经》知识。

邱：怀孕切脉能判断男女吗？

刘：两边都有气血，但前人的话，左边气右边血。怀孕有规律的，一般怀男怀女有区别的，怀男孩子（脉）左边大。我搭脉几十年，有经验，我搭下来是男的（生下来）就是男的，女的就是女的。就是看她的脉，然后左手脉很强，有神，肯定是男孩。如果右手脉有神，左手脉虽然滑，但是按下去没有劲，那就在右脉，这个有区别。

邱：晚辈临床还要加强，读书不能脱离临证，但是临证不能被书束缚。

刘：泥古者与不学无术同，为医者，必须博览全书，有学要有识，有学无识跟泥古者一样的道理。

邱：这话是谁的话呢？你还记得这个是哪个老前辈说的啊？

刘：医书上的，我书读的多，全是名家，除了谈书，也谈理论的东西。

刘：过去看病，这些大病都是一两天，你看错了，他就死了，不是小毛病。过去认为中医只能看调理病，大病不能看，没有这个话。我在医院全是看的大病，我先在妇幼保健院工作，然后到城北卫生院，再后到第三人民医院（传染病医院），在这些医院我看了好多大病。像肝硬化腹水，西医没得药用了，用一些疏通利尿的药，（但是）没有用，我中药用下去慢慢的腹水才好了，消了腹水就好了。现在的病都是小病，现在都是小毛小病的，过去大病多了。我跟老师在一起七年，一直都在医院工作，后来“文化大革命”以后，到农村看了一段时间病，“文化大革命”结束之后，又被扬州市中医医院请去的。

附录

广陵之琴学源流

刘少椿述[①]

乐器之中，琴为最古，广陵又素有琴名。顾自嵇中散、袁孝尼而后，只唐人李颀诗："请奏鸣琴广陵客。"又《云仙杂记》载，"李龟年至岐王宅"，闻琴声断，弹楚声者，为"扬州薛满"[②]。片鳞只爪，偶一二见，盖书缺有间矣。其足资考证者，当自清始。

清初徐常遇，字二勋，别号五山老人，善琴，气味与熟派（常熟）相近，学者尊为广陵宗派。著《澄鉴堂琴谱》，亦称《响山堂琴谱》，康熙四十一年壬午（民前二百十年[③]），由其子晋臣付梓。二勋子，周臣、名祜，晋臣、名祎，瓒臣、名禨[④]，均著声望。周臣姪锦堂，世其家学，琴名历三世不衰。同时有徐大生者，名祺，别号古琅老人，毕生研求琴学，集海内名谱，考订四十余年，辑《五知斋琴谱》。康熙八年己酉[⑤]，即欲登诸梨枣，不果。

---

① 邱浩注：民国·董玉书撰《芜城怀旧录》之《卷二》载："包慎伯《问樵上人海上移情图记》云：'数百年琴谱，皆出广陵，广陵固多硕师哉！近世之善者曰吴思伯，思伯之学传释仙（先）机，其别曰颜夫人。颜夫人授梅蕴生，仙（先）机授（释）问樵。蕴生沉精操缦，遐慕叔夜，名（所居）曰嵇庵，以喻其志。'刘少椿述《广陵之琴学源流》。"此段话后，接刘氏所述本文。又，此段话括弧中"释""所居"，据清·包世臣撰《艺舟双楫》之《卷二·论文二》补；括弧中"先"，据清·秦维瀚辑《蕉庵琴谱》之《自叙》注明。

② 邱浩注：后唐冯贽辑《云仙杂记》之《卷二》载："辨琴秦楚声。李龟年至岐王宅，闻琴声，曰：'此秦声。'良久，又曰：'此楚声。'主人入，问之，则前弹者，陇西沈妍也；后弹者，扬州薛满……《辨音集》。"

③ 邱浩注：康熙四十一年壬午（民前二百十年），为公元1702年。

④ 邱浩注：禨，原铅印本作"禶"。考清徐常遇集《澄鉴堂琴谱》卷端大题后作："五山徐常遇二勳甫集。男禨、瓒臣（居中为长子），祜、周臣（居右为次子），祎、晋臣（居左为季子）仝校。"据改。

⑤ 邱浩注：康熙八年己酉，为民前二四三年，公元1669年。

至康熙五十八年[①]，其子越千、名俊，游皖，得交周子安鲁封，因与参订重校，直至雍正二年甲辰（民前一八八年[②]），始授剞劂。

其后，吴仕柏[③]、名灴（《艺舟双楫》作思伯），少受[④]指法于锦堂，因与越千辈游，更精研律，以辨明琴曲立体，为用吟诸法。著《自远堂琴谱》，嘉庆七年壬戌[⑤]行世。

思伯之学，传释仙机[⑥]，其别传曰颜夫人。颜夫人授梅蕴生[⑦]，仙机授释

---

① 邱浩注：康熙五十八年，为己亥年，民前一九三年，公元1719年。

② 邱浩注：雍正二年甲辰（民前一八八年），为公元1724年。又，原铅印本作“民前八十八年”，本书《卷二勘误表》云：“（误）八十，（正）一八。”证以实际相差年数，据改。

③ 邱浩注：仕柏，清吴灴汇辑《自远堂琴谱》卷端大题下作：“广陵吴灴仕柏汇辑。”

④ 邱浩注：受，原铅印本作“授”，理上下文义当作“受”。考清·吴灴汇辑《自远堂琴谱》之乔钟吴《跋》曰：“钟吴夙闻广陵徐氏世以琴名，周臣、晋臣昆仲声望尤著，其《澄鉴堂》《五知斋琴谱》，行世已久，知音者圭臬奉之。吴山人仕柏，少受指法于周臣之姪锦堂，因与越千辈同游旧矣。”故据改。

⑤ 邱浩注：嘉庆七年壬戌，为民前一百十年，公元1802年。

⑥ 邱浩注：仙机，此处从清·包世臣撰《艺舟双楫》之《卷二·论文二》云：“思伯之学传释仙机，其别曰颜夫人。颜夫人授梅蕴生，仙机授释问樵。蕴生……言曰……具此真解，唯小子与问公矣；吴君、仙公未足以与此也。”梅植之作《题问公幽涧鸣琴图》诗云：“吾乡琴学甲天下，昔有妙手吴先生（吴仕柏、灴，著《自远堂琴谱》）。先生老去叹绝响，往往弟子传其声。有僧仙机早入室，颜丁先后同师承（丹阳丁勗初，仪征颜有常）。三人一法各异造，功力所至通精灵。仙机擅长七十载，不以教习专师名。晚得问樵罄所授，如传祖法心灯明。”《嵇庵诗集·卷四》）考清·秦维瀚辑《蕉庵琴谱》，其《自叙》云：“余师问樵先生，方外之有道者也，尝受琴于先机老人。”“仙机”“先机”，写法各有来历，并存供参。下文“仙机”同。

⑦ 邱浩注：梅蕴生（1794—1843），名植之，字蕴生，晚号嵇庵，祖籍安徽宣城。清道光十九年（1839）己亥恩科举人。扬州学派传人，与刘文淇等交善。博览经史，工书喜诗善文，尤精琴道。其“授笔”老师包世臣撰并书《梅蕴生传》曰：“君之琴少小受法于吴思伯之女弟子颜夫人，而神解得自天授，人力又足以发之。”自作《题问公幽涧鸣琴图》诗曰：“吾乡琴学甲天下，昔有妙手吴先生……有僧仙机早入室，颜丁先后同师承（丹阳丁勗初，仪征颜有常）……我亦安弦学来久，幼亲师说颜与丁。”可知吴灴，字仕柏，号思伯，传琴道于释仙机、丹阳丁勗初、仪征颜有常（颜夫人）。梅蕴生幼学古琴于颜有常（颜夫人）、丁勗初二师，且“昔年十五，学琴于天宁寺蜀僧大用、越僧学成”（《嵇庵诗集·卷三》“少游如梦幻，世外转多师”五言律诗之诗题），后得“嵇叔夜琴”，因号“嵇庵”。有《嵇庵诗集》十卷、《嵇庵文集》二卷传世。董玉书《芜城怀旧录·卷二》称其：“操行贞介，以诗鸣江淮间。”包世臣《梅蕴生传》曰：“然君诗在扬州为杰，然于侪辈耳。而书则不囿于地与时，足以排突百年来之宇内英贤。琴则冥追千载，悟入古初，又出书之上远甚。”赞其琴第一，书第二，诗第三，可知“蕴先生”（《芜城怀旧录·卷二》）为广陵琴派著名学者兼琴人之杰出代表。

问樵。问樵[1]转授秦维瀚[2]，字延青，别字蕉庵，著《蕉庵琴谱》，由陈南金兰生鉴定，光绪四年戊寅（民前三十四年）[3] 刊成。

其后有释云闲集辑《枯木禅琴谱》，以《五知斋》《自远堂》为宗，藉续广陵之大概，光绪十九年癸巳（民前十九年）[4] 行世。秦延青传释小航，其他如赵逸峰、丁绥安、乔[5]子衡、王小梅、梅植之、王耀先、丁玉田、孙檀生、解石琴、徐卓卿、徐北海、释莲溪、雨山、皎然、普禅等，皆与蕉庵先后辉映。

近三十年，广陵操缦家当推孙绍陶、王芳谷、胡滋[6]甫、夏友柏等。民元间，设广陵琴社，延孙绍陶指导。绍陶与解石琴、丁玉田等精研有年，鲁殿灵光，巍然独立。广陵之弹琴者，张子谦、刘少椿、高治[7]平、胡斗东等，皆先生之高足也。

---

① 邱浩注：问樵，原铅印本脱。考清·秦维瀚辑《蕉庵琴谱》，其《自叙》曰："余师问樵先生，方外之有道者也，尝受琴于先机老人。老人抗志希古，知音入神，先生尽得其传。"其弟秦履亨《跋》曰："先兄蕉庵公秉性冲淡，嗜古独深。弱冠即精琴理，迨年逾五十，朝夕不倦，因尽得问樵先生之指授。"故据补。

② 邱浩注：瀚，原铅印本作"翰"。考清·秦维瀚辑《蕉庵琴谱》，其《自叙》落款作："同治七年首夏广陵秦维瀚延青撰并书。维瀚之印（阴文小方章），蕉庵（阳文小方章）。"据改。

③ 邱浩注：光绪四年戊寅（民前三十四年），为公元 1878 年。

④ 邱浩注：光绪十九年癸巳（民前十九年），为公元 1893 年。

⑤ 邱浩注：乔子衡，原铅印本作"向子衡"。陶艺先生提醒：当作"乔子衡"，广陵琴派晚清重要传人。考清·释云闲撰辑《枯木禅琴谱》，自作《序》云："余幼耽操缦，遍访明师。初就学于菩提院牧村长老，继从羽士逸峰赵师、芜城丁绥安夫子、淮山乔子衡夫子，蒙其悉心指授，研究义理。"当作"乔子衡"。又，今人严晓星《此是乔家正始音——"淮阳琴派"史料再考察》一文指出："（《今虞琴刊》）张子谦《广陵琴学过去及将来》：'他如赵逸峰、丁绥安、乔子衡等，皆一时俊彦。'按：'乔子衡'原文作'嚮子衡'，'嚮'即'向'，显然是繁体字'喬'之形近而讹。"故据改。

⑥ 邱浩注：胡滋甫，原铅印本作"胡芝甫"。陶艺先生提醒：当作"胡滋甫"，广陵琴派第九代传人。胡滋甫曾孙胡延椿先生确认：当作"胡滋甫（1877—1971）"。考《今虞琴刊·琴人题名录》："（姓名）胡澍，（别字、斋名）滋甫，一贯。"据改。

⑦ 邱浩注：高治平，原铅印本作"高切平"。陶艺先生提醒：当作"高治平"，广陵琴派第十代传人。高治平外孙顾群先生确认：当作"高治平（1905. 3. 12—1978. 4. 27）"。考《今虞琴刊·琴人题名录》："（姓名）高宪安，（别字、斋名）治平。"据改。

按：摘自董逸沧（名玉书，1869—1952年，江苏省扬州府江都县人）著《芜城怀旧录》三卷《补录》一卷，中华民国三十七年（1948）上海建国书店线装铅印本。甲辰冬广陵后学邱浩校读。

养生三论

刘少椿钞录

养生说

已饥先食，未饱先止。散步逍遥，务令腹空。每腹空时，即便入定，不拘昼夜。坐卧自便，惟在摄身，使如木偶。常自念言：我今此身，若少动摇，如毛发许①，便堕地狱，如商君法，如孙武令，事在必行，有死无犯。又用佛语，及老君语，视②鼻端白③：数出入息，绵绵若存，用之不勤。数之④数百，此心寂然，此身兀然，与虚空等，不烦禁制，自然不动。数之数千，或不能数，则有一法，其名曰⑤随，与息俱出，复与俱入，随之不已，一息自住，不出不入。或觉此息，从毛窍中八万四千云蒸雾散，无始以⑥来，诸病自除，诸障自灭，自然明悟。譬如盲⑦人忽然有眼，此时何用求人指路？是故老人言尽如此。

① 邱浩注：许，原钞本脱。据清《六醴斋丛书》刻本、清《知不足斋丛书》刻本补。

② 邱浩注：视，原钞本先写作“说”，描改作“视”。考清《六醴斋丛书》刻本、清《知不足斋丛书》刻本，当作“视”。

③ 邱浩注：白，原钞本作“曰”，误。据清《知不足斋丛书》刻本改。清《六醴斋丛书》刻本作“自”，亦误。

④ 邱浩注：之，考清《六醴斋丛书》刻本、清《知不足斋丛书》刻本作“至”。下文“数之数千”，“之”字同。

⑤ 邱浩注：其名曰，原钞本脱。据清《六醴斋丛书》刻本、清《知不足斋丛书》刻本补。就其脱落推测，少椿先生钞录《养生三论》，底本非《苏沈内翰良方》原书。

⑥ 邱浩注：以，考清《六醴斋丛书》刻本、清《知不足斋丛书》刻本作“已”。

⑦ 邱浩注：盲，原钞本作“有”，误。据清《六醴斋丛书》刻本、清《知不足斋丛书》刻本改。就其讹误推测，少椿先生钞录《养生三论》，底本非《苏沈内翰良方》原书。

养生论[①]

郑子产曰："火烈者，人望而畏之；水弱者，人狎而玩之。"翼奉论六情十二律，其论水火也曰："北方之情好也，好行贪狼；南方之情恶也，恶行廉正。廉正故为君子，贪狼故为小人。"予参二人之学，而为之论[②]曰："火烈而水弱，烈生正，弱生邪，火为心，水为肾。故五藏之性，心正而肾邪。肾无不邪者，虽上智之肾[③]亦邪，然上智常不淫者，心之官正而肾听命也；心无不正者，虽下愚之心亦正，然下愚常淫者，心不官而肾为政也。"知此，则知铅汞龙虎之说矣。何谓铅？凡气之谓[④]铅，或趋或蹶，或呼或吸，或执或击，凡动物者皆铅。肺实出纳之，肺为金，为白虎，故曰铅，又曰虎。何为汞？凡水皆为汞，唾涕脓血、精汗便利，凡湿者皆汞也。肝实宿藏之，肝为木，为青龙，故曰汞，又曰龙。

古之真人论内丹曰："五行颠倒术，龙从火内出。五行不顺行，白虎水中生。"世未有知其说者也。方五行之顺行也，则龙出于水，虎出于火，皆死之[⑤]道也。心不官而肾为政，声色外诱，淫邪内发，壬癸之英下流，为人，或为腐坏，是汞龙之出于水也。喜怒哀乐皆出于心者也，喜则攫拏随之，怒则殴击随之，哀则擗踊随之，乐则抃舞随之，心动于内而气应于外，是铅虎之出于[⑥]火者也。汞龙之出于水，铅虎之出于火，有能出于火、有能[⑦]出于

① 邱浩注：养生论，考清《六醴斋丛书》刻本、清《知不足斋丛书》刻本作"续养生论"。就其脱落推测，少椿先生钞录《养生三论》，底本非《苏沈内翰良方》原书。

② 邱浩注：论，考清《六醴斋丛书》刻本、清《知不足斋丛书》刻本作"说"。

③ 邱浩注：肾，原钞本作"性"，误。据清《六醴斋丛书》刻本、清《知不足斋丛书》刻本改。

④ 邱浩注：之谓，原钞本作"谓之"，误。据清《六醴斋丛书》刻本、清《知不足斋丛书》刻本改。

⑤ 邱浩注：之，原钞本脱。据清《六醴斋丛书》刻本、清《知不足斋丛书》刻本补。

⑥ 邱浩注：于，原钞本脱。据清《六醴斋丛书》刻本、清《知不足斋丛书》刻本补。

⑦ 邱浩注：有能，原钞本脱。据清《六醴斋丛书》刻本、清《知不足斋丛书》刻本补。

水，而复返者乎？故曰："皆死之道也[①]。"

真人教之以逆行，龙从火出，虎从水生也。其说若何？孔子曰："思无邪。"凡有思，皆邪也。而无思，则土木也。孰能使有思而非邪？无思而非土木乎？盖必有无思之思焉。夫无思之思，端正庄栗，如临君师，未尝一念放逸。然卒无所思，如龟毛兔角，非作故，无本性，无故，是谓之戒。戒生定，定则出入息自住，出入息住，则心火不复炎。在《易》为《离》，离，丽也，必有所丽，未尝独立。而汞，其妃也，既不炎上，则从其妃矣。水火合，则壬癸之英上流[②]于脑而溢于元英，若鼻液而不咸，非肾出故也。此汞龙之自火出者也。长生之药，内丹之萌，无过此者矣。

阴阳之始交，天一为水，凡人之始，造形皆水也，故五行，一曰水；从暖气而后生，故二曰火；生而后有骨，故三曰木；骨生而日坚，凡物之坚壮者，皆金气也，故四曰金；骨坚而后生肉焉，土为肉，故五曰土。人之在母也，母呼亦呼，母吸亦吸，口鼻皆闭，而以脐达，故脐者，生之根也。汞龙之出于火，流于脑，溢于元英，必归于根；心火不炎上，必从其妃，是火常在根也。故壬癸之英，得火而日坚，达于四肢，浃于肌肤，而日壮，究其极，则金刚之体也。此铅虎之自水出[③]者也。龙虎生，而内丹成矣。

故曰："顺行则为[④]人，逆行则为道。"道则未也，亦可为长生不死之术矣。

---

① 邱浩注：故曰：皆死之道也，原钞本脱。据清《六醴斋丛书》刻本、清《知不足斋丛书》刻本补。就其脱落推测，少椿先生钞录《养生三论》，底本非《苏沈内翰良方》原书。

② 邱浩注：流，原钞本作"走"，误。据清《六醴斋丛书》刻本、清《知不足斋丛书》刻本改。

③ 邱浩注：出，原钞本脱。据清《六醴斋丛书》刻本、清《知不足斋丛书》刻本补。

④ 邱浩注：为，原钞本脱。据清《六醴斋丛书》刻本、清《知不足斋丛书》刻本补。

养生偈[①]

闲邪存诚，炼气养精。一存一明，一炼一清。清明乃极，丹元乃生。坎离乃交，梨枣乃成。中夜危坐，服此四药。一药一至，则极则处。几费千息，闲之廓然，存之卓然，养之郁然，炼之赫然。守之以一，成之以久。功在一日，何迟之有？

（以下双行小字注）《易》曰：“闲邪存其[②]诚。”详味此字，知邪中有诚，无非邪者，闲亦邪也。至于无所闲乃见其诚者，幻灭灭故，非幻不灭。

按：刘少椿先生钞录《养生三论》，原文出自《苏沈内翰良方·卷第六》，所据底本已无考。其脱误处，今据《苏沈内翰良方》清乾隆五十九年甲寅（1794）元和程永培敬修堂辑《六醴斋丛书》刻本（注文简称清《六醴斋丛书》刻本），清乾隆至道光间歙县鲍廷博、鲍士恭父子辑《知不足斋丛书》刻本（注文简称清《知不足斋丛书》刻本）订补。查钞本之脱误，推论少椿先生所据底本非《苏沈内翰良方》原书，或为据某修炼道家功夫老师所传《养生三论》秘本传钞，或为琴友间相传《养生三论》钞本辗转钞录者。甲辰冬广陵后学邱浩校读。

① 邱浩注：考清《六醴斋丛书》刻本、清《知不足斋丛书》刻本，此《养生偈》前，尚有《书养生论后》一篇。就直接命名《养生三论》推测，少椿先生钞录所据，底本非《苏沈内翰良方》原书。

② 邱浩注：其，原钞本脱。据清《六醴斋丛书》刻本、清《知不足斋丛书》刻本补。

母舅刘延龄家世述

陶艺 述 邱浩 整理

吾母舅延龄，字若愚，医名颂谦，祖籍陕西富平，生于1936年。专修中医，尤擅儿科、妇科，退休后仍服务民众。吾每于扬州拜望，见请其诊治患者总络绎不绝。母舅鹤发童颜，宽裕汪汪，望闻问切，手挥目送，实有大医之风。敬佩之余，常常思忖，母舅今日之成就，与其渊厚的家族文化是分不开的。

陕西富平北陵刘氏一族本自中原，舅延龄之烈祖父讳廷献，天祖父讳金秀，高祖父讳进福，曾祖父讳在宽，祖父、余外曾祖父讳森，字茂椿，生于清咸丰十年（1860）闰三月，卒于民国二十二年（1933）。刘茂椿的父亲刘在宽与其兄刘在恭为同胞弟兄，与其弟刘在信（继配之子）同父异母。刘在恭（1830—1911），字礼园，为晚清红顶商者，据陕西泾阳杨蕙撰《刘礼园先生墓表》载："生平无他好，惟嗜读书。多识先儒格言，身体而力行之……夙工书，晚又善医。"与关学大儒贺瑞麟（传人牛兆濂等）、柏子俊（传人王典章等）、刘古愚（传人于右任等）等友善，诸老讲学，"而先生时往来于其间，聆其言论，以故学问淹通，虽儒士多自以为弗及也"。礼园先生后人多居富平，其三子刘垚字典三，晚清廪生，习儒通医，曾在西安永丰典当行任大掌柜；典三公之子刘少文（1903—1957），字烝一，幼承庭训，16岁参加西北五省中医考试获第一名，曾于西安钟楼骡马市开药店"骨信堂"，自制《立马回疔丹》等特效药，后返富平行医，常年施医舍药。其长子刘涛一支迁陕西泾阳。

刘在恭为刘茂椿的大伯，曾为泾阳安吴堡大总管，引荐少年刘茂椿到泾阳城安吴堡吴氏家族的盐号学生意。吴家乃晚清陕西首富，时任女主人为周莹（1868—1910）。刘茂椿凭借其过人的心智和踏实耐劳的品质，逐渐掌握了经营盐号的能力，后至南昌、汉口等地经营，民国三年（1914）成为扬州“裕隆全”盐务总商号的大总管，携带家眷定居扬州。民国十三年（1924）关中大旱，刘茂椿从扬州寄钱寄物回家，成为富平美谈。民国二十二年（1933）刘茂椿在上海（晚清民初扬州“裕隆全”盐号及泾阳吴氏家族在上海新闸路、戈登路、麦根路……均有房产，据1925年《申报》载刘茂椿是南阳旅社股东之一）金融投资失败，亏空白银三十万两①，一月后在扬州逝世。棺材停放在扬州北门外崇宁寺，原先准备运回故乡富平安葬，因家境败落、时局大乱，数年后只得在扬州铁佛寺后面下家山七家坟入土为安。

余外公刘少椿为刘茂椿继配之子，余外婆杨树英为陕西三原人，二人在汉口结婚，后来回扬州定居。外婆杨树英弟弟杨东升为江西“裕隆全”盐务商号分号经理。杨家与于右任家为旧亲，民国五年（1916）于右任先生由沪返里，集资改办“第一学堂”（黑虎庙高等小学堂）为“三原县第三国民学校”（初小），民国九年（1920）于先生由资助进而自办，改称“民治小学校”，外婆杨树英的父亲曾担任该学校图文教师（家里原收藏三十余幅于右任书法作品，文革中，余表舅杨子文在西安市习武园的农林厅住家，被红卫兵抄家一空）。杨家后来又协助于右任，共同筹款，公推于右任先生为校长组建了西北农林专科学校，即现在的西北农林科技大学。富平刘茂椿家与泾阳吴家也有旧亲关系，民国早年间，外曾祖父刘茂椿与杨家、吴家曾多次资助于右任先生从事革命、教育兴国。刘在恭长孙刘绍曾（长子刘涛之子）的女儿嫁给了于右任的侄子，刘绍曾的儿子刘七龄，在南京为于右任开车。

---

① 邱浩注：南京政府于1933年3月10日正式推行“废两改元”，此前大宗交易与政府税收，长期延续清末银本位制，以“两”为计算单位。

刘茂椿女儿刘玉莲，刘少椿同父异母（刘茂椿原配）姐姐，适富平流曲镇明代著名贤臣孙丕扬第十八代孙孙万于，孙万于为甘肃天水“裕隆全”盐务商号分号总管。刘茂椿同父异母弟弟刘坤（继配之子）无子，有三个女儿，均嫁在家乡富平宫里镇。家族遵循“传男不传女”传统，刘坤去世后，其家产全部转到刘少椿名下。

民国初年，刘茂椿成为扬州有名的盐业大商。虽富甲一方，他却偏好诗词书法，与文人雅士笔墨唱和，家中往来无白丁，堪称传统文化“儒商”的典型代表。刘氏“儒商”家庭为后辈的成长提供了坚实的物质基础和儒雅的文化氛围，而这种关中儒商特有的崇文尚教、贞毅戆直家庭文化熏陶，浸润在刘氏后人的血脉中，一直延续到现在。温润儒雅、诚信义气，家族文化的风尚在扬州富平刘氏子孙刘少椿、刘延龄、刘周兰夫、刘哲仁等人身上都得以传承。

母舅延龄父，名绍（1901—1971），字少椿，号德一，为我国著名的古琴家，广陵琴派第十代传人，现代广陵琴派的集大成者。刘少椿对广陵琴派的重要贡献在于他弘扬了跌宕多变、绮丽细腻、刚柔相济、音韵并茂的广陵琴韵，最大限度地保留了广陵琴派圆润古雅、恬淡素朴的审美韵味，人称“刘樵哥”。同时，他还为广陵琴派培养了一大批后起之秀，使古老的广陵琴学焕发出充沛的青春活力。

外祖父刘少椿自幼在私塾读书五年，大约民国初年，随至江西南昌和江苏扬州等地做盐业生意的父亲刘茂椿离开故乡陕西富平。民国三年（1914），刘家定居扬州，刘少椿在其父经营的扬州“裕隆全”盐务商号学生意，三年师满，从事抄写账目及核对账簿等。民国二十四年（1935），其父逝世后，盐号倒闭。为谋生计，民国二十六年（1937）至民国三十四年（1945）间，先后于（镇江）江苏省立师范附属小学管理图书，南通裕华盐业公司做庶务工作；民国三十五年（1946）至中华人民共和国成立（1949）前，曾任国民政府南京民航局庶务主任，江西广丰第26临时教养医院少尉军需官，杭州第四休养院总队长等职。

刘少椿自幼喜欢古琴，民国十七年（1928）聘广陵琴派传人孙绍陶先生至家中任家庭教师，给子女启蒙古文、诗词、书法。自己则正式拜孙先生为师，学习古琴，前后三年之久，从此开启他古琴艺术生涯。

刘少椿除深入钻研古琴艺术外，还爱好昆曲、书法、绘画、铁笔皮雕、武术及道家养生等，广参博学，各有造诣，不断揣摩其内在相通处，俾古琴弹奏指法与音色、韵味“心手合一”的境界水到渠成、臻于化境；涉猎儒释道三家之学，融会贯通，藉古琴演奏，呈现古人体“道”圆融不二的最高意境。他过从甚密的耆硕名宿、良师益友略举如下：古琴界雨山禅师、广霞禅师、胡滋甫、史荫美、王芳谷、王艺之、张子谦、高治平、翟筱坡、胡斗东、刘景韶、胥桐华、徐立孙、夏一峰、吴景略、邓宝森等；昆曲界潘啸岩、徐仲山、江石溪、吴白匋、徐笠樵等；音乐界程午嘉、甘涛、沈仲章、闵季骞等；书画界吴笠仙、陈含光、金健吾、仇淼之、顾伯逵、杨文煜、孙龙父等；铁笔皮雕界胡牧云等；中医界吴克谦、夏雨生、耿蕉麓、耿鉴庭等；武林界刘襄谷、徐文泉等；藏书界赵芝山、秦铁梅等；教育界孙蔚民、张宴公等。上述诸公对刘少椿在古琴暨所涉猎传统文化领域的造诣颇为推崇，足见刘少椿在各界的地位及影响力。

1956年，刘少椿欣然应邀去南京为查阜西先生等组织的全国琴人采风录制广陵琴派名曲。后由张正吟先生策划留在南京，并在南京乐社传授古琴。1958年，经甘涛先生推荐，在南京艺术学院音乐系任教。时有张正吟、梅曰强、邓文权、林友仁、龚一、李长白、施世珍、周静梅、周根炉和自己最喜爱的小女儿刘薇等人得其传授。20世纪60年代与吴景略先生共同编写了《音乐院校古琴教学大纲》。1963年，刘少椿返回扬州，同时受聘为江苏省文史研究馆馆员。1971年逝世于扬州。

外祖父刘少椿与外婆杨树英育有四男四女。吾大母舅刘鹤龄（1920—1992），参加过国民政府军事委员会苏浙行动委员会别动队，从事过抗日锄奸活动。建国后任扬大附中体育教师，一生正直，坚贞不阿。二母舅刘遐龄（1928—2018），于1948年参加国民政府青年军，在202师服役。1949年与弟弟、余三母舅刘柏龄（1932—1951）双双考入台湾凤山军官学校（台湾陆军军官学校）速成班，成为黄浦军校第24期学员。二母舅一直服役于军队，直至1978年退役后定居台中市，2018年逝世于台中。

四母舅延龄，是刘少椿最小的儿子。刘少椿一生酷爱古琴，经常与扬州各界文化名人（如前述）雅集唱和，切磋探讨昆曲、书法、绘画、铁笔皮雕、武术及道家养生等。作为后辈的刘延龄经常与前述叔伯前辈见面，也影响了他的兴趣爱好和职业规划。

刘延龄因父亲刘少椿与名医吴克谦是至交好友，遂拜在扬州中医儿科“谦”字门传人吴老门下，学习中医，侍诊八年，尽得其传，得吴老“堪继吾宗”之评价。除领悟“谦”字门儿科心法外，尔后又从扬州名医中医内科蒋颂南、妇科王效曾二老学习，掌握了内科、妇科临证经验。刘延龄在老师指导下，刻苦背诵《黄帝内经》《伤寒论》《金匮要略》《温病条辨》等经典，揣摩儿科古籍如《小儿药证直诀》《幼幼集成》，内科医案如《临证指南医案》《静香楼医案》《名医类案》《古今医案按》等。临床上善治小儿危急重症，能从复杂多变的证候中抓根本病机，审证明、用药准，挽救了很多患儿生命。同时善治内科及妇科疑难杂病，经方时方，灵活化裁，用药轻灵，疗效卓著，因而深得病人爱戴。其论述《小儿高热神昏惊厥证治》发表在《江苏中医杂志》，深受同行推崇。自1963年执业至今，从医六十余年，现已九十高龄，仍服务病家。

吾母刘薇（1938—1971）系外祖父刘少椿最幼女，四舅延龄最小妹妹。

自幼随刘少椿学习古琴及书法，1956 年随父来到南京，曾向夏一峰、赵云青、徐立孙、王生香等名家进一步学习古琴。又随程午嘉、甘涛二位名家学习琵琶、二胡。后考入南京民族乐团，担任琵琶演奏员。“文革”中，因家庭背景受迫害冲击，心脏病复发，逝世时年仅 33 岁。

吾幼承庭训，后拜师古琴名家梅曰强先生（刘少椿弟子）从学，今虽年过青春，仍孜孜致力于家学传承，从事传统文化研究，其最大动力来自母亲言传身教给我留下的美好记忆。吾母健康每况愈下之际，自觉时日不多，每得商量身后诸事者，四舅延龄也。每忆及此，母心疾奄奄喘息之状，犹在眼前。

四舅延龄青松不老，新作又将付梓，吾母若地下有知，当为兄弟拊手。四舅延龄将青春年华与全部精力都献给了中华民族的文化瑰宝——中医学，为一方百姓祛病除疾、寿世延年，保驾护航、躬耕不怠。

祝延龄舅杏林春驻，鹤年永寿！

陕西富平北陵刘氏族人提供相关资料，特致谢忱

2025 年 3 月 3 日

按：甲辰冬，陶艺先生寄来刘少椿（名德一）先生祖籍陕西富平北陵族伯刘典三（名垚）老前辈手抄医书若干部（典三公玄孙辈珍藏），嘱曰：“我四舅延龄为外祖刘少椿季子，业医六十载，术精效显，德高望重，有口皆碑。四舅延龄于岐黄医道所以取得如此高成就，很大程度得益于刘茂椿（名森）、刘少椿一脉相传之崇文尚教、贞毅戆直、温润儒雅、诚信义气的家风家教。我转述自幼听长辈谈及暨咨询富平父老回忆刘氏家世，拜托整理成文，以志不忘母系先人恩德，俾读者知我四舅延龄中医师承之外，庭训渊源。”乙巳春广陵后学邱浩受命整理。

贯通圆融，古今一脉，德术双馨，中医本色

——贺扬州“谦”字门著名医家刘延龄颂谦老大夫九十大寿

刘延龄先生，字若愚，医名颂谦，祖籍陕西富平北陵堡，广陵琴派一代宗师刘少椿先生四子。1936年3月3日（丙子年二月初十日）生于江苏扬州，学医行医至今已近七十年矣。颂谦先生为扬州儿科“谦”字门著名医家，早年拜师吴克谦大夫专攻儿科，后随蒋颂南先生习内科、王效曾先生习妇科，理论圆融《内经》《伤寒》《金匮》《温病》，临证贯通各科，于历代医家之说兼容并蓄、不偏不倚、不囿门户，惟临床效验是取。指出儿科诊治以谙熟全科为基础，全科掌握再精通儿科治疗，是扬州儿科“谦”字门师师相传、确保疗效的心法。

先生白天应诊，晚间读书，最喜阅前贤医案。其临证脉案，文言写就，简洁明快，主证突出，旁及兼证，主次有序，舌脉详明，辨证准确，立法严谨，处方得当，配伍巧妙，用药精练，剂量平和。诊治之际，文不加点写就脉案，保存中医医案原汁原味古雅风格。医学理论，宗本《内经》《难经》。辨证立法，灵活运用《伤寒论》六经辨证，《金匮要略》脏腑辨证，《温热论》卫气营血辨证，《温病条辨》三焦辨证。不拘经方时方，折中名医经验，据证处方；熟读历代《本草》，圆融诸家医说，灵活化裁。继承传统中医理法方药古朴本色，纯用中医方法取得显著疗效，诚为当代不可多得的中医“明”师。

一、疗效卓著，佳案举隅

儿科古称“哑科”，小儿稚阴稚阳，高烧、惊风等危重病证，抢救刻不

容缓，若辨证不准，用药失误，祸不旋踵。故儿科临证，往往一剂下吉凶立判，于医家辨证思路、方药基本功最具考验。古语云："宁治十男子，不治一妇人。"女子于内科与男子相同病证外，又有经带胎产专科杂病，处方用药需注意"气常有余，血多有亏"体质、情志等因素。内科证治，普通外感、内伤之外，危重急难诸多杂证，需胆大心细，博览医书，别具只眼，方获奇功。先生早年脉案，因数次搬家，多有遗失，存世虽一鳞半爪，然亦可窥见其辨证处方扎实功力与颖睿悟性。

（一）儿科脉案举隅

1. 惊风险证

惊风险证，急如惊马，稍不留意，患儿即逝。拜读先生脉案，证情惊心动魄，先生运斤成风，方药平淡数味，险情覆杯立已。要在眼明心亮，用药精当，疏风清热，豁痰止痉，平肝镇肝，行气健脾，手挥目送之间，获枯木逢春之效。

例一：某男，5岁，1962年

首诊：3月5日。肺脑，热虽平降，气息奄奄，鼻翼搧动，面色㿠白，手足逆冷，项部不和，目窜上视，接连抽搐二次，神志昏蒙，颊部一红，抽风随至。此属肝风挟痰浊，上扰清窍。症亟涉险，勉拟一方，以尽人力。

桑叶一钱半　桑皮一钱半　炒地骨皮一钱半　川郁金二钱
远志肉一钱半　炒胡黄连二分　橘红一钱半　空沙参二钱
钩藤三钱　京菖蒲八分

另牛黄清心丸一粒，分二次冲服

二诊：3月6日。窍开神清，气息亦平，已能言语。守原方步进。

桑叶二钱　菊花六分　北沙参二钱　地骨皮一钱半
钩藤三钱　石斛三钱　胡黄连八分　远志肉三钱

三诊：3月8日。笃病后，津液大伤，舌干乏津。拟甘寒养阴。

北沙参三钱　玄参三钱　鲜石斛三钱　远志肉四钱
生谷芽二钱　丹参二钱　橘白四分

例二：某男，9月，1964年

初诊：6月6日。生甫九月，时常便硬，握拳，惊骇大啼大哭，舌苔中剥，眼角生眵，有时弄舌。治从清肝镇心。

双钩藤二钱　石决明三钱　炒枣仁八分　莲子心五分
炒金铃皮一钱半　陈红曲八分　望江南两条　朱染灯心一分

二诊：6月8日。腹不泻，舌心少苔，小便赤。

前方，去金铃皮，加淡竹叶五分。

三诊：6月12日。睡中惊惕已减，便后夹青沫，舌心苔剥，边有染色。前药已见效机，步前法继进。

原方，加紫丹参一钱、鲜石斛二钱、绿梅瓣四分、大白芍一钱，去望江南、枣仁。

四诊：7月2日。因故停药，又值天热，前证加剧。舌心光，质不甚红。

双钩藤二钱　石决明四钱　连翘心一钱　莲子心五分
陈红曲八分　桑皮五分　炒栀子六分　硃染灯芯二分

五诊：7月6日。惊惕减轻，近日大便色青，日四五行，夹有沫子和粘垢，小便不多。苔花，中心光而无苔。拟方清肝实脾。

土炒防风一钱　土炒白芍一钱半　白术一钱半　陈皮八分
藿梗一钱　大麦芽一钱　银花八分　炒枳壳八分
泽泻八分

2. 疑难杂证

儿科疑难杂证，辨证精准，秦鉴烛物，妍媸不隐；攻守奇正，步步为营，稳扎稳打。故疗效卓著，出乎凡响。

例：某男，1岁4月，1998年，淮泗

初诊：9月2日。患儿是第二胎，顺产而生，发育正常。经查脾肿大，肋下3.5公分。饮食二便正常，嬉戏如常，舌苔白。第一胎亦是如此，于两岁时切除脾脏，六岁夭折。拟方从化瘀软坚入手调治。

路党参10g　焦白术8g　三棱10g　小青皮4g

生牡蛎12g　赤芍5g　桃仁5g　莪术8g

云茯苓8g　鸡内金5g

二诊：9月14日。迭进软坚化瘀之剂，症情已明显改善。拟方继续进治。(腹诊，脾脏由硬转软)

柴胡5g　当归6g　赤芍5g　三棱10g

莪术8g　桃仁5g　鳖甲10g　生牡蛎12g

小青皮4g　粉草5g

三诊：10月11日。

柴胡5g　当归10g　赤芍6g　三棱12g

莪术10g　桃仁5g　生牡蛎15g　路党参12g

焦白术10g　粉草5g　谷、麦芽各10g

按：患儿坚持服药四年余，生长发育正常，脾肿大消除。父母改其名为汤扣，扣者，防小孩飞走之意。2008年回访，该小儿发育一如常人。

（二）女科脉案举隅

1. 闭经

《素问·阴阳别论》云："二阳之病发心脾，有不得隐曲，女子不月。"王冰注云："夫肠胃发病心脾受之，心受之则血不流，脾受之则味不化。血不流，故女子不月；味不化，则男子少精。"先生治疗闭经，宗经旨补心益脾，辨体质舒肝调经，故效如桴鼓。

例：某女，21岁，1961年

初诊：6月5日。月经18岁初潮，嗣后即闭经，至今三年。手心觉热，少腹时痛，夜寐多梦，脉来滑利。经云："二阳之病发心脾……女子不月。"

此之谓也。拟方补益心脾，畅肝调经。

紫丹参	茯苓	茯神	生白术
柴胡	生地	香附	大白芍
益母草	醋玄胡	黄郁金	炒金铃皮

二诊：6月16日。连服3帖，经水即来潮，鲜红夹黄水，半日即止。守方续调之，次月经来已正常。

2. 妊娠崩漏

妊娠崩漏，若辨证失误，寒热错用，轻则伤及胎元及母体，重则导致小产，可不慎乎？《金匮要略·妇人妊娠病脉证并治二十》云："妊娠六月动者，前三月经水利时，胎下血者，后断三月下血也。所以血不止者，其癥不去故也。当下其癥，桂枝茯苓丸主之。"又云："师曰：妇人有漏下者，有半产后因续下血都不绝者，有妊娠下血者。假令妊娠腹中痛，为胞阻，胶艾汤主之。"先生诊治妊娠崩漏，"观其脉证，知犯何逆，随证治之"（《伤寒论·辨太阳病脉证并治上》），未用《金匮》昭示活血化癥、养血止血之法，而采取凉血止血方药，数剂症平。

例：某女，30岁，1962年

初诊：6月22日。妊娠六月，昨日猝然出血杯余，其色鲜红。切脉芤细。防失血太多致伤胎气。

生地三钱	大白芍二钱	炒阿胶三钱	侧柏叶炭二钱
艾炭一钱	空沙参二钱	炒枣仁二钱	丹皮二钱

二诊：6月27日。血止症平。拟方善后。

生地三钱	白芍三钱	阿胶二钱	南沙参三钱
石斛二钱	酸枣仁三钱		

（三）内科脉案举隅

1. 老年结胸

高龄体弱，医疗风险不亚幼儿；危重疑难，往往攻补进退两难。先生诊治，如橐驼种树，所在全活，盖“不害其长”“不抑耗其实”（唐·柳宗元《种树郭橐驼传》）。或举重若轻，拨灰透气，复燃炉焰；或顾护生机，春风化雨，调养胃气，故能“则其天者全而其性得矣”（出处同前）。

例：某女，86岁，1997年

初诊：2月13日。年三十午食汤元大者四只，初一又进四只，遂不能进食，至初六早来求诊，已数日不进食矣。舌心独干无津，遍布白苔，脘宇按之痛，腑气不通已有数日。脉象细滑。此食积伤中，导致结胸证，宜小陷胸加味主之，不可因年高而不敢投也。

法夏6g　　瓜蒌仁12g　　枳壳6g　　川连3g

连翘5g　　花槟榔10g　　山楂10g　　神曲10g

二诊：2月15日。前方连服二帖，腑通脘宽，已能进薄粥汤矣。改用和胃之剂继之。

云苓10g　　藿香6g　　六神曲10g　　大麦芽10g

鸡内金10g　　太子参15g　　焦白术10g

2. 突发浮肿

突发浮肿，病如山倒，来势汹汹。直捣巢穴，宣肺泻壅，提壶揭盖；臣以健脾运湿，促进膀胱气化；病久，少佐活血，数剂溺畅肿消。乃以调肺气，畅三焦，活络醒脾善后。先生脉案，步《清代名医医案精华》芳躅，馨香如故。

例：王开山，男，57岁

初诊：12月18日。近二月以来，饮食日减，稍多纳即胀，上嗳，下泄则松。近旬以来，忽然周身浮肿，气下不平。腹部扣之声实，按之如泥，不随手起，尿少。舌苔白，脉细弦，徐疾不常。参合脉症，当责之脾气虚弱，运化无权，水溢停蓄。加之肺气失宣，膀胱气化失常，水气浸淫，溢于肌肤而为水肿。拟方宣肺利气，运脾涤湿。

紫苏叶二钱　　紫菀二钱　　杏仁三钱　　毛白术各二钱

川朴八分　　大腹皮三钱　　茯苓三钱　　猪苓二钱

泽泻钱半　　广木香八分　　二丑末各钱半

二诊：12月20日。病情无明显变化。守原方，去二丑，加砂仁钱半次下、神曲三钱、煨草果仁八分、木香加七分。

三诊：12月21日。药后溺仍不多，肿略消。肺气壅窒，水之上源不通，更方以泻肺气之壅。

杏仁三钱　　苏子、叶各二钱　　香附三钱　　甜葶苈子钱半

桑皮三钱　　炒萝卜子三钱　　生白术二钱　　茯苓三钱

陈皮钱半　　砂仁八分次下

四诊：12月23日。守原方加五加皮三钱，大腹皮三钱。

五诊：12月24日。小便畅通，肿势渐消。病久虚，少佐血分药，加栀仁三钱、川郁金二钱。

六诊：12月25日。服药后，一夜行小便九次，水肿大消，心中或觉嘈杂。此缘肺气宣畅，膀胱气化正常，佳兆也。脉转弦，水去之故也。

杏仁三钱　　桔梗二钱　　桑皮三钱　　大腹皮三钱

五加皮三钱　　苏子二钱　　黄郁金二钱　　茯苓三钱

桃仁二钱　　砂仁一钱次下

七诊：12月28日。肿尽消。拟方善后。

杏仁钱半　　桔梗钱半　　黄郁金钱半　　香橼皮钱半

炒冬瓜仁四钱　　茯苓三钱　　砂、蔻仁各六分

连服3帖，症平，安。

二、家世师承，造诣溯源

先生以擅治小儿危急重症见长，挽救患儿生命无数；妇科治疗，造福家庭千百，如不孕症成功种子，患者喜得麟儿；内科杂证，经方时方，辨证化裁，配伍巧妙，药专力宏，常获“四两拨千斤”之佳效。

观颂谦先生脉案，方药平淡淳和，疗效立竿见影，如宋元山水，淡淡几笔，天高水长，意境悠远；又如七弦古琴，吟猱绰注，太古遗音，三月绕梁。先生于中医临证、脉案书写，造诣之所以如此高深，乃源于其深厚的家学渊源与师承背景。

（一）尚文家风，儒雅传家[①]

颂谦先生幼承庭训，受崇文尚教、贞毅戆直家风熏陶，熟读古文诗词，练得一笔好字，故不仅脉案文雅，且处方工整俊逸，如微型书法作品。少年拜拳师徐文全先生学习武术三年，参加比赛演练查拳，曾获扬州市第一名、江苏省第二名；亦曾学习舞剑、弹奏古琴等。自述：拜师学医后，医学外所有爱好统统放下，专意岐黄。

1. 祖父刘茂椿

祖父刘茂椿（1860—1933）先生，名森，少年时经大伯父刘礼园[②]引荐，从家乡陕西富平至泾阳城安吴堡吴氏家族（吴家乃晚清陕西首富，时任女主人为周莹）的盐号学生意。学成后至南昌、汉口等地经营盐业。民国三年（1914）成为扬州“裕隆全”盐业总商号的大总管，遂携家眷定居扬州。虽富甲一方，却偏好诗词书法、绘画昆曲，常与文人雅士笔墨唱和，家中常常高朋满座。民国初年，茂椿先生曾资助过民国元勋于右任从事革命或兴办教育。民国十三年（1924）关中大旱，茂椿先生从扬州寄钱寄物给家乡，成为富平美谈。

---

① 注：以下刘延龄先生家世、家风，多由刘老外甥广陵琴派第十二代传人陶艺先生提供，特此鸣谢！

② 注：刘礼园（1830—1911），名在恭，晚清红顶儒商。据陕西泾阳杨蕙撰《刘礼园先生墓表》载：“生平无他好，惟嗜读书。多识先儒格言，身体而力行之……夙工书，晚又善医。”与关学大儒贺瑞麟（传人牛兆濂等）、柏子俊（传人王典章等）、刘古愚（传人于右任等）等友善，诸老讲学，“而先生时往来于其间，聆其言论，以故学问淹通，虽儒士多自以为弗及也”。礼园先生第三子刘垚，字典三，晚清廪生，习儒亦通医。典三先生子刘少文（1903—1957），字烝一，幼承庭训，十六岁参加西北五省中医考试，冠名第一，曾于西安市钟楼骡马市开药店“骨信堂”，自制《立马回疗丹》等特效药，后返富平行医，施医舍药，于当地颇具口碑。

2. 父亲刘少椿

父刘少椿（1901①—1971）先生，名绍，字德一。我国著名古琴家，广陵琴家孙绍陶先生弟子，广陵琴派第十代传人②。少椿先生对广陵琴派的重要贡献在于他继承并弘扬了跌宕多变、绮丽细腻、刚柔相济、音韵并茂的广陵琴韵。因其古琴演奏完美呈现了广陵琴派圆润灵动、恬素和平的古雅韵味，故人称“刘樵哥”。同时，他还为广陵琴派培养了一大批后起之秀，使古老的广陵琴学焕发出充沛的青春活力。

少椿先生自幼在故乡陕西富平私塾读书，民国三年（1914）在其父经营的扬州“裕隆全”盐业商号学生意。民国二十四年（1935），其父逝世后两年盐号倒闭，为谋生计，各处谋职。

少椿先生自幼喜欢古琴，民国十七年（1928）拜师广陵琴派传人孙绍陶先生，跟师学习三年。除深入钻研古琴艺术外，还雅好昆曲、书法、绘画、铁笔皮雕、武术及道家养生等，广参博学，各有造诣，不断揣摩其内在相通

---

① 注：据陕西富平北陵刘氏族人回忆，刘少椿先生生于清光绪二十九年（1903）癸卯腊月。家族大排行，刘少君（刘在信孙）行六、刘少文（刘在恭孙）行七、刘少椿（刘在宽孙）行八，三人同年出生，且少文、少椿生日同一天（临近腊月廿三“祭灶”）。考《今虞琴刊·琴人题名录》载：“（姓名）刘绍，（别字、斋名）少椿，（年龄、男女）三十二、男。”《琴人题名录》征集时间为1936年，减32年为1904年；清光绪二十九年农历癸卯腊月初一，为公历1904年1月17日，生日临近“祭灶”，当晚于1904年1月31日（农历癸卯年腊月十五）。故刘少椿先生公历生日当在1904年2月初。又，据少椿先生外孙陶艺提供家中老户口本，上记载少椿先生生于1901年，陶先生遂以为据行世。此处仍从陶氏习说。

② 注：据刘少椿先生述《广陵之琴学源流》，可知广陵琴派传承梗概。第一代：徐常遇，字二勳，号五山老人，撰辑《澄鉴堂琴谱》。第二代：二勳子三人，徐祼，字瓒臣；徐祜，字周臣；徐祎，字晋臣。二勳姪辈徐祺，字大生，号古琅老人，撰辑《五知斋琴谱》。第三代：周臣姪徐锦堂；大生子徐俊，字越千。第四代：吴灴，字仕柏，撰辑《自远堂琴谱》。第五代：释先机，丁㛃初、颜有常（颜夫人）。第六代：释问樵，梅植之、字蕴生。第七代：秦维瀚，字延青，号蕉庵，撰辑《蕉庵琴谱》。第八代：释小航、解石琴、丁玉田、孙檀生、胡鉴等。第九代：孙绍陶、王芳谷、胡滋甫、夏友柏等。第十代：刘少椿、张子谦、高治平、胡斗东等。尚有释云闲，撰辑《枯木禅琴谱》，自《序》曰：“余幼耽操缦，遍访明师。初就学于菩提院牧村长老，继从羽士逸峰赵师、芜城丁绥安夫子、淮山乔子衡夫子。”然释牧村、赵道长与丁、乔二夫子上代师承无考，依据年龄暨《琴谱》成书先后推论，云闲上人为广陵琴派第八代传人。

处，俾古琴弹奏指法与音色、韵味“心手合一”的境界水到渠成、臻于化境[①]；涉猎儒释道三家之学，融会贯通，藉古琴演奏，呈现古人体“道”圆融不二的最高意境。与当时扬州城耆宿名老多有师友往来，如：古琴界雨山禅师、广霞禅师、胡滋甫、史荫美、王芳谷、王艺之、张子谦、高治平、翟筱坡、胡斗东、刘景韶、胥桐华、徐立孙、夏一峰、吴景略、邓宝森等；昆曲界潘啸岩、徐仲山、江石溪、吴白匋、徐笠樵等；音乐界程午嘉、甘涛、沈仲章、闵季骞等；书画界吴笠仙、陈含光、金健吾、仇淼之、顾伯逵、杨文煜、孙龙父等；铁笔皮雕界胡牧云等；中医界吴克谦、夏雨生、耿蕉麓、耿鉴庭等；武林界刘襄谷、徐文泉等；藏书界赵芝山、秦铁梅等；教育界孙蔚民、张宴公等。

1956 年，少椿先生在南京乐社传授古琴。1958 年，在南京艺术学院音乐系任教。1963 年，返回扬州，同时受聘为江苏省文史研究馆馆员。1971 年逝世于扬州。

3. 母亲杨树英

杨树英为陕西三原人，弟弟杨东升为江西“裕隆全”盐业分号经理。杨家与于右任先生家为旧亲，曾多次资助于右任。民国五年（1916），于右任先生在三原集资改办“第一学堂”（黑虎庙高等小学堂）为“三原县第三国民学校”（初小），杨树英的父亲曾担任该学校图文教师。杨家后来又协助于右任先生共同筹款，组建了西北农林专科学校，即现在的西北农林科技大学。

（二）儿科“谦”字门正宗，兼习内科、妇科

先生弱冠，因家庭经济困难，放弃学业，于 1957 年拜师父执、扬州儿科

① 注：刘少椿先生广参博采、圆通无碍的琴道精神，与扬州学派“贯通古今，融汇百家”的学术特色是契合不二的。《说文解字·卷六·囗》：“因，就也。从囗大。于真切。”五代南唐·徐锴《说文解字系传》曰：“（因）《左传》曰：‘植有礼，因重固。’能大者，众围就之。”清·段玉裁《说文解字注》曰：“（因）就也。《就》下曰：‘就，高也。’为高必因丘陵，为大必就基阯，故因从囗、大，就其区域而扩充之也。”欲求境界高峻、圆融，需要根基广大、坚固。海纳百川，有容乃大，广博且能精专，精专又能汇通，汇通而能圆融，此为扬州学派、广陵琴派、扬州医派之共同特点。

"谦"字门吴克谦先生学医，自此以往，所有爱好统统放下，一门深入专攻中医。

在吴老师推荐下，兼从蒋颂南（儿科、内科均擅长）先生学习《黄帝内经》等中医经典，熟悉内科。经过七年跟吴师学习，于1963年出道执业。遵循扬州医派起医名的规矩，出师之际，本师吴老认可其医名中继承师之道名末字"谦"，成为扬州儿科"谦"字门正式传人。先生从授业师蒋老名字中取"颂"字，给自己起"颂谦"医名，以示不忘二老师恩。于扬州市妇幼保健院跟师学习期间，还曾向扬州名医妇科"曾"字门王效曾先生学习中医妇科。

先生1963年被扬州市妇幼保健院破格聘任，1966年下放扬州市城北医院，再调扬州市第三人民医院。1978年扬州市中医院成立，即转入工作，为扬州市中医院建院业务骨干之一。曾应扬州医学院之聘，讲授《中医儿科学》，为南京医学院函授大专班讲授《伤寒论》等。

先生立足师承，勤求古训，《伤寒论》《温病条辨》《金匮要略》等经典，烂熟于胸，虽年近九旬，仍出口成诵；博采众方，历代医书，搜求遍览，尤喜读医案，善汲取众家之长。修身为本，崇尚医德，接诊患者，春风满面，笑容可掬，宽裕汪汪；待人处事，真诚恳切，谦逊平易，和气融融。

1. 儿科"谦"字门正宗传人

从后汉三国吴普[①]至清末杜钟骏[②]，扬州历代名医，灿若群星。清代，扬

---

① 注：据《后汉书·华佗传》载："广陵吴普、彭城樊阿，皆从佗学。普依准佗治，多所全济。佗语普曰：'人体欲得劳动，但不当使极尔。动摇则谷气得消，血脉流通，病不得生，譬犹户枢不朽是也。是以古之仙者为导引之事，熊颈鸱顾，引挽腰体，动诸关节，以求难老。吾有一术，名五禽之戏：一曰虎，二曰鹿，三曰熊，四曰猿，五曰鸟。亦以除疾，并利蹄足，以当导引。体中不快，起作一禽之戏，沾濡汗出，因上著粉，身体轻便，腹中欲食。'普施行之，年九十余，耳目聪明，齿牙完坚。"

② 注：杜钟骏，字子良，1852－1922年，扬州府江都县邵伯镇人。清末医家。世代业医，幼承家学，据民国·董玉书《芜城怀旧录·补录》载："子良居长，生而颖异，既毕治群经，复精研《内经》《难经》《本草》《伤寒》《金匮》诸书。"清光绪三十四年（1908），经浙江巡抚冯汝骙推荐，晋京为光绪帝诊病，历时三月有余。著有《德宗请脉记》《白喉问答》《抉瘾刍言》《管窥一得》《药园医案》及《药园诗集》等。

州医家受到扬州学派“求真、全面、贯通、致用”学风的影响，形成扬州医派首重疗效、兼容并蓄、不偏不倚、融会贯通的特色。大约清代咸、同以降，扬州中医众多门派渐成规模，如内科“然”“臣”“儒”“珍”“春”“江”等字门；妇科“曾”等字门；儿科“谦”“臣”等字门；外科“年”“林”等字门；伤科“春”等字门；喉科“庭”“昭”等字门；眼科“藩”等字门；推拿科“山”等字门。晚清民国至今，上述医门传承不绝如缕，知名医家多不胜数。

其中扬州儿科“谦”字门，据民国钱祥保、桂邦杰等纂《江都县续志·卷二十六列传·第八》载：“刘溶，字配千，医名佩谦，师事同里陈里千畿。畿为筠溪先生[①]从子，善画，尤精于医。道光间，西法牛痘未入中国，痘之自出者名天花。其证极危险，畿以善治小儿天花名。溶尽得其传，行道数十年，全活甚众。同时有诸生王廷桢，字雨衫，亦精医术，与溶友善，相切磋，溶素长者。晚年以讼累破其家，居恒抑郁，以失常度，然独为人诊治，神明不衰。弟子闵锡嘏，字纯夫，以德谦名悬壶，临证精细用药，审慎亦如其师。年甫六十，以心气虚耗，患失眠而卒。（采访）”[②] 此为目前能见到的最早有关扬州儿科“谦”字门的史料。

又据扬州乡先进喉科“庭”字门耿鉴庭老先生《扬州“谦”字门儿科学术流派经验选》述：“闵德谦先生，字纯夫，长于先君。闵公易箦之际，以其子托先君教之，即南京悬壶之小纯师兄也。闵公早年弟子，蜚声于镇江、扬州者凡二人：在镇者有闵栋先生，字汶凄，道名仲谦；在扬州有杨筱耘先生，道名佑谦。杨氏高徒有吴克谦、朱慕谦先生等。克谦先生字锡庆，以道谊论，则与余伯而仲者也。克谦先生三十年代至六十年代行道于扬州，声名

---

① 筠溪先生：据清·汪鋆撰《扬州画苑录》可知：陈瑗，号筠溪，扬州府江都县人。善画山水，笔意苍劲深厚，力追清初王原祁画法。

② 注：见《民国江都县续志》三十卷，首一卷，民国钱祥保、桂邦杰等纂，中华民国十四年（1925）乙丑钱祥保序刻本。

卓著，医术精湛，兼长诗词，遗有医案数卷待梓。”①

扬州耿氏家族业医至今已七代，家传一幅《聚英图》。清道光二十三年（1843）癸卯腊月某个“日影移阶，梅花半吐”（《聚英图》徐玖伯畴氏题跋）的冬日，耿氏医门第三代传人耿静亭（名铨，字松年，号静亭，1795—1846年）于扬州城皮市街耿家巷新屋落成之际，盛邀以王小梅②为首的邗上十五位文人新宅雅集，当日索画。众人不分长幼次序，应邀共同绘制了一幅《聚英图》。其中扬州儿科“谦”字门陈里千（谦）从父陈筠溪，绘“翠盘而盛瓜果”（出处同上）。

由上述线索，可以梳理出扬州儿科“谦”字门刘延龄颂谦先生医门传承谱系：

陈畿，字里千（谦）——刘溶，字配千，医名佩谦——闵锡嘏，字纯夫，医名德谦——杨筱耘，医名佑谦——吴锡庆，医名克谦——刘延龄，字若愚，医名颂谦。

2. 本师吴克谦

吴克谦（1901—1964年）先生，字锡庆③，医名克谦。扬州医派儿科“谦”字门著名医家，扬州冶春后社成员，兼通书法、诗词、昆曲。

早年从姨父、“谦”字门儿科名医杨佑谦先生学医，医术精湛，医德高尚，文化功底深厚，曾任《江都国医报》编辑。中华人民共和国成立初，与任继然等在扬州西门外创立首家扬州市中医联合诊所，1956年进扬州市妇幼

① 注：见《江苏中医杂志》，1981年第5期第12页。

② 注：王小梅，名素，字小某（某，金文“梅”字。《玉篇》：“某，古梅字。”清·段玉裁《说文解字注》：“某，酸果也。此是今梅子正字。”）、小梅，号竹里主人，晚号逊之，1794—1877年，扬州府甘泉县人。清后期画家。幼师鲍茅田，后私淑新罗山人（华喦）。清·汪鋆《扬州画苑录》载：“凡人物花鸟以及走兽鱼虫，无不入妙。”民国·董玉书《芜城怀旧录··卷二》载：“王素，字小某，画宗新罗，为海内所重。尝住观音庵。当时士大夫家，皆非王画、吴书，不足相配，若不得其一，即以为减色。”

③ 注：吴克谦先生“字”，此处从耿鉴庭先生撰《扬州“谦”字门儿科学术流派经验选》（《江苏中医杂志》，1981年第5期第12页）说。又，顾一平先生撰《扬州名医录》（江苏广陵古籍刻印社，1998年第一版）载吴老“名锡庆，字积庵，号干臣”，据传统起字、号规则，“积庵”当为“号”，未知所据，存之备考。

保健院业医。1962 年被江苏省卫生厅列为省名老中医之一。曾任扬州市人大代表、中医学会副理事长等职。

擅用清热透表、和中化湿、平肝熄风、涤痰通窍等法，治疗儿科麻痧、痘疹、惊风、疳积、暑厥、霍乱、泄泻、痢疾、马脾风、顿咳、哮喘等，成效卓著。或问何能于“哑科”取得奇效？先生尝言：“无他，重辨证尔，重尽心尔。”

素性开朗，语言诙谐，工诗词，时与扬城文士酬答唱和。例：“《花朝集谏果轩听琴》：少椿先生弹《三弄》《平沙》等曲。几番寒雨挹群葩，九十韶光欲半赊。难得甘回诗上果，何如清到笛中花。朱播又写莺歌院，绿绮还传雁落沙。阆苑自多英俊句，金樽惭谢月明家。”[①]

3. 授业师蒋颂南

蒋颂南[②]（1890—1964 年）先生。原籍兴化，幼承庭训，未及弱冠，即教授蒙童。因时疫流行，其父十二个子女仅剩一男一女，乃发奋立志岐黄济世。先投师扬州“谦”字门名医张受谦先生门下，后参加上海恽铁樵先生举办的中医函授学习。恽老辞世后，曾作挽联：“矩矱未曾亲，空赋蒹葭溯秋水。精神虽不死，长教桃李泣春风。”中华民国初年，即于扬州观巷行医，擅治小儿痧、痘等危急证。中华人民共和国成立后，当选扬州市人大代表和政协委员。著有《痘疹述要》《临床便览》《霍乱之研究》《伤风与中风》等文，曾刊于江都《医学月刊》[③]。

4. 授业师王效曾

王效曾（1900—1960 年）先生，名维畲，字砚耕，祖籍高邮，迁寓扬州。十六岁从扬州妇科名医脱希曾大夫学医，随师九载，熟读医典，尽得师

① 注：参见《冶春后社诗人传略 · 五》，顾一平编著，扬州市邗江区政协文史委员会编印，2014 年 8 月第一版。

② 注：顾一平先生撰《扬州名医录》（江苏广陵古籍刻印社，1998 年第一版）载“蒋颂南（1890—1964），字珍，号凯”，名为双字，字、号各作单字，未知所据，存之备考。

③ 注：参见《扬州名医录》，顾一平撰，江苏广陵古籍刻印社，1998 年第一版。

传，成为扬州“曾”字门妇科传人。悬壶扬州东关街，饮誉扬城。1955 年与任继然等首批受聘苏北人民医院，次年调至扬州市妇幼保健院。著有《中医妇科学》等。

医德高尚：尊重妇女，同情妇女，关注妇女健康，视患者之病如在已身，为妇女安康尽心尽责。尝与友人曰：“四诊之要，贵在慧心仁爱，妙在神存心手。遇疾先治其神，其病自去半矣。”切脉时，神凝气定；问诊时，和颜悦色。重病送医上门，赴榻前解危厄；贫者不计报酬，量窘况予资助。

医术精湛：某妇妊娠四月，不慎负重跌仆，以致腹痛腰酸，崩漏鲜红，量多势急，惊恐忧惧。其家人深夜扑门呼救，先生闻声即起，迅速穿戴，顶寒风，踏大雪，登门应诊。投以大剂益气摄血、理血归经药，患者血止神安，胎儿得保。孙某患血崩，遍访名医，诸药不效，求治先生。详查四诊，以滋阴养血、泄木调肝剂投之，一剂血骤减，再剂血漏止，调理三月，患者痊愈。病家赞曰：“膏肓认识是良医。”①

三、中医本色，难能可贵

“传承精华，守正创新”——中医创新的前提，首要“传承精华”，做到在临证中“守正”，即原汁原味的中医，能在根植中华“生生之道”、传承历代医典精华的中医理论指导下，熟练运用中医方法诊疗临床各科疾患，或对某些专科有中医独到诊治特色。刘延龄颂谦先生先生近七十年临证生涯，证明了中医理论指导下的中医临床有确切的疗效，先生是当今难能可贵的原汁原味中医代表。先生脉案立论依据经典，方药验效简廉，文辞古雅质朴，医论指导实战、授人以渔，是对“医乃仁术”中医本色最好的说明。

中医、西医，是两种各自有各自的圆心，且有交集的医学体系。各有各自的圆心，中医、西医互不隶属，谁也不能将对方完全包纳、消融；二者有交集，中西医交集部分，即是中西医结合研究的领域。由此可知，中医、西

① 注：参见《扬州名医录》，顾一平撰，江苏广陵古籍刻印社，1998 年第一版。

医、中西结合共同属于人类医学总的体系（此体系还包括其他人种、其他民族、其他宗教传统医学），各有其应对临证所需、取得良好疗效的优势所在。中医、西医、中西结合，目前至少在中国，是并存、互补的关系。这种并存、互补，出于临床患者实际的需要、医家对人类医学体系探究的诉求。

（一）西医本质特点

西医的发展，涵盖全球，公认科学，无与匹敌。其优势在对实体精准解剖，对生理、病理、药理、遗传基因、组织胚胎、生物化学、微生物学等微观认识，利用电脑、激光、核磁、纳米等尖端技术诊察、治疗疾病。西医学的哲学基础，抽象探究世界，溯原世界是由某种最基本的“原子”构成，其本体论从原子构成宇宙万物的角度思考，宇宙的本原自然归结为抽象的哲学概念“物质”。研究有形的物质实体，是西方科学擅长，其方法论必然从以“空间为本位”而涵括时空；从“空间为本位”研究宇宙万物，必然对应“主客分离”“天人对立”认知模式；伴随西方科学发展而发展的西方医学，对人体的认识长于界限、分析、微观，经典的西方医学认知体系，是裁割边界的、切断联系的、静态的、线性分析－还原的。“基因组学、蛋白组学”等生物化学领域的研究，没有脱离对生命的认识本质上归结为“物”；治疗上，由“努力找病，除恶务尽”思想为指导，本质上属于物质结构决定论的“疾病—对抗医学”。化验检查、影像诊断、外科手术，是西医绝对优势。但如面对“病毒”感染类疾病，西医在没有找到“疫苗”前束手无策；找到“疫苗”后，往往病毒又“变异”了，患者每每坐而待毙，说明了西医不是万能的。

（二）中医本质特点

中医学根植中华文化。中国古人认知世界，最直观是宇宙万“象”，“道法自然”“测影知时”“观物取象”。上升到哲学高度，其本体论，或称“道”，或称“玄”，或称“理”，或称“心”，或称“气”，各有体悟、论证；

其方法论，“以时为正”“以意类象”“立象尽意”，自然要从以“时间为主线”而涵括时空；从“时间为主线”研究宇宙万物，自然对应“人天本一”“意象合一”认知模式。中华文化，对宇宙万物的认知，长于全面整体，消长制约相互关联，不断变化总态平衡。在“以意类象”“立象尽意”“意象合一”的体悟中，总结规律、把握规律、应用规律。故中华文化是以“时间”为主线、涵括时空、一气混元的宇宙生成论。中医学认知宇宙，立足以“阴阳四时”为本位，顺应了自热界生命最基本的“生生不息”特点，自然界是一个演化的过程，生命是一个活泼泼的过程，人与天不二。“道生一，一生二，二生三，三生万物。”（《老子·德经·第四十二章》）“太极生两仪，两仪生四象，四象生八卦。”“天地之大德曰生。”“生生之谓易。”（以上三句出自《周易·系辞传上》）“与万物沉浮于生长之门。”（《黄帝内经素问·四气调神大论》）“方技者，皆生生之具。”（《汉书·艺文志》）前述中华圣哲元典，均体现了以“时间为主线”关注万物生成变化的特点。中医学符合宇宙“生生之道”，揭示了人体生长壮老已的生命过程中，阴阳气血消长升降、脏腑经络盈虚变化与天地四时、五行六气相应的规律。通过望闻问切四诊手段，灵活运用八纲、六经、脏腑、卫气营血、三焦、十二经、奇经八脉等辨证方法，判断疾病表里进退、寒热虚实。或利用草木金石之气、味、毒性之偏，遵循“七方十剂”原则随证配伍，制作汤液醪醴、丸散膏丹，纠正人体寒热虚实、燥湿阴阳之偏；或利用针刺、艾灸、砭石、刮痧、拔罐、按摩、正骨等治疗，激发生命潜能，达到阴平阳秘、精神乃治的目的；或通过导引、吐纳、食饵、房中等方法，取得益寿颐年、养生康复的效果。中医对人体正气“努力发掘，加以提高”，本质上是顺应生命生机的“健康—生态医学”。西医治不了的病，中医往往有效，中医临证生命力是有目共睹的；但中医在医学上，同样不是万能的，也有不及西医的短处，也不能包治万病。

（三）理性看待中西医结合

中医、西医，各有所长，可以相互学习，相互借鉴，有机互补，不可全盘替代。中西医结合，清末民国以来，逐渐成为一种肇端于中华文化“崇中尚和”思维背景的新的医学流派，在眼科、妇科、急腹症、青蒿素治疗疟疾等医学专科，取得了一定成绩，此可看做中医、西医交集的部分。但中医、西医交集部分能否无限扩大，中医、西医各自圆心消失完全融合，创造出包含二种医学体系各自所长的、完整且系统的“新医学”，哲学层面、医理层面、临证层面，仁者见仁，智者见智，莫衷一是，目前处于探索阶段。本人认为，西医认知立足空间本位，主客对立，分析还原，实体求质，长于微观、物质精准；中医认知立足时间本位，主客融通，取象运数，意象比类，长于宏观、气化恒动。中西医学理论彻底汇通、无缝结合，中西医学固有理论被系统而独立的“新医学”完全取代，哲学层面看“物质实体”研究与“气化象意”认知无法从根本上通约，因此是不可能实现的。医理层面看“实体结构，生理、病理、药理”与“阴阳五行，整合、恒动、互制”两个不同文化背景、不同认知模式形成的两套相对独立的医学体系，各有特长优势，各有存在必要，如西医检查可以明确病毒、病菌、支原体等微生物致病——实现靶点治疗，而中医治疗外感、内伤则不能脱离八纲、六经、卫气营血、三焦、脏腑、经络等辨证方法——中医因势利导、平衡阴阳，着眼在调理气机等，因此彼此是不能相互取代的。中医、西医两种固有理论虽然不能彻底化合为一、彼此取代，但从认知的无限性、人体的复杂性、疾病的多变性、治疗的或然性等出发，中西医学理论上非核心层面存在交参内容（中西认知互不隶属，做不到整体融合），临床中特殊性诊疗存在互补成果（医学求效各为我用，不可能水火不容）。“中西合璧”的追求，其思维模式的底蕴源于中华文化“崇中尚和”，虽然现有“中西医结合”理论构建的认知方法，或者中体西用，或者以西律中，但体现了医学必将多样性发展的现实诉求与历史宿命。临床实践中，中西医互补取得了诸多具体的交参经验与成功案例，如在西医明确肿瘤分期诊断基础上中医药物调理、气功养生等，微创手术与中药、灸疗联袂治疗腹股沟疝气等。就真理的无限性、人体潜能的待开发、医疗手段的可进步而言，人类探知未知领域、开发潜能势不可挡，医学追求最佳疗效势在必行，故针对“中西合璧”的提法不可从二元对立、截然切割的思维出发而全盘否决，但也不可推崇为医学发展惟一道路，哪些领域可以结合——如妇科、眼科掌握西医解剖、生理，有助于中医辨证精准用药等；哪些领域无法通约——如中医“阴阳者，有名而无形”（《灵枢·阴阳系日月》），不可以物质实体概念偷梁换柱等；哪些领域可以超越，如立足“道器不离”理念，进行“象是之间”“态靶结合”研究等；能结合领域可突破最大限度为多少，等等，应当理性正视、动态探究。本人从“万物并育而不相害，道并行而不相悖”“致中和”（《礼记·中庸》），“和而不同”（《论语·子路》），“和实生物”（《国语·郑语》），“冲气以为和”（《老子·四十二章》），中华文化“阴阳中和”整体观念出发，主张中医、西医、中西医结合并生共进，在借鉴、竞争中共存于“人类医学”的概念下（“人类医学”还包括中西医之外世界各民族其他医学，乃至人体超常功能开发研究等），不断拓展、揭示医学真理，造福苍生健康。如是，明智且务实。

本文此处想要强调的，守正创新理念下的“中西医结合”也罢，“中医现代化”也罢，首先，中医不能丢！一方面：医学理论发展的高度，顶与医家所处时代最高层面哲学、科学、文化齐平，中医理论源于中国哲学对宇宙、对生命独到的思维认知，此种思维认知有别西方哲学，故中医理论有其不可替代性。一方面：中医根在临床，现实中用中医方法可以为老百姓切实可靠解决病苦疾患，中医某些特殊疗效西医无法取代。丢掉中华“生生之道”“人与天地相参”“阴阳五行”的原创智慧，脱离历代医典承载的中医理论，失去以中医理论指导、运用中医方法诊疗的中医临证，中西医的“结合”何从谈起？实体求质的实验研究，以质释象的理论研究，属“以西律中”，最终将是“中医西化”，而不是中医顺应自身医学规律、适应现代需求、以我为主体的“自主现代化”！

刘延龄颂谦先生，正是清末民国西学东渐至中华人民共和国成立以来，扬州医派“谦”字门传承谱系中，忠实而完整承绪中医理论指导、保持中医临证本色，至今仍服务于广大民众且后继有人的成功代表之一。其医案医论，即是明证。

四、善缘稀有，祝先生寿

“此与庄生所谓解牛、斫轮者何异?”（北宋·欧阳修《卖油翁》）沥油钱孔（熟能生巧），庖丁解牛（顺乎天理），轮扁斫轮（意会难言）——中医临证提高疗效，妙在神存心手，主客交融，意象统一，于方脉而言，辨证准，用药精，配伍巧。

上述相关中医体会，本人走过了四十年。

吾接触中医，记忆中是二十世纪七十年代下半叶，幼年在故乡扬州曾患天行赤眼，祖父请其好友邻居江圣庭大夫给予汤方治疗，药到病除。1978年，母亲调动北京，我随进京与父亲团聚。1985年春，因患病不愈，外公携回扬州调治休养。时在扬州市妇幼保健院工作的舅母，推荐祖父带我找疗效卓著的扬州市中医儿科名医刘延龄大夫诊治。民国年间，祖父参加扬州文人雅集，曾多次聆听广陵琴派一代宗师刘少椿先生操演古琴，知悉刘延龄大夫即少椿先生之子，倍感亲切。我随祖父至时在扬州市广陵路的扬州市中医院，找到在二楼儿科门诊的刘延龄大夫就诊。时跟随刘老实习抄方的王倩大夫回忆当年情形，历历如在目前，然忽忽已过去整整四十年了。某次刘老因病休假，祖父携我至先生弥陀巷家中请诊。记得当时刘老家中医书甚多，线装竖排，堆叠摊放，先生养病坐卧床上，触手可及。告知因经济条件所限，多年来给“收荒货”（收购旧货转卖糊口者）“敲糖的”（敲小铜锣，招揽以旧货换麦芽糖生意）“废品回收站”的患者看病，嘱见到古旧医书留心单放，不求善本，平价收购。

吾经刘老辨证调理，逐步康复，次年暑假回京上学。为巩固疗效，祖父不时将父亲信中代述我之症状转告先生，求先生遥诊施治。祖父当年寄来刘老手写处方，吾至今仍保存留念。1987年端午节前，祖父跌断股骨颈，次年谷雨当日，于扬州病故。遂与扬州刘延龄大夫，再无音讯。

我父一生，酷爱扬州文化。吾学习中医后，受父亲影响，收集故乡扬州中医资料，因购《扬州名医录》，得识该书作者、著名扬州文化学者顾一平先生。顾老古道热肠，多方打听，提供我刘延龄老大夫联系方式。2018 年清明，回扬给祖父母祭扫，依据顾老提供联系方式登门拜见了刘老。深深为先生中医经典如数家珍、历代名家经验运用自如，辨证准、用药精、配伍巧、剂量平、疗效高折服，同时感佩其数十年淡泊名利、在基层一心救治患者的谦谦医德。回京后，乃组织北京中医药大学热爱中医学子张见伟、康家乐、邬蓝歆等同学，将刘老夫人周新华师母、刘老弟子王倩主任与王文江医师所提供的刘老医案分配同学们录入并校正。

2019 年立春次日，吾父辞世。刘老医案录入并校正工作持续进行，至当年 6 月已基本完成。考虑应进一步系统整理，使该医案启迪杏林，传之后世。然，因我主持北京中医药大学图书馆古籍数字化、古籍修复项目，需投入大量精力、时间，且丧父之痛短期难以平复，为保证《刘延龄医案》出版质量，故此推荐了上海中医药大学荆丽娟老师担任主编，类编统稿。我则协助审稿，并登门恳请跟随抄方数年的国医大师许润三老师①为《刘延龄医案》写序。2022 年，《刘延龄医案》正式出版。

2021 年春，我曾应邀于北京市中医管理局做《运河文化 中医传承》学术报告，促进扬州、北京实现“南医北传”。2024 年 8 月，扬州市妇女儿童医院成立“谦字门儿科传承工作室”，北京市通州区妇幼保健院见证挂牌仪式；10 月，北京市通州区妇幼保健院与扬州市妇女儿童医院正式结成姊妹医院，合作成立了“南医北上传承工作室”。② 2021 年 7 月，嘱当时赴扬州参加

① 注：许润三（1926—）老师，江苏阜宁人，第三届国医大师，扬州医派一代名医兴化赵海仙再传弟子。许老师承谱为：赵术堂，字观澜，号双湖——赵春普，字小湖——赵履鳌，字海仙——崔希曾，医名省三——许富之，医名润三。

② 注：2024 年 12 月，王文江医师于赴京参会后应通州方面邀请，作为扬州“谦”字门刘延龄颂谦先生传人代表，于线上讲述了刘老临证经验。

《刘延龄医案》成稿庆功宴的北京中医药大学康家乐、刁云皓同学，协助刘老哲嗣刘周兰夫[①]大夫，将新发现未整理的其父20世纪60年代部分医案、文稿，以及20世纪80年代以来能找到的医学笔记、手稿、油印件、医案等，逐一拍照。2021—2022年，组织北中医同学对这批珍贵原始资料完成了录入与校正；另请扬州金诃堂赵艳，将我与学苑出版社黄小龙责编采访刘老录音、刘老讲述病案录音以及部分拍照稿件等，完成了录入。征求刘延龄先生暨家人意见，委托刘老弟子王文江医师担任新资料整理出版的主编。2023—2024年，王文江主编类编、校订医案，汇总先生中医论文、编辑采访录音，整理出《谦门存真——刘颂谦脉案医论精选》文稿。我仍协助全书审稿，提出修订意见。最终由刘老审核认定。

1985—2025年，四十年弹指一挥间，善缘稀有！以上所为，一则报答童年经刘延龄老大夫中医诊治获愈之恩，二则作为对家祖父、家父之怀念，三则为故乡扬州中医传承略尽绵薄之力。

"《论语·雍也》："知者乐，仁者寿。"《礼记·中庸》："故大德……必得其寿。"2025年春，时值扬州儿科"谦"字门著名医家刘延龄颂谦老大夫九十华诞，先生以中医方法造福患者无数，德术双馨，医文俱优；周新华师母，全身心服侍先生，奉献付出，任劳任怨。心香一瓣，同祝刘延龄颂谦老大夫、周新华师母康寿骈福，德合无疆！

2025年3月5日

乙巳年惊蛰

北京中医药大学邱浩于京华大壶书屋

---

① 注：2019年6月，荆丽娟老师提议恢复扬州中医"谦"字门医名传承。我曾建议，刘周兰夫大夫继承其父颂谦先生医名"谦"字，再取王效曾老先生医名中"效"字，取道名"效谦"；王倩主任继承其师颂谦先生医名"谦"字，再取《周易》六十四卦惟《谦》卦六爻皆吉，取道名"吉谦"。先生大弟子张永蛟大夫起道名"尚谦"，王文江医师起道名"承谦"，荆丽娟老师起道名"孜谦"。2021年，先生收徒李卓阳女士起道名"锦谦"。